Roland Liebscher-Bracht | Dr. med. Petra Bracht

DIE ARTHROSE-LÜGE

GOLDMANN
Lesen erleben

Roland Liebscher-Bracht | Dr. med. Petra Bracht

DIE ARTHROSE LÜGE

Warum die meisten Menschen völlig umsonst leiden – und was Sie dagegen tun können

GOLDMANN

Die in diesem Buch vorgestellten Informationen und Empfehlungen sind nach bestem Wissen und Gewissen geprüft. Dennoch übernehmen die Autoren und der Verlag keinerlei Haftung für Schäden irgendwelcher Art, die sich direkt oder indirekt aus dem Gebrauch der hier beschriebenen Übungen ergeben. Bitte nehmen Sie im Zweifelsfall beziehungsweise bei ernsthaften Beschwerden immer professionelle Diagnose und Therapie durch physiotherapeutische oder ärztliche Hilfe in Anspruch.

Sollte diese Publikation Links auf Webseiten Dritter enthalten, so übernehmen wir für deren Inhalte keine Haftung, da wir uns diese nicht zu eigen machen, sondern lediglich auf deren Stand zum Zeitpunkt der Erstveröffentlichung verweisen.

Dieses Buch ist auch als E-Book erhältlich.

MIX
Papier aus verantwortungsvollen Quellen
FSC® C010328
www.fsc.org

Verlagsgruppe Random House FSC® N001967

13. Auflage
Originalausgabe Oktober 2017

Neumarkter Str. 28, 81673 München
Umschlaggestaltung: Uno Werbeagentur, München;
unter Verwendung einer Vorlage von Simon Pieren
Umschlagmotiv: fotolia/underdogstudios
Übungsfotos und Grafiken: LNB GmbH
Weitere Fotos: S. 52: fascialnet.com/S. 277: shutterstock/Philip Yb Studio
Lektorat: Annette Gillich-Beltz, Essen
JE · Herstellung: cb
Satz: Satzwerk Huber, Germering
Druck und Bindung: Alföldi, Debrecen
Printed in Hungary
ISBN: 978-3-442-22225-4

www.goldmann-verlag.de

Dieses Buch ist unseren Söhnen Raoul und Julien gewidmet – und Ruth Liebscher, ihrer Großmutter.

Ruth beweist, dass es möglich ist, mit den richtigen Übungen im Alter von 90 Jahren schmerzfrei, beweglich und ohne einschränkende Arthrose zu sein.

Vor 20 Jahren bekam sie ein künstliches Hüftgelenk, weil sie den Einspruch ihres Sohnes gegen die Empfehlung des Herrn Professors noch nicht ernst nehmen konnte. Der Professor prophezeite ihr zudem, dass ein halbes Jahr später die andere Hüfte ebenfalls operiert werden müsse.

Nach der Operation begann sie mit den Liebscher & Bracht Übungen. Das künstliche Gelenk hat seitdem gehalten, die andere Hüfte wurde nie operiert. Sie ist am ganzen Körper völlig schmerzfrei.

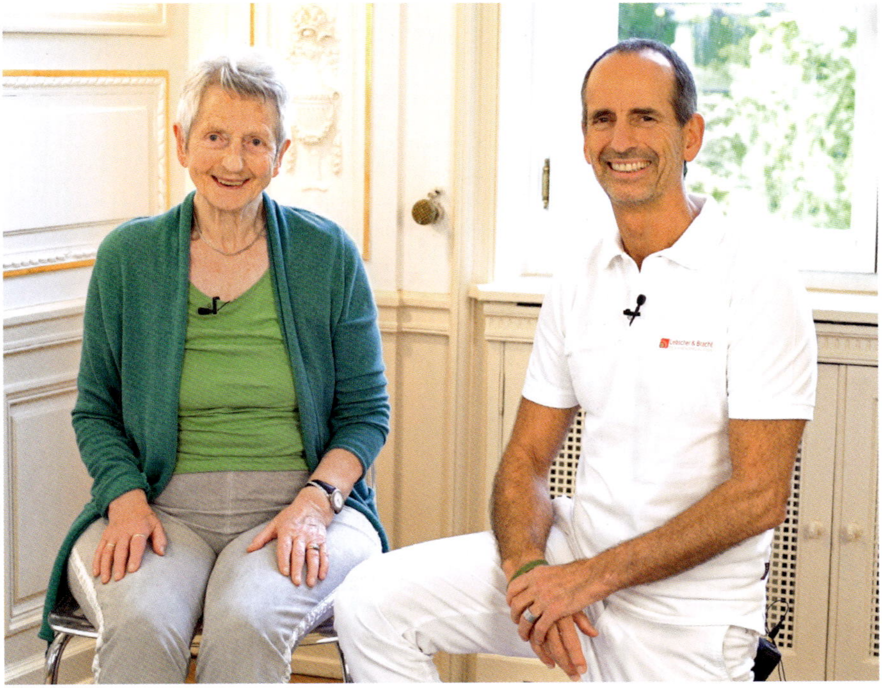

Ruth Liebscher mit ihrem Sohn Roland während der Dreharbeiten zu den Videos zum Thema »90 Jahre und topfit« für unseren YouTube-Kanal »Die Schmerzspezialisten«.

Inhalt

»Unsere Aufgabe sehen wir darin,
den Menschen zu helfen,
sich selbst zu helfen.

Das Ziel ist,
dass alle Menschen
ein schmerzfreies, gesundes Leben
in voller Beweglichkeit
bis ins höchste Alter führen können.«

DR. MED. PETRA BRACHT & ROLAND LIEBSCHER-BRACHT

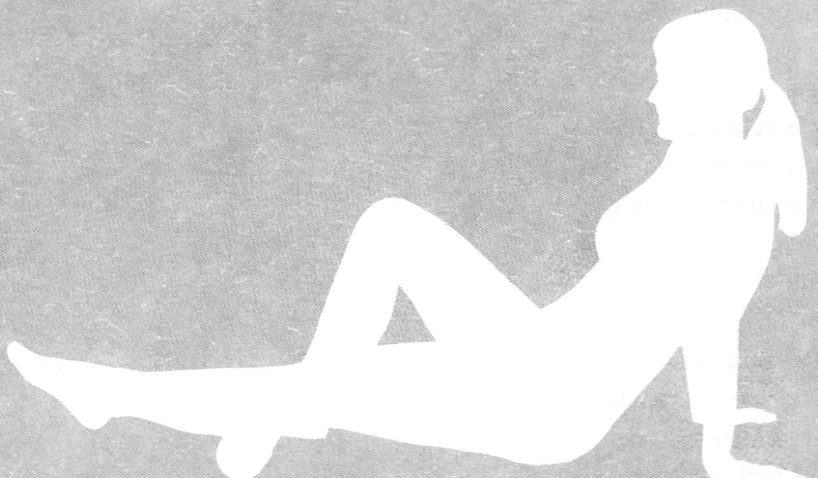

Wir müssen und können das unnötige Leiden beenden

Die Erkenntnisse in diesem Buch basieren auf einer langen Vorgeschichte, die so spannend ist wie ein Krimi. Sie erzählt, wie eine Ärztin, die stets mehr über Gesundheit wissen will, als sie im Studium gelernt hatte, und ein Maschinenbauer, der immer alles hinterfragt und sein Leben lang begeistert Kampfkunst und asiatische Bewegungslehren betrieb, das herausfanden – vielleicht auch wiederentdeckten –, wonach die Menschen und Ärzte auf der ganzen Welt schon immer suchten: wie man sich auf natürliche Weise von Schmerzen befreien, Verschleiß stoppen und den Wiederaufbau von Knorpel anregen kann.

Daher beginnen wir mit einem kurzen Überblick über unseren Hintergrund. Sie sollen nachvollziehen können, warum wir ein solches Buch schreiben und was wir Ihnen anbieten, damit Sie nach der Lektüre mit Ihrer Arthrose und Ihren Schmerzen völlig anders umgehen können.

30 Jahre Forschung und Entwicklung

Seit 1986 forschen wir zum Thema Schmerzen und entwickeln therapeutische Lösungen, Schmerzen zu lindern und sie zu beseitigen. Als wir 2007 damit begannen, Ärzte, Osteopathen, Heilpraktiker, Physio- und andere Therapeuten in unserer neuen Schmerztherapie auszubilden, nahm das Ganze an Fahrt auf. 2009 lud uns Günter Jauch, der die Wichtigkeit unserer Therapie für die Gesellschaft erkannte, in seine Sendung »Stern-TV«

ein. Dort behandelte Roland live erfolgreich einen Rückenschmerzpatienten, dem vorher über Jahre hinweg nicht geholfen werden konnte. Zuvor hatte das »Stern-TV«-Team die Behandlung einer weiteren Patientin gefilmt, die sich trotz stärkster Schmerzmittel und vieler herkömmlicher Therapieversuche (die Verfahren der Schulmedizin, Physiotherapie und Manualtherapien, Aufenthalt in einer Schmerzklinik) kaum noch bewegen konnte. Auch ihr ging es nach der Behandlung wieder gut. Nach der Sendung erlebten die in unserer Methode ausgebildeten Ärzte und Therapeuten einen riesigen Ansturm, den sie kaum bewältigen konnten. Damals wurde uns zum ersten Mal richtig bewusst, wie viele Menschen leiden und händeringend nach wirksamer Hilfe suchen. Die hohe Nachfrage nach unserer Therapie durch Patienten und nach Ausbildungsplätzen für Heilberufler zeigte, dass das Problem Schmerz und Arthrose durch die herkömmliche Medizin mit allen ihren Errungenschaften offensichtlich nicht gelöst werden kann.

Im September 2017 lehren wir unsere Schmerztherapie zehn Jahre. Inzwischen nahmen mehrere tausend Ärzte aller Fachrichtungen, Heilpraktiker verschiedenster Ausrichtung, Physio- und andere Therapeuten sowie Osteopathen an unserer Ausbildung teil. Viele von ihnen haben sich unserem Therapeuten-Netzwerk angeschlossen, das Deutschland, Österreich und die Schweiz schon gut versorgt. Sie sind begeistert, wie schnell und wie nachhaltig sie ihren Schmerzpatienten nun helfen können, sich von ihren Schmerzen zu befreien und ihre Arthrose zu heilen.

Herkömmliche Medizin

Immer wenn wir von der »herkömmlichen« Medizin, Methoden oder »herkömmlichen Auffassungen« schreiben, meinen wir die Art von Behandlungen und Erklärungen mit der Sie von Ärzten, Heilpraktikern, Physiotherapeuten, Osteopathen und Therapeuten anderer Systeme versorgt werden, die nicht auf den Grundsätzen basieren, die wir bei Liebscher & Bracht nutzen. Selbstverständlich sind davon einzelne Anwender, die ähnlich denken und auch therapieren wie wir, ausgenommen. Leider haben diese aber so gut wie keinen Einfluss auf die Therapierealität, die täglich das Leiden Unzähliger verlängert.

Eine Therapie für jeden

Dennoch sind wir erst ganz am Anfang. Noch gibt es zu viele Ärzte und Therapeuten, die nicht nachvollziehen können, warum unsere Schmerztherapie so wirksam ist, und die sie deswegen nicht ernst nehmen. Und es gibt noch viel zu viele Schmerzpatienten, die nichts von dieser Therapie wissen. Die noch nicht wissen, dass sie ihre Schmerzen statt mit Schmerzmitteln und Operationen auf völlig natürliche Art und Weise im wahrsten Sinne des Wortes heilen können.

Deswegen halten Sie dieses Buch in den Händen. Den polarisierenden Titel haben wir mit Absicht gewählt. Er soll herausfordern, aufmerksam und wach machen. Denn wir möchten, dass alle Schmerzleidenden wissen, dass es ungleich wirksamere Möglichkeiten als die herkömmlichen gibt, mit Schmerzen und Arthrose umzugehen. Dass es kein unabänderliches Schicksal ist, mit 50 oder spätestens mit 60 Jahren Arthrose und immer mehr Schmerzen zu bekommen, immer mehr Bewegungseinschränkungen hinnehmen zu müssen. Alle Menschen haben das Recht darauf zu wissen, dass man sich von Schmerzen in den meisten Fällen dauerhaft befreien kann. Dass man die Wahl hat zwischen dem allseits bekannten Weg, der über Schmerzmittel letztlich irgendwann zur Operation und zu künstlichen Gelenken führt. Und einem anderen Weg, für den man zwar Zeit und Durchhaltevermögen braucht, weil er mit dem regelmäßigen Training von speziellen Übungen einhergeht, der aber in die Unabhängigkeit und Freiheit führt. In die Freiheit, selbst für seine Schmerzfreiheit sorgen, seine Arthrose stoppen und – zumindest in den meisten Fällen – seine Knorpel wieder regenerieren zu können.

Mit dem polarisierenden Titel »Arthrose-Lüge« möchten wir möglichst viel Aufmerksamkeit erzeugen.

Wir haben viele unterstützende Maßnahmen für Sie entwickelt

Lesen Sie dieses Buch und machen Sie die Übungen für Ihre von Arthrose befallenen Gelenke.

Probieren Sie die Ernährungsempfehlungen, die massiv dazu beitragen können, dass Sie Ihre Schmerzen dauerhaft in den Griff bekommen und sich Ihr Knorpel schneller wieder regenerieren kann.

Besuchen Sie unseren YouTube-Kanal »Die Schmerzspezialisten«, in dem Sie über 400 Videos mit einfachen Übungen sowie viele Antworten rund um das Thema Schmerzen und Arthrose finden. Meist können Sie direkt mitmachen, weil die Übungen in Mitmachlänge aufgenommen wurden.

Werden Sie Mitglied bei Liebscher & Bracht, indem Sie unser großes Internetportal für Schmerzpatienten, Schmerzleidende und Menschen, die alles dafür tun möchten, niemals Schmerzen oder Arthrose zu bekommen, regelmäßig nutzen. Dort finden Sie erweiterte Übungen, fertig ausgearbeitete 28- oder 14-Tage-Programme, systematisierte Lösungen für alle der heute am häufigsten auftretenden Schmerzprobleme sowie Trainingspläne. Extra für Sie als Arthrose-Betroffene haben wir sämtliche Faszien-Rollmassagen sowie die Übungen dieses Buches in Mitmachlänge jeweils für die rechte und linke Seite auf Video aufgenommen und einen eigenen Arthrosebereich eingerichtet. Dort können Sie, angeleitet und motiviert von Roland, täglich Ihre Übungen absolvieren.

Dank unserer Forschungen können Sie bis ins höchste Alter schmerzfrei, gesund und beweglich bleiben.

Suchen Sie einen in unserer Therapie ausgebildeten Therapeuten auf. Er kann Ihnen schon in der ersten Behandlung »beweisen«, ob unsere Therapie dazu in der Lage ist, Ihre Schmerzen zu beseitigen. In Folgebehandlungen kann er das Ergebnis halten, während Sie regelmäßig die Übungen machen, die für eine dauerhafte Schmerzfreiheit notwendig sind. Gehen Sie dazu auf unsere Website www.Liebscher-Bracht.com. Dort finden Sie nach Postleitzahlen sortiert unsere Partner-Therapeuten und im Shop die von uns entwickelten Schmerzfrei-Produkte. Diese unterstützen Sie dabei, Ihre Schmerzen dauerhaft in den Griff zu bekommen. Viele unserer Therapeuten bieten auch wöchentliche Übungsgruppen an, die Sie regelmäßig oder je nach Bedarf besuchen können.

All das haben wir für Sie entwickelt und verfügbar gemacht, weil uns Ihre Schmerzfreiheit am Herzen liegt. Sie sollen Ihr in den meisten Fällen völlig unnötiges Leiden schnellstmöglich beenden können.

Wie Sie dieses Buch am besten für sich nutzen können

An dieser Stelle noch ein Tipp zum Lesen des Buches. Wir erklären Ihnen zu Beginn, wie Arthrose und Schmerzen entstehen und was Sie tun können, um Ihre Schmerzen möglichst schnell loszuwerden, den Verschleiß zu stoppen und den Knorpel so weit wie möglich zu regenerieren.

Im Grunde ist es nicht nötig, die theoretischen Hintergründe zu kennen. Wenn Ihnen das nicht so wichtig ist, dann können Sie direkt zum Kapitel »Die Liebscher & Bracht Übungen und Faszien-Rollmassage« gehen und mit den Übungen beginnen.

Wenn Sie aber vorher verstehen wollen, wie es überhaupt zu Ihrem Leiden kommen konnte und warum Sie die Übungen und Ernährungsratschläge umsetzen sollen, dann holen Sie sich erst diese Infos. Vielleicht haben Sie auch Bedenken, Übungen zu machen, bei denen Sie sich nicht sicher sind, ob sie Ihrem Gelenk nicht auch schaden könnten. Dann sollten Sie ebenfalls zunächst die Hintergründe kennenlernen. Wenn Sie aufgrund der Theorie erkannt haben, wie wichtig die Übungen sind, wird dies Sie zudem motivieren, die rund 15 Minuten täglich zu investieren. Sie können auch zwischen den Kapiteln springen: Beginnen Sie mit den Übungen und lesen Sie bei Bedarf immer wieder im Theorieteil nach. So können Sie sich vergewissern und hin und wieder Motivationsschübe holen.

Für Patienten, Ärzte und Therapeuten

Dieses Buch ist für alle geschrieben. Für medizinisch-therapeutische Laien ebenso wie für Heilberufler, spezialisiert auf Arthrose- und Schmerztherapie. Deshalb bedienen wir uns einer allgemein verständlichen Sprache. Da wir aber den Anspruch haben, dass Ärzte und Therapeuten die geschilderten Sachverhalte zu würdigen wissen, haben wir nur so weit vereinfacht, dass die biomechanischen oder physiologischen Fakten nicht darunter leiden.

Es braucht Zeit, sich an neue Realitäten zu gewöhnen

Denjenigen, die dieses Buch anspricht – gleichgültig ob Laien oder Fachleute –, empfehlen wir, es nicht nur einmal zu lesen. Aus Erfahrung wissen wir, dass man oft nicht in der Lage ist, sich beim ersten Lesen der vollen Bedeutung des Gesagten bewusst zu werden. Bei den Laien liegt das daran, dass dieses Thema neu für sie ist. Bei den Fachleuten – je nachdem, wie viel sie schon über solche Inhalte gehört oder gelernt haben – daran, dass es jahrzehntelang gelebtem Wissen und Arbeiten geradezu dramatisch widersprechen kann.

Noch ein Tipp: Bevor Sie mit dem Lesen beginnen, leeren Sie bitte Ihren Becher aus, wie man in China sagt. Aber schütten Sie das Wissen und die Überzeugungen, die sich in Ihnen angesammelt haben, nicht weg. Deponieren Sie diese während der Lektüre des Buches in einem anderen Behälter – einem »externen Speicher«.

Machen Sie einen Schritt nach dem anderen. Lassen Sie sich so viel Zeit wie nötig, das Neue auf sich wirken zu lassen.

Wenn Sie nach der Lektüre nur verständnislos den Kopf schütteln, war es noch nicht der richtige Zeitpunkt oder ist halt einfach nicht »Ihr Ding«. Vergessen Sie in diesem Fall das Gelesene, füllen Sie den zwischengelagerten Inhalt wieder in Ihren Becher und machen Sie weiter wie bisher oder wie Sie es für richtig erachten. Aber vieles von dem, was Sie gelesen haben, wird Ihnen wiederbegegnen. Behalten Sie daher das Buch. So können Sie es jederzeit wieder in die Hand nehmen.

Wenn Sie aber interessiert oder sogar elektrisiert sind, dann werden Sie sich freuen. Als Profi können Sie jetzt voll einsteigen in den neuen Umgang mit Schmerzen und an unserer Ausbildung teilnehmen. Als Laie können Sie sofort damit anfangen, unsere Empfehlungen umzusetzen und Ihre Schmerzen mit unseren Übungen dauerhaft zu heilen.

Wir empfehlen Ihnen nur das, was wir selbst täglich anwenden

Abschließend bitten wir alle Leser um Folgendes: Wir haben dieses Buch nach bestem Wissen und Gewissen und mit Herzblut geschrieben. Es enthält nur Inhalte und Empfehlungen, von denen wir überzeugt sind und die wir selbst anwenden. Wir erheben aber nicht den Anspruch, allwissend zu sein. Fallen Ihnen Dinge auf, die wir nicht korrekt beschrieben haben, die nach Ihrer Erfahrung so gar nicht sein können, dann verzeihen Sie bitte unsere Fehleinschätzung. Schreiben Sie uns in diesem Fall doch kurz einige Zeilen, damit wir das falsch Beschriebene eventuell in der nächsten Ausgabe korrigieren können. Vielen herzlichen Dank dafür.

Nun wünschen wir Ihnen viel Spaß. Nicht nur beim Lesen, sondern vor allem beim Ausprobieren, beim Anwenden der Übungen und Ernährungstipps. Nur wenn Sie auch umsetzen, was wir Ihnen vorschlagen, kann es Ihnen besser gehen.

Wir wünschen Ihnen aus ganzem Herzen ein langes, schmerzfreies, gesundes Leben in voller Beweglichkeit und ohne Arthrose!

Ihre Dr. Petra Bracht und
Ihr Roland Liebscher-Bracht

Die Arthrose-Lüge und was Sie über Arthrose wissen sollten

Arthrose und Schmerzen sorgen für viel Leid nicht nur in unserem Land, sondern auf der ganzen Welt. Wir haben nun eine äußerst erfreuliche Nachricht für Sie: Das Problem der Arthrose und der Schmerzen ist gelöst. Fragen Sie uns nicht, warum gerade wir das geschafft haben. Es hat sich einfach so entwickelt und hat immerhin 30 Jahre gedauert. In diesem Buch werden wir Ihnen erläutern, wie es funktioniert, sodass Sie direkt loslegen können, um schnellstmöglich aus der Sackgasse Schmerz und Arthrose herauszukommen. Und falls Sie das Glück haben, noch keine Schmerzen oder Arthrose zu haben, vielleicht weil Sie jung sind und einiges richtig gemacht haben, dann erfahren Sie hier, was Sie tun können, um nie in diese Sackgasse zu geraten. Vorbeugen ist immer besser als bohren.

Schauen wir uns erst einmal an, was Arthrose eigentlich ist. In diesem Kapitel beschreiben wir die verbreitete Meinung über Arthrose und Schmerzen. Wir geben Ihnen einen Überblick über die ganze Tragweite dieser Epidemie, und wir werfen einen kurzen Blick darauf, wie die herkömmliche Medizin versucht, das Problem zu lösen. Leider ohne nennenswerten Erfolg. Insbesondere erfahren Sie, warum wir das, was fast alle über Arthrose und Schmerzen zu wissen glauben, für eine falsche Realität halten.

Die »falsche Realität« der Arthroseschmerzen

Natürlich gibt es Arthrose, den Verschleiß der Knorpel in verschiedensten Gelenken. Das ist keine Lüge, das ist real. Aber was peinigt die Betroffenen? Der Verschleiß des Knorpels, der immer dünner wird? Oder der Schmerz, den sie spüren?

Genau hier verhält sich alles ganz anders, als die meisten glauben. Viele denken: Ich habe Schmerzen, weil ich Arthrose habe. Das geht nicht nur den Patienten so. Auch die Fachleute, Ärzte, Physiotherapeuten oder Heilpraktiker, sind dieser Ansicht. Und genau das ist der Irrtum – wir nennen es einen Jahrhundertirrtum der Medizin. Da aber das Wort Irrtum viel zu wenig wachrüttelt, quasi schulterzuckend abgetan werden kann, haben wir uns entschieden, das viel negativer besetzte und herausfordernde Wort Lüge zu verwenden.

Die heutige Realität bezüglich Arthrose und Schmerzen ist ein Jahrhundertirrtum der Medizin.

Wer ist der Lügner?

Nun stellt sich natürlich die Frage, wer lügt. Denn zur Lüge gehört ja eigentlich ein Lügner, der die Lüge bewusst verbreitet. In unserem Fall gibt es viele »Lügner«, die dazu beitragen, dass Millionen – wahrscheinlich sogar Milliarden – von Menschen glauben, dass Arthrose wehtut. Allerdings wissen die meisten nicht, dass sie Unwahrheiten verbreiten. Sie tun es ohne Absicht.

Doch warum kursieren solche »Lügen«? Ein wichtiger Grund dafür ist die Bequemlichkeit, nichts in Frage zu stellen, was seit langer Zeit als Realität akzeptiert ist. Auch wenn es jede Menge Indizien gibt, die darauf hinweisen, dass es anders sein könnte. Dann stehen diese Dinge natürlich in den Unterrichtsmaterialien für die Ausbildungen in den verschiedenen medizinischen oder therapeutischen Fachbereichen. Die so Ausgebildeten haben das erlernte Wissen verinnerlicht und arbeiten seit Jahren oder Jahrzehnten entsprechend. Sie müssten sich selbst in Frage stellen, wenn sie die Überzeugung, dass Arthrose wehtut, anzweifeln würden. Dann sind da natürlich noch die Betroffenen und Patienten, die überall hören und lesen, dass ihre Arthrose für ihre Schmerzen verantwortlich ist. Aber auch diejenigen, die noch gar keine Schmerzen oder Arthrose haben, haben seit ihrer Jugend mitbekommen, dass ihre Großeltern, Eltern und andere Verwandte häufig »Arthroseschmerzen« haben. Dennoch ist es in der Geschichte immer wieder zu finden, dass die Wahrheit von heute der Irrtum von morgen ist.

Die herkömmliche Auffassung über Arthrose scheint so klar

Alles scheint so klar: In der Jugend sind die Gelenke in Ordnung. Die Knorpel sind gesund und vollständig vorhanden. Je mehr man ein Gelenk benutzt, desto mehr altert und verschleißt der Knorpel, bekommt Risse und löst sich zunehmend auf. Je länger dieser Prozess andauert, umso mehr Schmerzen hat man. Damit man nicht zu sehr leiden muss, gibt es wirksame Schmerzmittel aller Art. Da man annimmt, dass der Knorpel sich nicht regenerieren kann und der Verschleißprozess nicht aufgehalten werden kann, muss irgendwann – spätestens wenn Knochen auf Knochen reibt – ein neues Gelenk eingebaut werden. Mittlerweile gibt es ja Gott sei Dank sehr hochwertige Hightech-Gelenke. Wenn solch ein Gelenk eingebaut ist, kann man wieder ganz normal leben. Eigentlich sogar besser als vorher, denn das neue Gelenk besteht ja aus harten Werkstoffen wie Metall oder Keramik, die nicht verschleißen können.

Damit es keine Missverständnisse gibt: Dies ist die herkömmliche öffentliche Meinung zum Thema Arthrose und Schmerzen.

Nach dieser herkömmlichen öffentlichen Meinung gibt es keinen Zweifel. Man kann zwar mehr oder weniger Glück haben, aber letztlich erleiden wir alle das gleiche Schicksal. Je älter wir werden, desto stärker leiden wir unter Arthrose und den verschiedensten Schmerzen. Alles das spiegelt sich ja in der Realität wider, wird durch diese bewiesen.

Warum manche Menschen mit Gelenkveränderungen ohne Beschwerden durch das Leben gehen, während andere Probleme haben, obwohl bei ihnen kein Knorpelverschleiß erkennbar ist, ist in der herkömmlichen medizinischen Forschung noch ein Rätsel. Ein Rätsel, das wir in 30-jähriger Arbeit gelöst haben.

Sie können aufatmen – es ist ganz anders, als viele glauben

Wir halten die herkömmliche Auffassung über Arthrose für eine »falsche Realität«. Und – mit Verlaub – wir halten das nicht nur dafür, sondern es handelt sich tatsächlich um eine falsche Realität. Nach 30 Jahren Forschung und Entwicklung sowie tausenden Patienten, die wir mit unserer neuen Therapie behandeln, wissen wir es – wir beweisen es täglich. Und mit uns tausende durch uns ausgebildete Ärzte, Osteopathen, Heilpraktiker sowie Physiotherapeuten und Therapeuten vieler anderer Fachrichtungen.

Wie heißt es so schön? Wer heilt, hat Recht. Was meinen wir mit Heilen? Ganz einfach: Wir beseitigen den Schmerz und stoppen die Arthrose. Und wenn es noch möglich ist, bringen wir den Körper sogar dazu, den Knorpel Stück für Stück wieder aufzubauen und – sehr langfristig – auch Knochen wieder zu verändern.

Zum Wohle der Patienten stellen wir in diesem Buch Punkt für Punkt die herkömmliche falsche Realität in Frage, nach der Arthrose wehtut und nicht heilbar ist. Wir ersetzen sie durch die neue, von uns erforschte Realität, die schon begonnen hat. Diese bedeutet, dass Sie in den allermeisten Fällen Ihre Schmerzen loswerden können, dass Sie den Verschleißvorgang stoppen können, er also nicht mehr schlimmer wird. Und dass sich in vielen Fällen Ihr Knorpel und auch die Knochenstruktur Ihrer Gelenke wieder regenerieren können.

Bevor wir Ihnen genau erklären, was bei Arthrose eigentlich passiert und weswegen Sie Schmerzen haben, schauen wir uns einige Fakten zur Arthrose genauer an.

Die Epidemie Arthrose in Zahlen

Arthrose gilt weltweit als die häufigste Gelenkerkrankung des erwachsenen Menschen. Das Robert Koch Institut hat von 2008 bis 2011 mit der

»Studie zur Gesundheit Erwachsener in Deutschland« (DEGS1) umfassende Gesundheitsdaten gesammelt. Bei 20,3 Prozent der Personen zwischen 18 und 79 Jahren wurde jemals eine Arthrose ärztlich festgestellt, das entspricht hochgerechnet etwa 12,4 Millionen Personen. Frauen sind dabei mit 22,3 Prozent beziehungsweise rund 6,9 Millionen Fällen signifikant häufiger von Arthrose betroffen als Männer mit 18,1 Prozent (etwa 5,5 Millionen Fälle). Dabei darf nicht vergessen werden, dass es wahrscheinlich eine sehr hohe Dunkelziffer gibt. Man vermutet, dass bis zu 35 Millionen Menschen Arthrose haben, jedoch aufgrund fehlender oder nur geringer Schmerzen nichts davon wissen.

Bei beiden Geschlechtern nimmt die Häufigkeit mit steigendem Alter zu: von 1,6 Prozent bei 18- bis 29-jährigen Frauen auf 49,9 Prozent bei den 70- bis 79-jährigen. Bei den Männern steigt die Häufigkeit in den entsprechenden Altersgruppen von 1,8 Prozent auf 33,3 Prozent.

2004 wurden in Deutschland für Arthrose 6,7 Milliarden Euro ausgegeben. Davon entfielen 96 Prozent auf Patienten über 45 Jahre, und davon wiederum zwei Drittel auf Personen über 65 Jahre. Am häufigsten ist das Kniegelenk (Gonarthrose) betroffen, gefolgt vom Hüftgelenk (Coxarthrose). Bei den Endoprothesen ist es umgekehrt: Zwischen 2003 und 2009 wurden 1,38 Millionen Hüftgelenk- und 1,01 Millionen Kniegelenkoperationen durchgeführt. In kaum einem anderen Land der Welt werden – bezogen auf die Einwohnerzahl – so viele künstliche Gelenke eingesetzt wie in Deutschland. Die englische Ärztezeitung »The Lancet« hat das Einbauen künstlicher Hüftgelenke zur »Operation des Jahrhunderts« ernannt.

Eine Arthrose des Hüft- oder Kniegelenks ist auch die häufigste Ursache für den Aufenthalt in einer Reha-Einrichtung. Aufgrund dieser Diagnose wurden im Jahr 2011 rund 216.000 Patienten in Einrichtungen mit mehr als 100 Betten behandelt, wie das Statistische Bundesamt in Wiesbaden mitteilt. Dies entspricht einem Anteil von rund 13 Prozent an den insgesamt 1,6 Millionen Patienten. Das Durchschnittsalter der Patienten mit der Diagnose Arthrose des Hüft- oder Kniegelenks lag bei 68 Jahren.

Welche Gelenke sind betroffen?

Grundsätzlich können alle Gelenke von Arthrose betroffen sein. Finger, Handgelenk, Ellenbogen, Schulter, Wirbelsäule, Iliosakralgelenk, Hüfte, Knie, Sprunggelenk, Zehen. Am häufigsten betroffen sind Hüften, Knie, Hände und Schultern. Von Polyarthrose oder multipler Arthrose spricht man, wenn sie an mehreren Gelenken gleichzeitig auftritt. Nach Ergebnissen der DEGS1 ist bei mehr als der Hälfte der Arthrosepatienten das Knie und bei etwa einem Viertel die Hüfte betroffen. Signifikant mehr Frauen (36,6 Prozent) als Männer (15,7 Prozent) geben eine Arthrose an den Fingergelenken an. Bei der Hälfte der Personen mit Arthrose sind darüber hinaus weitere nicht näher spezifizierte Gelenke betroffen.

Man unterscheidet sogenannte primäre Arthrosen, bei denen eine biologische Minderwertigkeit des Knorpelgewebes angenommen wird, und sekundäre Arthrosen, die durch mechanische Überlastung, Fehlstellung der Gelenke, genetische Faktoren, entzündliche Veränderungen (»aktivierte Arthrose«) oder metabolische Störungen entstehen. Alter, Übergewicht und mangelnde Bewegung gelten als zusätzliche Risikofaktoren.

Herkömmliche Versuche, das Leiden zu mindern

Da die Arthrose als unheilbar angesehen wird, konzentriert sich ihre Behandlung meist darauf, Schmerzen zu bekämpfen und zu verhindern, dass sich die Gelenke weiter verändern.

Je nach Stärke der Schmerzen werden einfache Schmerzmittel (z.B. Paracetamol) nicht steroidale, Antirheumatika (z.B. Ibuprofen), die gleichzeitig entzündungshemmend wirken, oder Opioide (z.B. Codein, Morphin) eingesetzt.

Um den Knorpel zu schützen, wird in die Gelenke Hyaluronsäure eingespritzt, bei arthroskopischen Eingriffen wird der Knorpel geglättet oder Knorpelgewebe transplantiert. Um den Knorpelabbau zu bremsen, werden Glucosamin und Hyalronsäure oral verabreicht. In der

»Multimodalen Therapie« kommen außerdem Therapien wie Akupunktur transkutane elektrische Nervenstimulation (TENS), Bewegungsübungen und Verhaltenstherapie zum Einsatz.

Laut der Arzneimittelkommission der Deutschen Ärzteschaft ist bisher nur die Wirksamkeit von Analgetika klinisch belegt, die lediglich die Symptome, aber nicht die Ursachen behandeln. Eine 2017 veröffentlichte Meta-Studie zeigt aber, dass viele Schmerzmittel nicht besser wirkten als die der Vergleichsgruppe verabreichten Placebos. Teilweise hatten Letztere sogar eine höhere Wirksamkeit.

Wenn derartige Maßnahmen keinen Erfolg haben, werden die Gelenke – insbesondere von Knie und Hüfte – durch Endoprothesen ersetzt. Über 3 Millionen Menschen in Deutschland haben bereits ein künstliches Gelenk. Inzwischen werden jährlich über 150.000 Knieprothesen eingesetzt, bei 6,5 Prozent davon war bereits zwei Jahre nach Erstimplantation ein weiterer Eingriff notwendig, um die Prothese zu wechseln. Bei 200.000 Operationen werden künstliche Hüftgelenke eingesetzt und bei 12.000 Operationen künstliche Schultergelenke.

Ein bitteres Resümee

Betrachten wir die Zahlen und die herkömmlichen medizinischen und therapeutischen Vorgehensweisen, entsteht der Eindruck, als müssten wir uns damit abfinden, dass Arthrose und Schmerzen zum Leben dazugehören, dass wir mit zunehmendem Alter immer mehr Schmerzen und Arthrose bekommen und uns immer schlechter bewegen können. Wenn wir Glück haben, müssen wir »nur« Schmerzmittel nehmen, ansonsten lassen wir uns ein »neues« Gelenk einbauen.

Die herkömmlichen Verfahren haben bewiesen, dass sie das Problem der Arthrose nicht lösen können.

Aber wie gesagt: Wir halten das nicht nur für eine falsche Realität – wir wissen, dass es sich um einen Riesenirrtum, einen Jahrhundertirrtum, eine Lüge handelt, die mit der Realität, wie sie eigentlich sein könnte, nichts zu tun hat.

Dafür gibt es eine Menge Indizien. Es gibt viele Ungereimtheiten im herkömmlichen Erklärungsmodell für die Entstehung der Arthrose und bei den Therapieergebnissen. Damit befassen wir uns im nächsten Kapitel.

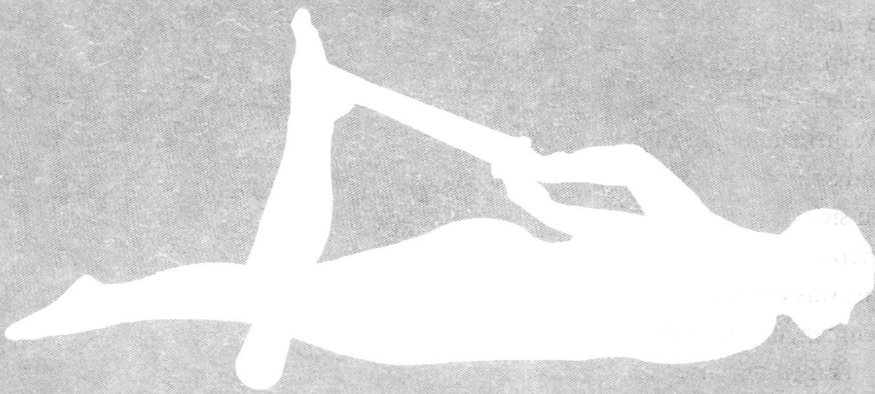

Die Ungereimtheiten der herkömmlichen Erklärungen für Arthrose

In diesem Kapitel möchten wir Ihnen einen Anlass dafür geben, kritisch mit den herkömmlichen »Wahrheiten« bezüglich Arthrose und Schmerzen umzugehen. Sie sollen sich – obwohl Sie kein Arzt oder Therapeut sind – das Recht nehmen, das, was die meisten einfach so hinnehmen, anzuzweifeln.

Fragen wir also nach und schauen wir uns an, was von der herkömmlichen Medizin bislang möglicherweise übersehen wurde. Oder was einfach hingenommen wurde, ohne es kritisch genug zu hinterfragen. Das Gute: Ihnen als Laie gelingt das eventuell besser als medizinischen Fachleuten. Warum? Weil Sie sich – wie Roland damals als völliger Quereinsteiger – diesem Thema mit gesundem Menschenverstand und relativ unvoreingenommen nähern können. Viel Spaß dabei.

Welche Rolle spielt der Gebrauch beim Gelenkverschleiß?

Die meisten Menschen – leider auch die behandelnden Ärzte und Therapeuten – gehen davon aus, dass es völlig normal ist, spätestens im Alter Arthrosen zu entwickeln. Jeder kann entsprechende Beispiele in Form von Eltern und Großeltern aufführen. Auch beim Auto weiß jeder, dass irgendwann das Radlager kaputt geht, weil Radlager eben nur soundso viele tausend Kilometer halten und dann ausgewechselt werden müssen. Das ist wie die Arthrose bei den Großeltern völlig normal. Man bringt den Wagen in die Werkstatt, dort wird vom Spezialisten das neue Radlager eingebaut. Hinterher funktioniert das Auto wieder wunderbar.

Neue Gelenke mit 50 oder 60 Jahren?

Deswegen sprechen Patienten auch von einer »neuen Hüfte« oder einem »neuen Knie«. Sie haben das Gefühl, ein Originalersatzteil zu bekommen. Oder sogar ein Ersatzteil, das besser ist als das Original, denn die neue Hüfte ist ja aus Metall oder Keramik, also sehr haltbar und hochwertig. Das geht so weit, dass manche Patienten regelrecht scharf darauf sind, möglichst schnell das alte verschlissene Gelenk loszuwerden. Unterstützt werden diese Vorstellungen von der Theorie, es sei normal, dass spätestens ab 60 »neue Gelenke« nötig sind und die Schmerzen immer schlimmer werden, da der Mensch nicht dafür »konzipiert« sei, so alt zu werden. Früher seien künstliche Gelenke nicht nötig gewesen, Arthrosen seien schlichtweg nicht aufgetreten, da man nicht alt genug wurde. Ganz nach dem Motto: Heute schaffen wir es, immer älter zu werden, und müssen deswegen der Natur nachhelfen, dass wir dieses höhere Alter auch genießen können.

Der Unterschied zwischen toten Materialien und lebenden Zellverbänden

Bitte überlegen Sie kurz für sich, ob man ein Auto und uns Menschen so ohne weiteres vergleichen kann. Was ist der fundamentale Unterschied zwischen uns und technischen Geräten? Genau: Autos bestehen aus Metall, Kunststoff und so weiter, also aus Material, das nicht lebt. Wir Menschen dagegen sind eine Ansammlung von rund 90 Billionen Zellen, die sich permanent erneuern können. Man weiß heute, dass wir uns im Laufe eines Jahres zu über 90 Prozent »runderneuern«. Vor zehn Jahren dachte man noch, dieser Prozess würde sieben Jahre dauern. Und man dachte – und das tun viele heute noch –, dass es Körpergewebe gibt, die sich nie erneuern. Zum Beispiel der Gelenkknorpel. Doch in den letzten Jahren wurden dank genauerer Untersuchungsverfahren und besserer Darstellungsmöglichkeiten viele der bisherigen Überzeugungen revidiert. Vieles, was als unmöglich galt, hat sich als möglich erwiesen. Dazu trug vor allem die Stammzellforschung bei. Zu den konkreten Möglichkeiten, Knorpel wieder nachwachsen zu lassen, kommen wir im Kapitel »Kann sich zurückgebildeter Knorpel wieder aufbauen?«.

Bewegung scheint Knorpel aufzubauen statt abzubauen

Aus Studien weiß man, dass Bewegung, also Belastung und Gebrauch, eher vor Arthrose schützt als sie auslöst. Schränkte man bei Tieren die Häufigkeit der Bewegung und die Belastung ein, wurden deren Gelenkknorpel deutlich mehr geschädigt als bei Tieren, die sich normal bewegten. Das Gleiche wies man bei Joggern nach. Sogar bei Angehörigen von Berufen, die mit einer starken Beanspruchung der Kniegelenke einhergehen, tritt Arthrose nicht häufiger auf als bei anderen Bevölkerungsgruppen. Diese Ergebnisse widersprechen der Auffassung, die Gelenkabnutzung hätte etwas mit der »Kilometerlaufzeit« zu tun. Sie sind aber nicht überraschend, wenn man sich vor Augen hält, dass der Mensch Belastung in Form von Bewegung sogar dringend benötigt, damit der Knorpel überhaupt ernährt werden kann. Im Unterschied zum Radlager, das sich bei Nichtgebrauch kaum verändert.

Durch Bewegung wird der Knorpel ernährt. Dies ist wichtig für ein gesundes Gelenk.

Es gibt jede Menge Menschen, die sich im Leben nie viel bewegt haben, den ganzen Tag sitzen und körperlich inaktiv sind, die richtig viele Probleme mit Arthrose und Schmerzen haben. Obwohl auf dem Tacho kaum etwas steht.

Gibt es einen vorprogrammierten Zelltod?

Aber, werden Sie jetzt vielleicht sagen, Zellen können doch nicht ewig leben, die müssen doch irgendwann sterben, und dann kann sich der Knorpel nicht mehr regenerieren. Und manche von Ihnen kennen vielleicht die Telomer-Theorie. Telomere sind eine Art »Fädchen«, die das Ende der Chromosomen bilden, also der Strukturen im Inneren der Zellen, welche die Gene enthalten. Die Theorie besagt nun, dass die Telomere bei jeder Zellteilung kürzer werden, und wenn eine bestimmte Länge unterschritten ist, kann die Zelle sich nicht mehr teilen und stirbt ab. Man spricht in diesem Zusammenhang vom programmierten Zelltod.

Gelenkverschleiß ist keine natürliche Folge des Alters.

Aber wenn es so wäre, dann müsste es ja allen Betroffenen so gehen. Doch wir alle kennen genügend Menschen, die auch noch im hohen Alter gesunde Gelenkknorpel haben, ohne größeren Verschleiß. Und wenn es diese Ausnahmen gibt, dann sind Zweifel angebracht, ob der programmierte Zelltod zwingend ab 50 oder 60 Jahren zur Arthrose führen muss.

Übrigens weiß man schon seit einigen Jahren, dass diese »Verkürzungen« der Telomere aufgehalten werden können. Man kann nicht nur verhindern, dass sie kürzer werden, man kann sogar erreichen, dass sie wieder länger werden. Konkret bedeutet das, dass wir die Möglichkeit haben, die Lebenszeit unserer Zellen zu verlängern.

Nun möchten Sie wahrscheinlich wissen, wie das geht, oder? Dürfen wir Ihre Spannung noch ein wenig steigern? Wie es funktioniert, erklären wir Ihnen im Kapitel »Die Psyche gezielt gegen Schmerzen und Arthrose einsetzen«. Aber Sie können sich jetzt schon darauf freuen, denn es ist ohne Ausnahme für jeden möglich, auch für Sie.

Welchen Einfluss auf Arthrose haben die Gene?

Wenn andere Erklärungen fehlen, wird meist mit der genetischen Anlage argumentiert. Das liegt bei uns in der Familie, heißt es dann. Und wenn das zufällig zutrifft, gilt es als Bestätigung. Trifft es aber nicht zu, fällt das niemandem auf, dann wird darüber hinweggegangen. Natürlich kommt es immer wieder vor, dass ein Elternteil unter Arthrose leidet und die Kinder ebenfalls. Oder dass eineiige Zwillinge beide unter Arthrose leiden. Viel häufiger aber haben die Eltern Arthrose, die Kinder aber nicht. Oder einer der Zwillinge hat Arthrose, der andere aber hat gesunde Gelenke. Irgendetwas stimmt da nicht. Aber was?

Die Epigenetik verändert die »Macht« der Gene

Die Erklärung ist sehr einfach und kommt aus dem wissenschaftlichen Forschungsbereich der Epigenetik. Dieser Bereich ist relativ jung und ging aus der genetischen Forschung hervor. Als im Jahr 2000 das menschliche Genom entschlüsselt wurde, herrschte in der Wissenschaft totale Aufbruchstimmung. Man ging davon aus, es sei nun möglich, Krankheiten vorherzusagen beziehungsweise zu verhindern. Diese führte zu zweifelhaften Vorgehensweisen. Unter anderem dazu, dass eine sehr bekannte Schauspielerin bei beiden Brüsten eine Mastektomie durchführen ließ – ein Eingriff, bei dem die Brustdrüse entfernt wird –, um damit der genetischen Vorbelastung durch den Brustkrebs ihrer Mutter zu entgehen. Möglicherweise hätte sie sich anders entschieden, wenn sie gewusst hätte, dass wahrscheinlich nur 5 bis maximal 10 Prozent aller Fälle von Brustkrebs tatsächlich auf eine unmittelbare Vererbung von krebsbegünstigenden Genen zurückgeführt werden können.

Diese Zusammenhänge werden in der Epigenetik erforscht. Im Jahre 2009 wurde der Medizin-Nobelpreis für die Entdeckung verliehen, dass sogar psychischer Stress über die Einflüsse der Epigenetik die Auswirkungen der Gene negativ verändern kann. Was bedeutet das? Es ist heute gesichert, dass es möglich ist, Gene quasi an- oder auszuschalten. Es ist also möglich, Gene, die Krankheiten begünstigen, an- oder ausschalten und ebenso Gene, die Gesundheit fördern. Natürlich sollten wir Gene, die Krankheiten fördern, ausschalten und Gene, die Gesundheit fördern, anschalten. Leider machen die meisten Menschen unwissentlich genau das Gegenteil.

Ein Beispiel: Die Auswirkungen der Epigenetik bei Bienen

Ein schönes, gut erforschtes Beispiel aus der Tierwelt liefern uns die Bienen. Wussten Sie, dass die Königin exakt die gleichen Gene hat wie die Arbeiterbienen? Nur weil die Königin dauerhaft wesentlich hochwertigere Nahrung – Gelee Royale – bekommt, lebt sie vier bis sechs Jahre lang, während die Arbeiterbienen im Sommer gerade mal 40 Tage und im Winter nur sechs Monate alt werden. Durch gute Ernährung werden die Gene so geschaltet, dass aus einer Arbeiterbiene eine Königin wird!

Gesunde Ernährung aktiviert die guten Gene.

Wahrscheinlich wüssten Sie nun gerne, wie Sie Ihre Krankheiten begünstigenden Gene ausschalten und Ihre Gesundheit fördernden Gene anschalten können. Auch hier möchten wir die Spannung ein wenig steigern und es später verraten. Aber könnte es nicht bei den Menschen ähnlich wie bei den Bienen sein? Im Kapitel »Die Psyche gezielt gegen Schmerzen und Arthrose einsetzen« finden Sie die genauen Informationen.

Fassen wir zusammen: Die oft für die Arthrose verantwortlich gemachten Gene können eine Rolle spielen, wenn epigenetische Einflüsse ungünstig genutzt werden. Sie müssen es aber nicht, wenn die epigenetischen Einflüsse günstig genutzt werden. Damit ist klar, dass der genetische Einfluss – auch für Arthrose – viel geringer ist als bisher vermutet. Manchmal »liegt die Arthrose in der Familie« des Betroffenen, oft aber auch nicht.

Welche Rolle spielt das Gewicht bei Arthrose?

Übergewicht wird oft als Ursache für Arthrose der Hüft- und Kniegelenke genannt, was zunächst völlig einleuchtend scheint. Schaut man aber genauer hin, dann fällt auf, dass es zu viele Ausnahmen gibt: Sehr viele übergewichtige Menschen haben keine Probleme mit Arthrose oder Schmerzen. Diese sind dann oft auch ziemlich beweglich, und zwar weniger, weil sie Gymnastik oder Yoga machen, sondern weil sie von Haus aus ein flexibles Bindegewebe haben. Nur Übergewichtige mit festem Bindegewebe haben häufig Schmerzen und Arthrose. Auf die Bedeutung dieser Zusammenhänge kommen wir später.

Eine weitere Tatsache deutet stark darauf hin, dass das Übergewicht wenn überhaupt nur eine geringe Rolle bei der Entstehung spielen kann. Die weitaus häufigsten Arthrosen sind Hüftgelenks-, Kniegelenks-, Schulter- und Fingergelenksarthrosen. Gestatten Sie uns einen Spaß: Wenn wir auf allen vieren laufen würden, wäre das ein Hinweis darauf, dass Übergewicht eine Rolle spielen könnte. Da wir aber die Computertastatur nicht mit dem Einsatz des Körpergewichts betätigen, ist die große Häufigkeit der Arthrose in den Finger- und Schultergelenken ebenfalls ein starkes Indiz gegen den vorherrschenden Einfluss des Übergewichtes.

Die am meisten von Gewicht belasteten Gelenke haben weniger Arthrose

Es gibt ein weiteres Indiz dafür, dass da etwas nicht stimmen kann: Die Arthrose der Sprunggelenke ist deutlich seltener als die der Knie- und Hüftgelenke. Auf die Sprunggelenke wirkt jedoch das meiste Gewicht ein, sie müssten also stärker gefährdet sein als Knie und Hüfte. Dazu kommt, dass die Arthrose der Sprunggelenke vor allem als Folge einer Verletzung zu entstehen scheint. Also dadurch, dass der Knorpel selbst geschädigt oder Knochenverschiebungen stattgefunden haben. Ohne solche Verletzungen gäbe es daher noch weniger Fälle von Arthrose der Sprunggelenke. Die Gewichtsbelastung kann also keine große Rolle spielen.

Das Körpergewicht spielt bei der Entstehung von Arthrose eine untergeordnete Rolle.

Trotzdem zeigen die Statistiken ganz klar, dass Menschen mit Übergewicht oder Adipositas etwa doppelt so häufig von Arthrose betroffen sind wie Normalgewichtige. Es muss daher einen anderen großen Einfluss geben, der sich parallel zum Gewicht verändert. Das ist das Bewegungsverhalten, wie wir später noch sehen werden.

Das Alter – größter Risikofaktor für Arthrose?

Darüber sind sich alle einig, die der herkömmlichen Auffassung folgen: Den größten Einfluss auf Arthrose hat das Alter. Das gipfelt in der öffentlichen Darstellung, dass jeder Mensch Arthrose entwickelt, wenn er nur alt genug wird.

Auf den ersten Blick sieht es tatsächlich so aus. Man erkennt es doch an den vorn aufgeführten Zahlen, oder? Arthrose ist bei jungen Menschen sehr viel seltener. Aber bedeutet das immer massivere Auftreten der Arthrose im Alter wirklich, dass die Lebensjahre der ausschlaggebende Faktor sind?

Die sogenannten Alterskrankheiten

Um diese Frage besser beantworten zu können, lassen Sie uns kurz den Blickwinkel ändern. Jeder kennt den Begriff der sogenannten Alterskrankheiten, zum Beispiel den Diabetes Typ 2, den Altersdiabetes. Warum heißt er so? Weil es Zeiten gab, in denen diese Art von Diabetes nur im Alter auftrat. Aber heute bekommen auch Kinder und Jugendliche diese Art von Diabetes. Was lernen wir daraus? Offensichtlich ist eben nicht das Alter die Ursache für den Altersdiabetes.

Die Menschen machen etwas, was ihrem Körper nicht guttut, so oft, bis der Körper irgendwann davon krank wird. Früher hat es in der Regel viele Jahre gedauert, bis ein Diabetes Typ 2 ausbrach. Heute sorgt etwas in unserem Verhalten dafür, dass sich die Krankheit schon viel früher entwickeln kann. In diesem Fall weiß man mittlerweile, dass der oft viel zu hohe Konsum isolierten Zuckers die Bauchspeicheldrüse überfordert, die Leber angreift und uns immer mehr schädigt, bis wir krank werden und schließlich daran sterben können.

Wenn ein körperlicher Zustand erst im Alter auftritt, hat das meistens – vielleicht sogar nie – nichts damit zu tun, dass man älter wird. Vielmehr bedeutet es, dass genug Zeit war, etwas Körperschädigendes so oft zu machen, dass der Körper irgendwann davon krank wird. Durch die Veränderung der Lebensgewohnheiten der Menschen sind viele solcher schädigenden Verhaltensweisen schon ab der Kindheit und Jugend verbreitet, daher treten bestimmte Krankheit eben viel früher auf. So hat sich der Konsum von isoliertem Zucker innerhalb der letzten 50 Jahre verdreifacht, insbesondere Kinder konsumieren viel zu viel Zucker in jeder Form. Wahrscheinlich wird es nicht mehr lange dauern, bis der Begriff »Altersdiabetes« ganz aus dem Sprachgebrauch verschwindet.

Die »Alterskrankheiten« zeigen, dass das Alter keine Rolle spielt

Was bedeutet das nun für unser Thema Arthrose? Ganz einfach – wir müssen untersuchen, ob statt des Alters vielleicht Einflüsse anderer Art, die während des Lebens auf uns einwirken, für die Arthrose verantwortlich sind. Im weiteren Verlauf des Buches werden wir diese Faktoren für Sie nachvollziehbar herausarbeiten.

Aber schon vorab gibt es Indizien, die den herrschenden Glauben, das Alter sei der größte Risikofaktor für Arthrose, in Frage stellen. Das ist einfach die große Anzahl der Ausnahmen von dieser Regel. Es gibt jede Menge alte und sehr alte Menschen, die intakte Gelenke und keine Schmerzen haben. Übrigens waren viele dieser Menschen Turnlehrer oder hatten andere Berufe, in denen sie sich ihr Leben lang viel und auf unterschiedlichste Art und Weise bewegt haben. Das ist ein interessanter Zusammenhang, auf den wir später noch einmal zurückkommen werden. Demgegenüber gibt es jede Menge jüngere Leute, die schon so starke Arthrose haben, dass sie mit 25 Jahren künstliche Hüftgelenke bekommen.

Die Verwechslung von gleichzeitig und ursächlich in der Medizin

Unserer Erfahrung nach kommt es im Bereich der herkömmlichen Medizin und Naturheilkunde immer wieder zu irrtümlichen Annahmen, weil Zustände, die gleichzeitig (simultan) auftreten, als ursächlich voneinander abhängig (kausal) interpretiert werden.

Man findet Arthrose und hält sie für ursächlich für den gleichzeitig auftretenden Schmerz. Man findet einen Bandscheibenvorfall und hält ihn für ursächlich für den gleichzeitig auftretenden Schmerz. Man findet Kalkablagerungen und hält sie für ursächlich für den gleichzeitig auftretenden Schmerz. Und noch weiter hergeholt: Ein Mensch erlebte in der Kindheit ein heftiges Psychotrauma, und 40 Jahre später hält man es für ursächlich für den Rückenschmerz, weil die emotionale Belastung durch das Trauma immer noch vorhanden ist. Man findet neuronale Veränderungen im Gehirn, stellt die These auf, dies sei ein Schmerzgedächtnis, und hält es für die Ursache aller möglichen gleichzeitig auftretenden Schmerzen, die dann als chronisch bezeichnet werden.

Stellt man diese Zusammenhänge nicht in Frage, werden sie zu scheinbaren Tatsachen. Wenn man jedoch kritisch hinterfragt und sogar den faktischen Beweis antreten kann, dass diese scheinbaren Tatsachen schlichtweg Irrtümer sind, dann ändert sich plötzlich alles.

Wir gewannen unsere Sicherheit dadurch, dass wir trotz der Arthrose, trotz des Bandscheibenvorfalls, trotz der Kalkablagerung, trotz des Psychotraumas und trotz des Schmerzgedächtnisses die Schmerzen der betroffenen Patienten immer wieder beseitigen, abstellen konnten. Warum und wie das möglich ist, erfahren Sie im Laufe des Buches.

Tut Arthrose wirklich weh?

Jetzt sind wir an einem Punkt angelangt, der Sie fordern wird, Sie vielleicht sogar zunächst überfordert. Aber machen Sie sich nichts daraus, das geht Ärzten, Heilpraktikern und Physiotherapeuten genauso.

Jeder geht davon aus, die Schmerzen kämen von der Arthrose. Sie kämen daher, dass der Knorpel kaputt ist, und was kaputt ist, tut ja bekanntlich weh. Aber ist das wirklich immer so?

Für viele ist es unvorstellbar, dass das vielleicht ein Irrtum, ein Jahrhundertirrtum, ja eine Lüge sein könnte. Sie haben ein echtes Problem damit, dies als Möglichkeit überhaupt nur zuzulassen. Wahrscheinlich zweifeln Sie ebenfalls. Denn Sie merken es doch selbst, am eigenen Körper, Sie spüren es doch. Sie haben Arthrose, und die tut so weh, dass Sie wirklich leiden. Und jetzt kommen wir daher und sagen: Nein,

Ihre Arthrose tut nicht weh! Wahrscheinlich fühlen Sie sich von uns nicht ganz ernst genommen, oder?

Aber bitte verstehen Sie: Wir wissen, dass Sie Schmerzen haben und dass Sie wirklich leiden. Nur stellen wir die Frage, ob diese Schmerzen wirklich von der Arthrose kommen oder ob sie vielleicht einen anderen Grund haben, den Sie einfach noch nicht kennen. Und auch hier befinden Sie sich in bester Gesellschaft. Viele Fachleute kennen diesen Grund ebenfalls nicht. Das können Professoren für Schmerztherapie, kluge Mediziner, versierte Osteopathen oder andere Vertreter der unzähligen verschiedenen Therapien sein. Dabei geht es nicht um Denkvermögen oder Kompetenz. Es geht einfach darum, dass sich über lange Zeit ein Paradigma aufgebaut hat, das nicht hinterfragt wird. Das nicht in Zweifel gezogen wird, obwohl es jede Menge Erfahrungen mit Arthrose und Schmerzen gibt, die darauf hindeuten, dass an diesem herkömmlichen Weltbild der Medizin etwas nicht stimmen kann. Es gibt auch Studien, die ganz klar zeigen, dass es keinen sicheren Zusammenhang zwischen dem Grad der Arthrose und der Schmerzintensität gibt. Lassen Sie uns das detailliert untersuchen.

Arthrose ohne Schmerzen

Es gibt jede Menge Patienten, bei denen mehr oder weniger zufällig entdeckt wird, dass sie Arthrose haben, teilweise sogar im fortgeschrittenen Stadium. Aber sie haben keinerlei Schmerzen. Vor allem bei Arthrose im Bereich der Hüftgelenke kommt das recht häufig vor, aber auch bei den anderen Gelenken oder der Wirbelsäule gibt es das immer wieder. Zu einer verwandten Schmerzthematik gab es eine Studie in den USA. Dort sprach man willkürlich Leute auf der Straße an und fragte sie, ob sie Rückenschmerzen hätten. Wenn sie verneinten, bat man sie, an einer Studie teilzunehmen und ihre Bandscheiben untersuchen zu lassen. Dabei stellte sich heraus, dass ein beträchtlicher Anteil von ihnen Bandscheibenvorfälle hatte – ohne Schmerzen.

Arthrose wird häufig nur durch Zufall entdeckt, weil die Betroffenen keine Schmerzen haben.

So verhält es sich unserer Erfahrung nach auch mit der Arthrose. Der Knorpelverschleiß an sich kann genauso wenig Schmerzen verursachen wie eine kaputte Bandscheibe. Denn weder der Gelenkknorpel noch die Bandscheibe haben Schmerzrezeptoren, die den Schmerz auslösen könnten. Warum Knorpelverschleiß trotzdem Schmerzen auslöst, wird als Folgeprozess beschrieben. Es wird behauptet, dass der Knorpelabrieb zur Entzündung der Gelenkinnenhaut führt und erst diese Entzündung die Schmerzen verursacht.

Wir halten aber auch das für einen Irrtum, da wir im Minuteneffekt diese Schmerzen löschen können – was unmöglich wäre, wenn wirklich die Entzündung dafür verantwortlich wäre. Keine Entzündung kann durch eine manuelle Beeinflussung in wenigen Minuten abklingen.

Der gleiche Irrtum existiert bei den Bandscheiben. Dort geht man davon aus, dass die vorgewölbte Bandscheibe oder die beim Vorfall ausgetretene Gallertmasse auf die Nervenwurzel drückt, was die Schmerzen verursacht. Auch dies ist unserer Erfahrung nach ein Irrtum, denn auch diesen Schmerz können wir wiederholbar mit unserer Akuttherapie löschen. Natürlich ohne die ausgetretene Gallertmasse in dieser kurzen Zeit verändern zu können. Übrigens fragen sich sogar manche erfahrene Chirurgen, die an unserer Ausbildung teilnehmen, wie eine weiche Gallertmasse dazu in der Lage sein soll, einen fingerdicken Nerv so abzuklemmen, dass er die Schmerzen verursacht.

Es gibt starke Gelenkschmerzen ohne Arthrose

Andersherum gibt es sehr viele Patienten, die Schmerzen an verschiedensten Gelenken haben, obwohl absolut nichts zu finden ist, was kaputt oder verändert wäre. Trotzdem können die Schmerzen sehr massiv sein und auch über lange Zeiträume andauern oder sogar chronisch sein. In diesen Fällen fehlte der herkömmlichen Medizin zunächst jede Erklärung, was die Schmerzen verursachen könnte.

Aufgrund der Erklärungsnot gegenüber den Patienten, die unter solchen Schmerzen litten, entstanden verschiedene Modelle, um das Unerklärbare erklärbar zu machen. Egal wohin die betroffenen Patienten gingen, um sich helfen zu lassen, immer hörten sie, bei ihnen sei alles in Ordnung. Die Gelenkstruktur, die auf den Aufnahmen zu sehen ist, sei in Ordnung, ebenso ihr Blut, folglich seien sie körperlich völlig gesund. Oft wurde ihnen mehr oder weniger direkt vermittelt, sie würden sich das alles nur einbilden. Oder sie hörten, die Schmerzen seien vielleicht psychischen Ursprungs, sie sollten doch mal in eine entsprechende Therapie gehen. Das war natürlich schrecklich für die Betroffenen. Sie litten unter ihren Schmerzen und fühlten sich nicht ernst genommen.

Die Erfindung von Weichteilrheumatismus, Fibromyalgie und Chronifizierung

Zu dieser Zeit wurden bestimmte Diagnosen eingeführt und die Krankheitsbilder »Weichteilrheumatismus« und »Fibromyalgie« etabliert. Fibromyalgie bedeutet Muskel-Faser-Schmerz und wurde damals dem rheumatischen Formenkreis zugeordnet, obwohl bei dieser Art von Schmerzen keine Entzündungsparameter nachgewiesen werden können. Die Ursachen sind nach wie vor nicht bekannt, und Fibromyalgie gilt als nicht heilbar. Sie sei nur behandelbar zum Beispiel mit entzündungshemmenden Medikamenten und Schmerzmitteln.

Der nächste Schritt war die Theorie eines Schmerzgedächtnisses. Nach dieser Theorie kann sich ein Schmerz, der zunächst eine körperliche Ursache hatte, verselbstständigen, nachdem die Ursache weggefallen ist. Denn das Gehirn habe den Schmerz »gelernt« und sich so verändert, dass es ihn nun ohne Grund erzeugt. Dies nannte man die Chronifizierung, die nur verhindert werden kann, wenn man stärkste Schmerzmittel, zum Beispiel Opiate, einsetzt. Damit kam die Anästhesie ins Spiel, und der Weg war frei, Patienten dauerhaft unter stärkste Schmerzmittel zu setzen.

Zuletzt bleibt immer noch die Psyche als mögliche Ursache

Um letztlich auch die unerklärbarsten Zustände erklärbar zu machen, wurde die Psyche als weitere mögliche Ursache hinzugenommen. Damit waren nun auch die teilnehmenden Therapeuten festgelegt: Orthopäden, Chirurgen, Anästhesisten, Physiotherapeuten, Psychotherapeuten, teilweise ergänzt durch weitere Therapien. Dies ist bei allen Schmerzen, vor allen Dingen bei denjenigen, bei denen weder Arthrosen noch andere strukturelle Schäden nachgewiesen werden können, der momentane Goldstandard. Aber wie wir wissen, führt auch das nicht wirklich weiter und löst vor allem nicht das Problem der Schmerzpatienten. Denn sie müssen auf Dauer stärkste Schmerzmittel nehmen und landen zuletzt in Therapiegruppen, wo sie lernen sollen, mit ihren Schmerzen, die sie trotz der Opiate quälen, zu leben.

Die klassischen Erklärungsmodelle für Schmerzen stoßen an ihre Grenzen. Hier setzt unsere langjährige praktische Erfahrung ein.

Der »letzte Schrei« im wahrsten Sinne des Wortes ist der Trend, einfach den Schmerz selbst zur Krankheit zu machen. Das ist so ähnlich, als würde man Wundschorf zur Krankheit machen. Nur weil man nicht weiß, wo Wundschorf herkommt, wie er entsteht und was für einen Sinn er hat.

Damit hätte man dann endlich eine immer greifende Erklärung für alles. Wer Schmerzen hat, ist einfach an der Schmerzkrankheit erkrankt. Und dann gibt es natürlich zahllose Arzneimittel gegen die Schmerzkrankheit. Das Schmerzproblem wird damit aber natürlich nicht gelöst.

Unser großer Vorteil ist unsere praktische Erfahrung

Diese ganzen theoretischen Erörterungen spielten über Jahre hinweg für uns überhaupt keine große Rolle. Wir haben nicht etwa zu Beginn unserer Forschungen den Entschluss gefasst, die herkömmliche Schmerztherapie zu verändern, zu verbessern oder die Mainstream-Meinung über Arthrose in Frage zu stellen. Es ging uns um die schmerzreduzierenden Effekte, die sich bei Trainierenden in Rolands Schulen für chinesische Selbstverteidigung und Gesundheit (WingTsun und WingTsun-ChiKung) zeigten. Daraus entwickelten sich die Schmerztherapie und später FaYo, das Faszien-Yoga nach Liebscher & Bracht.

Wir suchten einfach nach Erklärungen, nach den physiologischen Hintergründen, die wir damals noch nicht nachvollziehen konnten. Später flossen dann viele Erfahrungen von Manualtherapien ein, schließlich die Entdeckungen der Faszienforschung und neueste Ergebnisse der Gehirnforschung, die unsere anfänglichen Erklärungsmodelle Schritt für Schritt erweiterten.

Unsere Therapie funktionierte und musste nur noch erklärt werden

Wir befanden uns immer in der luxuriösen Situation, dass unsere Therapie funktionierte. Und zwar wiederholbar, nicht mal mehr oder mal weniger. Nach und nach perfektionierten wir die Osteopressur, das ist die von uns entwickelte Manualtherapie, welche die von uns entdeckten Punkte zur Schmerzakutbehandlung nutzt, und die Körperübungen. Und quasi im Nachlauf optimierten wir das Erklärungsmodell für die physiologischen Prozesse, die bei der Therapie und den Übungen ablaufen. Auf diese Art und Weise konnten wir sehr effizient forschen und entwickeln. Die herkömmliche Schmerzforschung hat es da viel schwerer. Sie muss theoretisch eine Vorgehensweise erforschen, die es praktisch noch gar nicht gibt. Denn natürlich ist der herkömmlichen Schmerzforschung klar, dass es nicht die erstrebenswerte Lösung ist, Schmerz zu unterdrücken und Symptome zu operieren. Aber da sie keine Vorgehensweise kennt, Schmerzen auf natürliche Weise zu unterbinden, also wirklich zu heilen, ist sie relativ hilflos und kommt aus der Sackgasse, die Schmerzen auf tausenderlei Arten und Weisen unterdrücken zu wollen, nur schwer hinaus.

Über 9.000 Schmerzreduzierungen aufgezeichnet

Wenn Sie nach Beweisen fragen, nach Studien oder Ähnlichem: Wir haben seit Beginn unserer Ausbildungen die Wirkung unserer Therapie an den Teilnehmern (Ärzte, Heilpraktiker, Physiotherapeuten) akribisch dokumentiert. Mittlerweile haben wir 9.360 Schmerzverläufe beobachtet (Stand 25.6.17) .

Bei ungefähr einem Drittel waren auch Arthrosen diagnostiziert. Nach der Ausbildung waren die Schmerzen in 7.374 Fällen völlig beseitigt und in 1.577 Fällen auf einen kleinen Restschmerz von maximal 30 Prozent reduziert. Nur in 409 Fällen war die Wirkung geringer oder blieb aus, was etwa 4,5 Prozent entspricht. Diese Ergebnisse entsprechen den Erfahrungen, die wir – und seit zehn Jahren auch die von uns ausgebildeten Heilberufler – in unserer täglichen Arbeit mit Schmerzpatienten machen. Und natürlich sind diese Erfahrungen der Grund dafür, warum wir uns so sicher sind, so gut wie jedem von Ihnen ebenfalls helfen zu können.

Zu Beginn unserer Ausbildungstätigkeit waren wir zunächst überrascht, dass Ärzte und Therapeuten – viele davon auf Schmerztherapie spezialisiert – selbst unter so vielen Schmerzen leiden. Aber eigentlich ist es logisch. Denn sie wenden ja genau die herkömmlichen Therapien bei sich selbst an, die das Schmerz- und Arthroseproblem auch bei ihren Patienten nicht zufriedenstellend lösen.

***

Damit wollen wir dieses Kapitel beenden. Sie haben gesehen, dass es beim Thema Arthrose und Schmerzen jede Menge Ungereimtheiten gibt. Das sind sehr gute Voraussetzungen dafür, kritisch und offen zu sein, wenn wir Schritt für Schritt nachvollziehen, wie es zu dem Jahrhundertirrtum – der Arthrose-Lüge – gekommen ist.

Im nächsten Kapitel werden wir erklären, wie sich eine Arthrose entwickelt und wie Schmerzen entstehen. Wir werden logisch und lückenlos darlegen, dass dies zwei parallel verlaufende Zustände sind, die irrtümlicherweise in einen kausalen (voneinander abhängigen) Zusammenhang gebracht werden.

Freuen Sie sich darauf, denn unser Schmerzerklärungsmodell liefert die Lösung dafür, dass Sie sich von Ihren Schmerzen befreien, Ihre Arthrose zumindest stoppen und wenn noch möglich, Ihren Verschleiß sogar wieder regenerieren können.

Gesund, glücklich und erfolgreich zu sein ist umso leichter, je besser sich Ihr Körper anfühlt. Unabhängig von Alter oder Zustand sind

Verbesserungen lebenslang möglich. Sie glauben das nicht? Probieren geht über Studieren. Dieses Buch ist Ihre Chance. Die hier beschriebenen Vorgehensweisen sind tausendfach erprobt und bewährt.

Grundlage und Motivation ist das Wissen um die genetisch eingebauten biologischen Funktionen. Das hier Beschriebene wird auch bei Ihnen funktionieren. Selbst wenn Ihre Arthrose und die Schmerzen soweit fortgeschritten sind, dass Sie die Hoffnung lange aufgegeben haben – die Beseitigung oder zumindest deutliche Linderung zumindest der Schmerzen sind fast immer möglich.

Sie haben zwei Möglichkeiten. Die erste: Sie leben so wie die meisten, die zu wenig von dem wissen, was Sie hier lesen. Dann wird Ihr Leben so verlaufen, wie Sie es meist um sich herum beobachten können. Spätestens zu Beginn der zweiten Lebenshälfte werden Schmerzen häufiger, der Verschleiß größer, Krankheiten breiten sich aus, die Anzahl der Medikamente steigt, OPs und künstliche Gelenke nehmen zu. Trotzdem wird das Leben immer schwerer und anstrengender. Die zweite: Sie folgen unseren Ratschlägen. Sie machen regelmäßig unsere Übungen und verbessern zunehmend Ihre Ernährung. Diese beiden Einflüsse entfalten mächtige Gesundungskräfte, die in uns »wohnen«.

Schmerzen und Arthrose entstehen durch die Nicht-Benutzung unseres Körpers, verstärkt durch schädigende Ernährung. Die Spannung der Muskeln und Faszien steigt. Knorpel und Bandscheiben werden überlastet, verschleißen und degenerieren. Die Faszien verfilzen. Nährstoffe und Stoffwechselabfall stauen sich in der Zwischenzellflüssigkeit, die zunehmend übersäuert. Die Zellen werden immer weniger gut versorgt und können Ihren Müll nicht mehr loswerden.

Die »Renovierung« Ihres Körpers ist bis ins höchste Alter möglich.

Diesen Negativkreislauf stoppen wir und drehen ihn herum. Das Resultat: Willkommen im neuen Leben – schmerzfrei, gesund und voll beweglich.

Da dieses Buch so viel Interesse geweckt hat, haben wir für Sie einen kostenfreien Online-Übungsbereich eingerichtet, in dem Roland Sie nicht nur bei allen Übungen und dem Faszien-Rollen anleitet, sondern Ihnen auch die Druckpunkte gegen Ihre Arthrose zeigt: *www.liebscher-bracht.com/AL*

Unser Erklärungsmodell für die Entstehung von Arthrose und Schmerzen

Wir erklären Ihnen in diesem Kapitel auf einfache Art und Weise, warum Schmerzen entstehen und wie es zur Arthrose kommt. Sie sollen nachvollziehen können, dass es unsere Lebensweise ist, die zu Schmerzen und Arthrose führt, ohne dass uns das bewusst ist.

Wie funktionieren unsere Gelenke?

Befassen wir uns zunächst mit den Grundlagen unserer körperlichen Bewegung. Wir untersuchen sie mit Hilfe der einfach gehaltenen Biomechanik. Auf dieser Basis überlegen wir dann, was heutzutage nicht mehr so funktioniert, wie es eigentlich genetisch gedacht war. Das Resultat wird Sie überzeugen: Ohne es zu wissen, trainieren wir uns Arthrose und Schmerzen selbst an. Das ist die schlechte Nachricht. Die gute Nachricht ist: Was wir uns antrainieren, können wir uns auch wieder abtrainieren.

Prinzipiell funktionieren alle Gelenke gleich, auch wenn sie von ihrer Form und Struktur her sehr unterschiedlich sind. Die Aufgabe der Gelenke besteht darin, verschiedenste Winkel einnehmen zu können, damit wir uns mit Hilfe der Muskeln in unterschiedlichste Richtungen bewegen können. An einem Gelenk sind mindestens zwei Knochen beteiligt. Das Gelenk ist von einer Kapsel umschlossen, die aus zwei Schichten besteht. Die äußere Schicht ist zugstabil und hält das Gelenk zusammen. Die innere Schicht, die sogenannte Synovialhaut, produziert die Synovialflüssigkeit. Diese Gelenkflüssigkeit »schmiert« das Gelenk und enthält Eiweißbausteine, aus denen der Knorpel ernährt wird. Er ist nämlich nicht durchblutet und muss deswegen durch Diffusion ernährt werden.

Das funktioniert wie bei einem Schwamm. Wird er zusammengedrückt, läuft das Schmutzwasser heraus. Wird er entlastet, dehnt er sich wieder aus und kann frisches Wasser einsaugen. Wird der Knorpel zusammengedrückt, werden die Abfälle und verbrauchten Stoffe herausgedrückt, um entsorgt werden zu können. Gleichzeitig bildet die herausgedrückte Flüssigkeit einen Gleitfilm, der die Knorpel leicht aufeinander gleiten lässt. Wird der Knorpel vom Druck entlastet, so kann er sich mit neuer Synovialflüssigkeit vollsaugen, wodurch er die notwendigen Nährstoffe bekommt.

Das Zusammendrücken ebenso wie die Entlastung geschehen bei den Bewegungen des Gelenks, unabhängig von der Schwerkraft. So wird sichergestellt, dass die Knorpel in jedem Gelenk mit Nährstoffen versorgt werden.

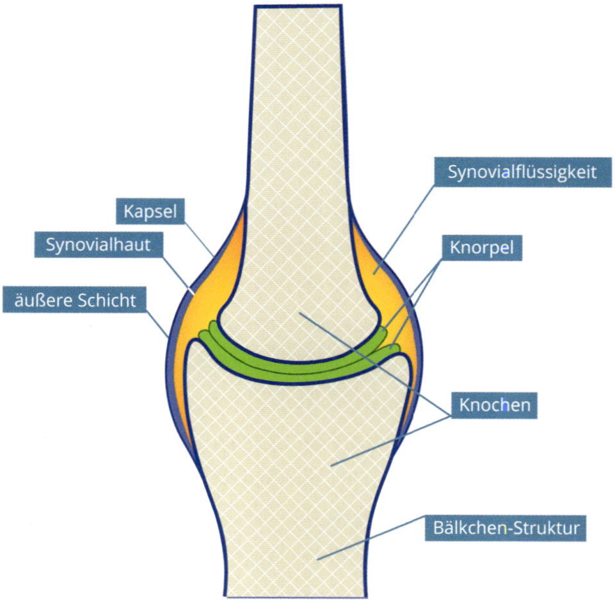

Über 100 Gelenke im Körper haben immer diesen Funktionsaufbau. Sie unterscheiden sich nur durch ihre Form und Größe.

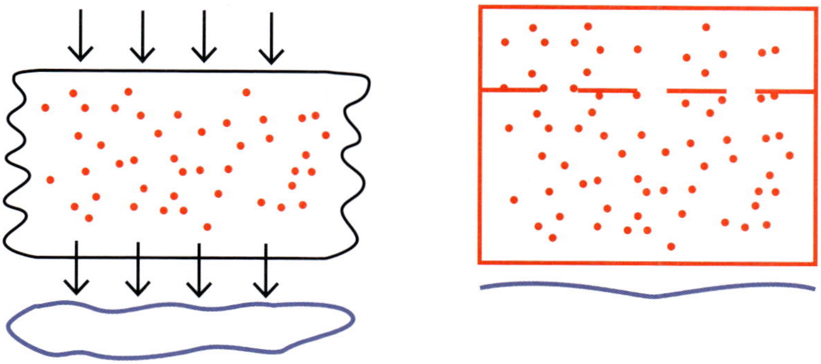

Schwamm zusammengedrückt – Abfallstoffe treten aus

Schwamm entlastet – frische Nährstoffe werden aufgesaugt

Das wechselnde Zusammendrücken und Auseinandergehen ernährt den Knorpel mit den Nährstoffen der Synovialflüssigkeit.

Muskeln – die Motoren unserer Körperbewegung

Die einzigen Motoren, die uns für aktiv angesteuerte Bewegungen zur Verfügung stehen, sind unsere Muskeln. Sie können sich aktiv nur zusammenziehen und wieder entspannen. Auseinandergezogen werden sie immer durch ihre sogenannten Gegenspieler. Jedes Gelenk hat für jede Richtung, in die es durch sich zusammenziehende Muskeln bewegt werden kann (Agonisten), auch Muskeln, die es wieder in die Gegenrichtung bewegen können (Gegenspieler, Antagonisten). Sonst würden wir ja nach einer Bewegung im eingenommenen Winkel »hängenbleiben«.

Im Prinzip gilt diese Funktionsweise für sämtliche Gelenke im Körper. Unterschiedlich sind nur die Größe und die Form der Gelenke. Letztere ist bedeutsam für die Bewegungsmöglichkeiten: Kugelgelenke können in alle Richtung bewegt werden, Scharniergelenke meist nur in zwei Richtungen. Darüber hinaus können die Kapsel oder Bänder, die als Verstärkung in die Kapsel »eingebaut« sind, die Bewegungsrichtungen begrenzen.

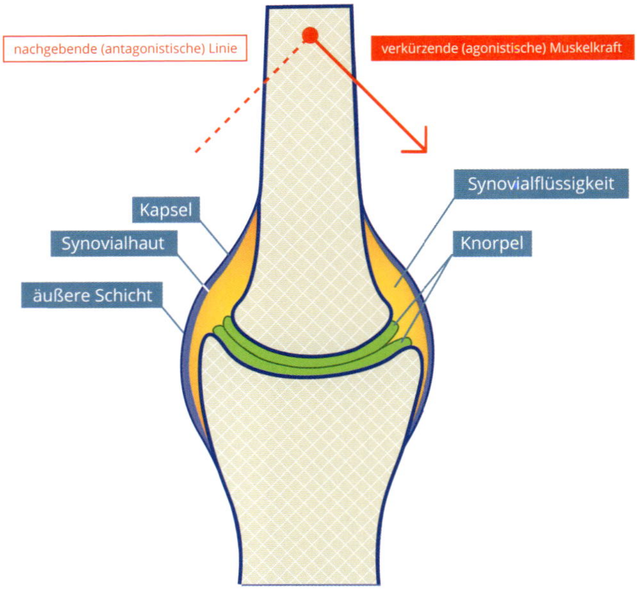

Wenn die Muskeln sich verkürzen und den Knochen nach rechts ziehen, müssen die Muskeln und Faszien auf der nachgebenden antagonistischen Seite länger werden.

Die Muskeln sorgen für Bewegung und Ernährung

Schauen wir uns das an unserem Beispielgelenk einmal genauer an. Welche Kräfte wirken, wenn eine zusammenziehende (agonistische) Kraft die Bewegung des Knochens nach rechts einleiten will? Zunächst wirkt diese Kraft. Gleichzeitig baut der Körper in der nachgebenden (antagonistischen) Richtung eine kleine Kraft auf, die sich Steuerspannung nennt. Diese Steuerspannung zieht etwas dagegen, damit die beiden Knochen, die am Gelenk beteiligt sind, korrekt positioniert werden können. Gleichzeitig wird dadurch eine Kraft im Gelenk erzeugt, die beide Knochen gegeneinanderdrückt. Dadurch werden die Knorpel mit Druck versehen, sie können ihren Abfall abgeben, und der dabei entstehende Gleitfilm sorgt dafür, dass die beiden Knorpel fast reibungsfrei aufeinander gleiten.

Ein Gelenk, das so in all seinen möglichen Winkeln bewegt wird, hat keinen Grund, Arthrose oder Schmerzen zu entfalten. Es hält ein ganzes Leben lang, egal wie lange

Die gegenziehende Kraft der Steuerspannung führt dazu, dass der Knorpel zusammengedrückt wird – dadurch werden die Abfallstoffe aus ihm entfernt und er kann bei Entlastung neue Nährstoffe aufnehmen.

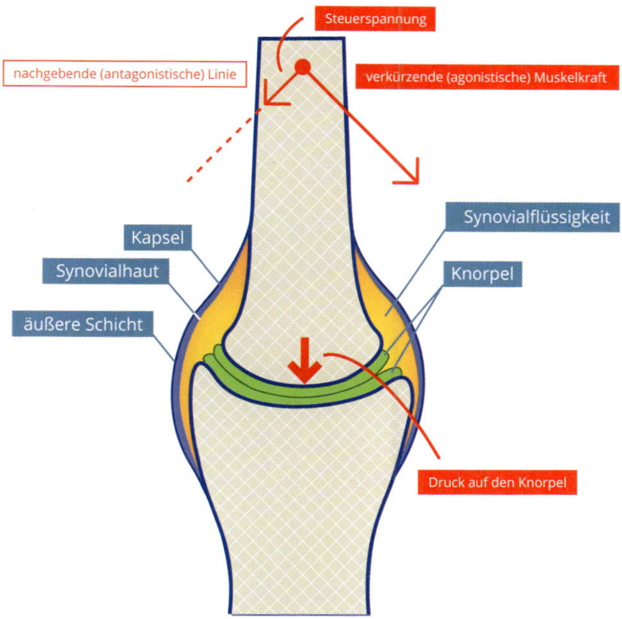

dieses Leben dauert. Der sogenannte physiologische (biologisch normale) Verschleiß, also ein minimaler Abrieb, wird durch Regeneration ersetzt. Einzige Voraussetzung ist die vollständige Bewegung und ein Zustand der Gelenkflüssigkeit, der alle notwendigen Nährstoffe und keine Schadstoffe enthält. Ein so bewegtes Gelenk funktioniert ohne Probleme. Wir bemerken es noch nicht einmal, weil es im wahrsten Sinne des Wortes »reibungslos« funktioniert.

Wir »trainieren« 24 Stunden täglich

Alle Bewegungen unseres Körpers werden auf zwei Ebenen registriert, die untrennbar miteinander verbunden sind. Die erste Ebene ist die des Gehirns, dort werden wie in einem Computer die Programme für unse-

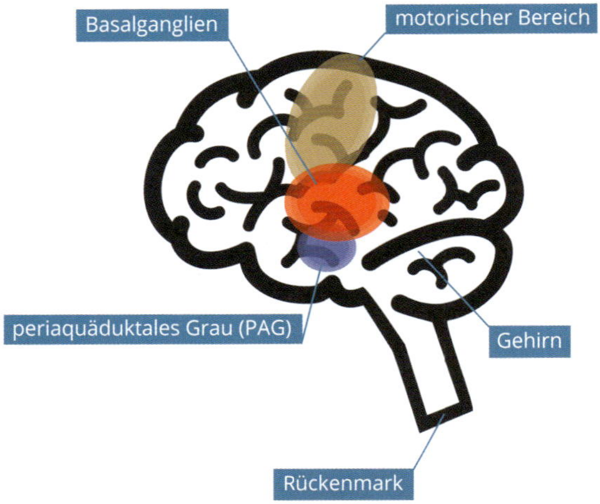

Im motorischen Bereich werden die Bewegungsprogramme angelegt, in den Basalganglien werden die Grund- und Bewegungsspannungen der Muskeln festgelegt, im PAG findet die Hemmung oder Verstärkung der Schmerzwahrnehmung statt.

re Bewegungen erstellt. Die zweite Ebene ist die des Bindegewebes, der Faszien.

Wie Bewegungsprogramme entstehen

Die Bewegungsprogramme werden im Gehirn angelegt, es entsteht ein komplexes System. Dies können Sie sich vorstellen wie ein Programm Ihres Computers, das sich permanent weiterentwickelt. Im Fall unseres Körpers reagiert das Programm darauf, wie wir uns bewegen, wie wir Bewegungen üben, und perfektioniert so unsere Bewegungsabläufe immer mehr. Dieses Programm verändert sich ein Leben lang. Es ist immer das Abbild unserer Bewegungen, die wir jeden Tag ausführen oder unterlassen.

Sie können diesen Prozess sehr schön beobachten, wenn Kinder laufen lernen. Irgendwann stehen sie zum ersten Mal und machen noch unsicher die ersten Schritte. Einige Tage später laufen sie schon viel besser. Irgendwann können sie sogar auf einem Bein stehen. Die Bewegungsprogramme im Gehirn werden ständig verändert und optimiert.

Das funktioniert aber auch in die andere Richtung. Werden bestimmte Muskeln lange Zeit nicht oder nur eingeschränkt trainiert, werden die Bewegungsprogramme ebenfalls angepasst. Bewegen wir unsere Muskeln also regelmäßig nur noch in einem begrenzten Rahmen, wenn wir zum Beispiel viel am Schreibtisch sitzen und auf der Tastatur tippen, werden im Gehirn die entsprechenden Programme angepasst, die betroffenen Muskeln »verlernen« es, sich zu bewegen. Alle Bewegungen, die wir ausführen oder auch nicht ausführen, alle Positionen, die wir einnehmen oder auch nicht einnehmen, alle diese Muster kreieren die entsprechenden Programme im Gehirn.

Durch die Faszie bleibt alles am Platz

Die zweite Ebene, auf die unsere Bewegungen einwirken, ist die des Bindegewebes, der Faszie. Sie ist durch die Bewegung der Muskeln funktionell untrennbar mit der ersten Ebene verbunden.

Die Faszie ist ein wahrhaft umspannendes System. Sie müssen sich vorstellen: Alle unsere 90 Billionen Zellen sind wie in einem allumfassenden dreidimensionalen Spinnennetz durch Faszienfädchen miteinander verbunden. Dieses alles durchdringende Netz hält im Körper alles an seinem Platz. Würde man die Faszie aus einem Körper entfernen, wäre nichts mehr da, wo es hingehört. Vor uns läge ein Haufen von etwa 90 Billionen Zellen in einer großen Pfütze. Würden wir hingegen alles aus dem Körper entfernen, was nicht Faszie ist, sähe der Mensch noch fast genauso aus wie vorher. Es gäbe zwar viele Hohlräume, wo vorher die Zellen und die Flüssigkeit waren, aber die Form bliebe fast identisch erhalten. Das zeigt, welch extrem hohen Einfluss die Faszie auf den Menschen und seine Gewebe hat. Vor allem wenn er sich bewegt, denn dann muss dieses Netzwerk völlig flexibel nachgeben. So wie ein schön weicher Wollpullover, der zwar außen am Körper getragen wird, aber allen unseren Bewegung fließend folgt.

Das flexible Fasziennetz durchzieht den ganzen Körper und hält sämtliche Gewebe und Organe an ihrem Platz.

Unsere Bewegung ist der Architekt der Faszienstruktur

Unzählige Spinnentierchen, sogenannte Fibroblasten, weben die Faszie ununterbrochen um. Neue Fäden werden gesponnen, schon vorhande-

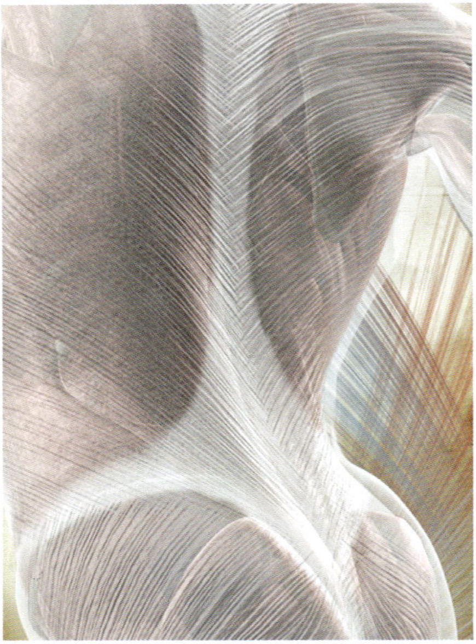

Allumfassendes Fasziennetz

ne verstärkt, andere weggenommen. Permanent wird dieses Fasziennetz durch die Arbeit der Fibroblasten umgebaut. Aber wer gibt die Konstruktion vor? Nach welchem Plan wird gebaut? Die Antwort ist ganz einfach: Der Bauplan wird durch die Bewegung vorgegeben, durch Belastungslinien, die sich dadurch bilden, durch Längenveränderungen, die das Gewebe beim Bewegen mitmachen muss. Alle Bewegungen also, die wir 24 Stunden am Tag machen, alle Gewichte, die wir heben, alle Zug- und Druckbelastungen, denen unser Körper ausgesetzt ist, alle Positionen, die wir einnehmen, ohne uns zu bewegen – all das führt zu einem entsprechenden Umbau, einer entsprechenden Gestaltung des allumfassenden Fasziennetzes.

Wir haben den Merksatz geprägt: Die Faszie bildet die Gewohnheit der Muskeln ab. Denn die Muskeln und ihre Bewegungen sorgen ja erst dafür, dass die Faszie ihre Struktur entwickeln kann.

Diese beiden Ebenen, das Gehirn und die Faszie, bilden das Fundament dafür zu verstehen, was in unserem Körper beim Bewegen oder beim Nicht-Bewegen passiert.

Bewegungsqualität bedeutet, wie viele Gelenkwinkel wir nutzen

All unsere Gelenke sind für bestimmte Maximalwinkel vorgesehen, und zwar in alle Richtungen, in die sich die Gelenke bewegen lassen. Nehmen wir als Beispiel das Ellenbogengelenk. Wir können es strecken und beugen. Wird es aus der mittleren Position von beispielsweise 90 Grad (rechter Winkel) gestreckt, so verkürzen sich die Muskeln auf der Außenseite des Arms, die sogenannten Ellenbogenstrecker. Während diese den Unterarm in die gestreckte Ellenbogenposition ziehen, müssen die Gegenspieler, die Armbeuger auf der Innenseite des Armes flexibel nachgeben. Sonst kann die vollständige Streckung des Ellenbogengelenks nicht zustande kommen.

Beim Beugen und Strecken des Ellenbogens bewegt sich der Unterarm so, dass der Gelenkknorpel optimal be- und entlastet wird und das Gelenk möglichst reibungsarm »läuft«.

Nutzen wir die vollständige Beugung und die vollständige Streckung immer wieder, dann resultieren daraus die oben beschriebenen Anpassungen auf unseren zwei Ebenen. Auf der Ebene des Gehirns werden alle Winkeleinstellungen von der vollständigen Beugung bis zur vollständigen Streckung im Bewegungsprogramm abgebildet, und die dazu passenden Einstellungen der Muskelspannung werden hinterlegt. Auf der Ebene der Faszie passt sich deren Struktur an das vollständige Strecken und Beugen an. Die daraus folgende optimale Scherengitterstruktur entspricht der einer Damenstrumpfhose. Sie dehnt sich absolut geschmeidig und schlägt beim Zusammenziehen keine Falten. Ebenso verhält sich eine gesunde Faszie. Sie kann alle Vergrößerungen der notwendigen Längen ohne nennenswerten Widerstand mitmachen und bei Verkürzungen mitgehen, ohne dass es Schlaufen oder Falten gibt. Sie ist optimal flexibel.

Wir nutzen unsere möglichen Bewegungswinkel erschreckend wenig

Nun müssen Sie eine Tatsache realisieren, die den meisten Menschen nicht bewusst ist. In unserem Körper befinden sich über 200 Knochen, die durch mehr als 100 Gelenke verbunden sind und die wir mit unseren rund 600 Muskeln bewegen können. Setzen wir diese Möglichkeiten, die wir haben, gleich 100 Prozent. Was schätzen Sie, wie viel von den 100 Prozent wir tatsächlich durchschnittlich nutzen? Es sind nur zwischen 5 und 10 Prozent! Sie können sich das nicht vorstellen? Dann legen wir noch eine weitere unglaubliche Zahl nach. Betrachten Sie sich nur das Schultergelenk und überschlagen Sie, wie viele der möglichen 100 Prozent Winkeleinstellungen Sie tatsächlich nutzen. Das sind sogar unter 2 Prozent! Sie können das gut nachvollziehen, wenn Sie sich überlegen, in welcher Position Sie Ihre Arme meist haben. Ja richtig, meist leicht vor dem Körper. So wie unsere Haltung nun mal ist, wenn wir schreiben, am Computer arbeiten, basteln, massieren, lesen oder mit den Chipstüte in der Hand fernsehen. Wobei es mit einem gesunden Apfel in der Hand ähnlich aussieht ...

Dass wir uns im Alltag nur eingeschränkt bewegen, hat fatale Folgen: Die Faszie wird unflexibel und verfilzt, was unseren Bewegungsspielraum immer mehr einschränkt.

Wann haben Sie sich zum letzten Mal mit der linken Hand an einen Ast des Apfelbaums geklammert, sich nach hinten gelehnt und dabei den Körper möglichst weit nach rechts gedreht und den Arm so lang wie möglich gestreckt, um mit der rechten Hand weit hinter sich einen Apfel zu pflücken? Wir alle kennen die Antwort: Schon sehr lange nicht mehr. Vielleicht, als Sie ein Kind waren. Heute gehen Sie zum Tisch, heben die Arme nach vorn und nehmen den Apfel aus der Obstschale. Wissen Sie jetzt, was wir meinen? Und das ist nur ein winziges Beispiel. Ebenso drastisch ungenutzt sind die meisten Bewegungsmöglichkeiten – also Winkeleinstellungen – der Gelenke am ganzen Körper.

Die unvollständige Nutzung unserer Gelenkwinkel schafft Probleme

Nun könnten Sie sagen, egal, was macht das schon? Bei meinem Auto nutze ich die extremen Lenkeinschläge beim Wenden ja auch nur höchst selten. Das schont doch eher die anderen Winkeleinstellungen, und das Auto beziehungsweise das Lenkgetriebe hält dann länger. Bitte erinnern Sie sich: Ganz zum Anfang

Das Ellenbogengelenk in seiner vollständigen Bewegungsmöglichkeit.

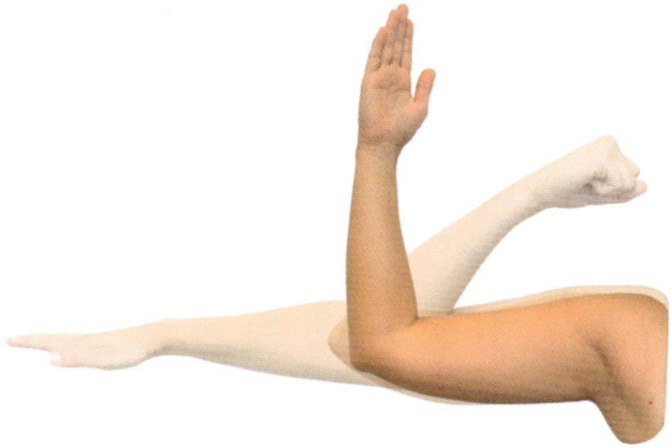

Die Ellenbogenstrecker ziehen den Arm in die gestreckte Position, indem sie sich zusammenziehen (kontrahieren), die Ellenbogenbeuger müssen fast vollständig nachgeben. Ein kleiner Gegenzug, die sogenannte Steuerspannung, sorgt während des Streckvorgangs dafür, dass das Gelenk so stabilisiert ist, wie es der optimalen Position für die Funktion und die Knorpelbelastung entspricht.

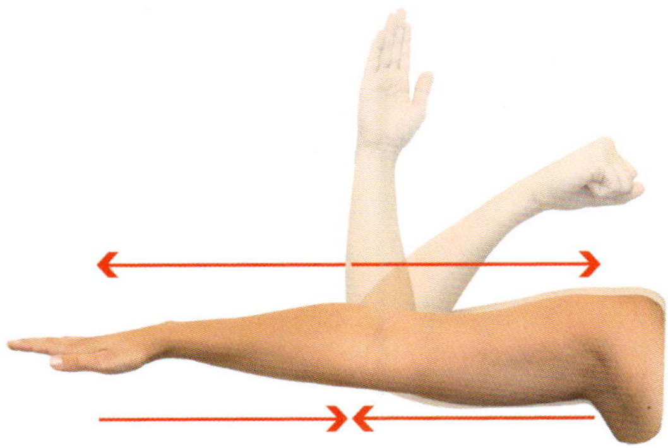

Die Ellenbogenbeuger ziehen den Arm in die gebeugte Position, indem sie kontrahieren, die Ellenbogenstrecker müssen fast vollständig nachgeben. Auch hier sorgt ein kleiner Gegenzug – die Steuerspannung – dafür, dass das Gelenk in jedem Winkel in der richtigen Position steht und dass der Knorpel wie physiologisch vorgesehen belastet wird und andere Bereiche entlastet werden.

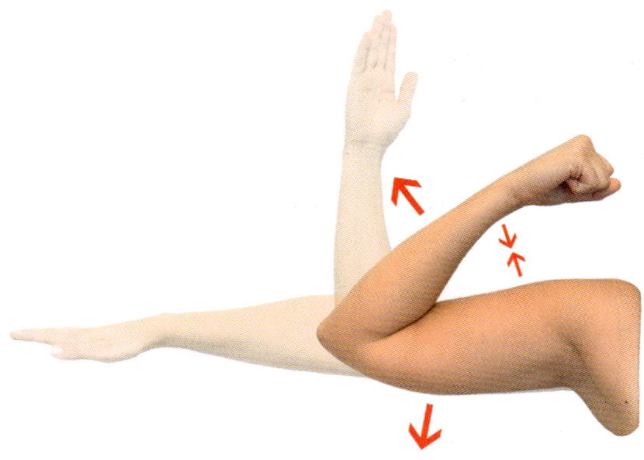

stellten wir fest, dass unser Körper aus ganz anderem Material gefertigt ist als ein Auto. Wir sind lebendige Wesen und bestehen aus biologischen Strukturen. Diese passen sich auf den beschriebenen zwei Ebenen (Gehirn und Faszie) an alles an, was wir in den 24 Stunden eines Tages tun oder eben nicht tun.

Schauen wir uns das am Beispiel des Ellenbogens genauer an. Wenn wir den Arm nie vollständig strecken, sondern ihn immer nur ungefähr im rechten Winkel gebeugt benutzen, zum Beispiel zum Tippen auf der Tastatur, zum Essen, um ein Buch oder eine Zeitung zu halten oder um unseren Partner zu massieren, dann hat das Auswirkungen auf die beschriebenen zwei Ebenen. Zum einen wird das Gehirn die Streckbewegung immer weniger abbilden. Es legt die Anspannung Ihrer Muskeln auf die Haltung im rechten Winkel des Ellenbogens fest. Zum anderen wird sich das fasziale Gewebe im Bereich der Beugemuskulatur an der Innenseite der Arme an diese kürzere Position anpassen. Aus der Faszienforschung weiß man, dass die Struktur der Faszie nicht nur unnachgiebiger wird, sondern dass die Faszie in diesem Fall regelrecht verfilzt.

Verfilzte Faszien erzeugen zu starken Druck auf den Knorpel.

Stellen Sie sich das so vor, als ob der schöne weiche Wollpullover, der allen Bewegungen bisher geschmeidig folgen konnte, aus Versehen zu heiß gewaschen wurde. Die flauschige Wolle verfilzt, und wenn Sie den Pullover anziehen, ist er zu eng geworden, es fällt Ihnen deutlich schwerer, sich darin zu bewegen. Die verfilzte Wolle ist jetzt viel unnachgiebiger. Die verfilzten, verkürzten Faszien fühlen sich viel unflexibler an, und Ihre Bewegung ist durch Gegenkräfte gehemmt.

Warum verschleißen unsere Gelenke?

Wie wirken sich diese Anpassungsprozesse auf das Gelenk aus? Welche biomechanischen Folgen hat es, wenn die Gelenke mit all ihren möglichen Bewegungswinkeln nur unvollständig genutzt werden?

Wenn auf der nachgebenden Seite des Gelenks das muskulär-fasziale Gewebe nicht leicht genug nachgeben kann, weil es verfilzt und unflexibel ist, dann wird die dagegenziehende Kraft stärker. Deswegen werden die beiden Knochen und damit die Knorpel deutlich mehr zusammengedrückt, als es genetisch vorgesehen ist.

Unflexibel machende Trainingsprozesse dieser Art geschehen andauernd und über Monate und Jahre hinaus. Täglich kommen kleine Einflüsse hinzu und addieren sich immer weiter auf. Um das Gelenk herum wird es immer enger, immer unnachgiebiger, die ins Gelenk drückenden Kräfte auf die Knorpel nehmen immer weiter zu. Es kommt auch zu Reibungsbewegungen, die nicht vorgesehen sind. Die stetig steigenden Druckkräfte auf die Oberfläche der Knorpel führen zu einem Verschleiß, der viel höher ist als bei normalen, physiologischen (biologisch normalen) Kräften. Verschärfend kommt noch hinzu, dass der Körper ab einem bestimmten Grad an Übersäuerung durch Stress und ungeeignete Ernährung – vor allem zu viele tierische Eiweiße – die Säuren auskristallisiert, um die Zwischenzellflüssigkeit möglichst basisch halten zu können. Diese Säurekristalle sammeln sich auch in den Knorpeln der Gelenke und verstärken natürlich noch einmal den Abrieb, also die Arthrosevorgänge.

Der Alarmschmerz – unser Gehirn warnt uns vor Schaden

Unser Körper beobachtet diese Vorgänge permanent. Sogenannte Rezeptoren messen die ins Gelenk drückenden Kräfte, Zugkräfte in den Sehnen, die Geschwindigkeit, mit der Muskeln nachgeben oder sich zusammenziehen, kurzum alles, was sich im Bereich des Bewegungsapparates abspielt. Alle diese Messergebnisse laufen im Gehirn, unserem Zentralcomputer, zusammen. Dort werden sie ausgewertet. Sobald die Information ankommt, dass der Verschleiß des Gelenks größer ist als die Reparaturfähigkeit des Körpers, projiziert das Gehirn einen Schmerz genau dorthin, wo der Verschleiß ausgelöst wird. Meist in die agonistische Muskulatur, welche die Bewegung auslöst. Sobald der betroffene Mensch diesen Schmerz empfindet, führt er die Bewegung nicht mehr aus, der Schmerz hält ihn davon ab. Daher nennen wir diesen Schmerz Alarmschmerz.

Der Alarmschmerz hat die Funktion einer Ölkontrollleuchte. Stellen Sie sich vor, Sie fahren mit Ihrem Wagen auf der Autobahn. Plötzlich messen Informationsfühler im Mo-

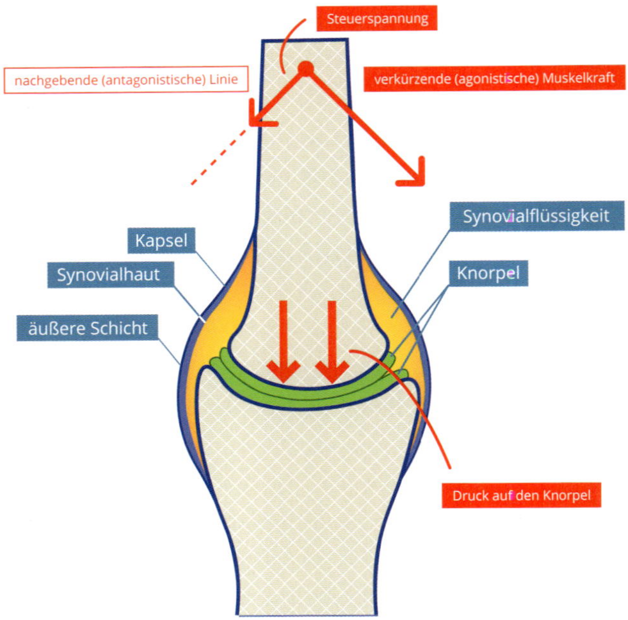

Die antagonistische Kraft ist jetzt deutlich größer als die Steuerspannung und deswegen nehmen die Druckkräfte auf die Knorpel zu. Der mechanische Verschleiß wird größer.

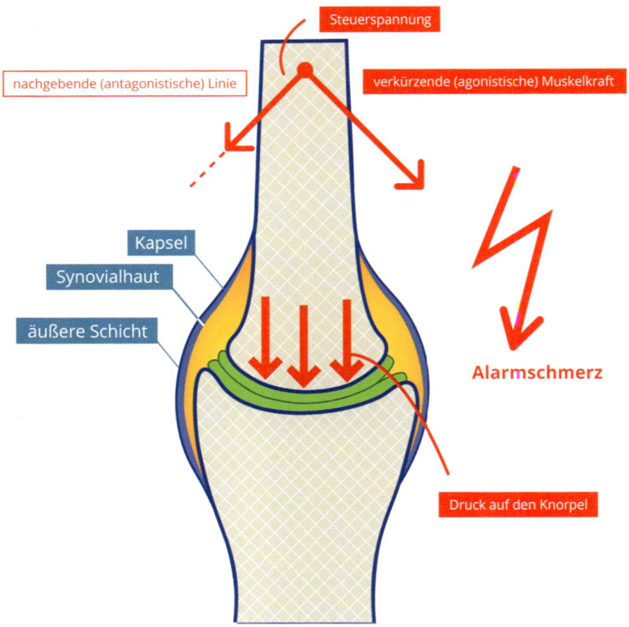

Werden die Druckkräfte auf den Knorpel so groß, dass der Verschleiß so hoch wird, dass die permanenten Reparaturprozesse nicht mehr ausreichen, stoppt der Körper die schädigende Bewegung durch einen vom Gehirn projizierten Alarmschmerz.

tor einen zu niedrigen Ölstand. Die Ölkontrollleuchte geht an. Sie zeigt an, dass es zu schweren Schäden am Motor kommen kann, wenn Sie weiterfahren. Das ist auch die Botschaft des Alarmschmerzes: Bewege dich nicht in dem Bereich, wo es schmerzt, sonst können deine Gelenke geschädigt werden.

Wird die Bewegung, die Schmerzen auslöst, vermieden, ist das Problem kurzfristig gesehen gelöst. In Wirklichkeit entsteht aber ein Negativkreislauf. Das ohnehin schon eingeschränkte Bewegungsrepertoire wird durch den Alarmschmerz noch weiter verkleinert. Ebenso ist es keine langfristige Lösung, dass wir nur mit dem Wagen anhalten, wenn die Ölkontrollleuchte angeht. Wir müssen das Problem lösen und Öl nachfüllen.

Der Überlastungsschmerz, ein Sonderfall des Alarmschmerzes

Der Alarmschmerz wird immer dann ausgelöst, wenn der zusammenziehende Muskel (Agonist) aktiviert wird, um eine Bewegung auszulösen. Es gibt auch Situationen, in denen der Agonist in einer bestimmten Position so stark gegen den Zug verkürzter Faszien arbeiten muss, dass er vor Überlastung beginnt zu brennen. Dies nennen wir Überlastungsschmerz. Er tritt zum Beispiel im Bereich der Strecker der Wirbelsäule auf, wenn die Zugkraft der verkürzten Faszien an der Vorderseite unseres Körpers so groß ist, dass die Rückenstrecker völlig überfordert sind und deswegen brennende Schmerzen auslösen. Diese Schmerzen werden dann irrtümlich für das Resultat der Wirbelsäulenarthrose gehalten. Die Wirbelsäulenarthrose tritt aber lediglich gleichzeitig mit den Schmerzen auf, sie ist nicht kausal mit ihnen verknüpft.

Wie der Alarmschmerz ist auch der Überlastungsschmerz ein rein muskulär-faszial ausgelöster Schmerz. Er kann wie der Alarmschmerz einfach dadurch »abgestellt« werden, indem die zu hohen Spannungen der Muskeln und Faszien auf das Normalmaß gemindert werden. Denn diese verursachen den Schmerz. Da der Überlastungsschmerz letztlich die gleiche Aufgabe hat wie der Alarmschmerz – die Gelenke zu schützen – und auch auf gleiche Weise therapiert wird, ordnen wir ihn dem Alarmschmerz zu.

Die »Sackgasse der Bewegungsevolution« – immer mehr Arthrose und Schmerzen

Wir möchten an dieser Stelle nicht weiter ins Detail gehen. Nur so viel: Dass wir unsere Gelenkwinkel viel weniger nutzen, als genetisch vorgesehen, hat die Evolution noch nicht mal ansatzweise ausgleichen können. Die Menschen haben sich noch nicht daran anpassen können.

Was passiert nun? Hört man auf den Alarmschmerz und ändert nichts an seinem Bewegungsprofil, dann wird es immer schlimmer. Die faszialen Verfilzungen nehmen zu, die antagonistischen Widerstände werden immer größer. Dadurch nehmen die Druckkräfte auf die Gelenkknorpel entsprechend zu. Der Alarmschmerz wird immer peinigender.

Die Knorpel in den meisten unserer Gelenke sind sowieso schon unterernährt. Warum? Weil wir unsere Gelenkwinkel nur zu 5 bis 10 Prozent benutzen. Das heißt, einige Bereiche der Knorpelfläche werden immer wieder belastet, andere gar nicht. Für die Ernährung der Knorpel ist es aber wichtig, dass sie auf der gesamten Fläche immer wieder be- und entlastet werden. Daher verhungern die nicht genutzten Bereiche, die anderen werden zu stark belastet und verschleißen über das Normalmaß. Nun schränkt der Alarmschmerz, der vor dem Knorpelverschleiß warnen soll, die ohnehin schon viel zu wenigen Bereiche, die wir nutzen, noch einmal mehr ein. Die Situation spitzt sich zu. Im Grunde geht es dem Knorpel wie uns Menschen. Werden wir nicht ausreichend ernährt, nehmen wir immer mehr ab. Hält dies zu lange an, gibt es uns irgendwann nicht mehr – wir sterben.

Die Aufgabe entzündlicher Prozesse: Verletzungen reparieren

Diese Sackgasse bietet kein Entkommen. Bewegt der Betroffene sich trotz der Schmerzen weiter, dann passiert genau das, wovor die Schmerzen warnen: Die Knorpel reiben mit so viel Überdruck aneinander, dass der Gleitfilm abreißt und Verschleiß einsetzt. Entzündliche Prozesse kommen in Gang, da der Körper den Verschleiß reparieren möchte. Die meisten Patienten und auch Fachleute sehen diese Entzündungen als etwas, was gestoppt werden müsste, doch im Grunde sind sie etwas Positives. Denn mit ihnen versucht der Körper, den Verschleiß zu regenerieren. Es wird Wasser eingelagert, damit die Reparaturstoffe besser zur zerstörten Struktur gelangen und die Abfallstoffe wegtransportiert werden können. Das Gelenk wird durch die Flüssigkeit immobilisiert, damit es geschont wird.

Das Problem bei der Arthrose ist nur, dass die Verletzung des Knorpels nicht einmalig ist. Denn sie wird ja dauerhaft weitergetrieben. Die Reparaturarbeiten können also nicht irgendwann abgeschlossen werden, wie das nach einer einmaligen Verletzung der Fall ist. Die Betroffenen haben sich unwissentlich eine »Dauerverletzung« antrainiert, auf die der Körper genetisch nicht eingestellt ist. Also kann er die entzündlichen, reparierenden Prozesse nicht beenden, es entsteht eine dauerhafte, eine chronische Entzündung, eine »Dauerreparatur«. Deshalb versucht man in den herkömmlichen Therapien, diese chronische Entzündung zu stoppen. Die Natur, die Genetik hat schlichtweg nicht vorgesehen, dass wir »eingebaute« Bewegungswinkel nicht nutzen: In den Körper eingebaut ist nur, was wir benutzen sollen, sonst wäre es nicht eingebaut.

Arthrose und Schmerzen sind nicht fest aneinander gekoppelt

Zum Schluss dieses Kapitels nun der Punkt, der am schwersten zu verdauen ist. Der Schmerz des Gelenks, der vom Gehirn projiziert wird, um eine bestimmte Gelenkposition oder Bewegung zu verhindern, hat, ebenso wie ein Überlastungsschmerz, nichts mit dem Zustand und dem Verschleiß des Knorpels zu tun.

Diese Schmerzen werden durch die zu hohen Zugspannungen der Muskeln und der Faszien ausgelöst, es sind also rein funktionelle Schmerzen. Er ist in den allermeisten Fällen unabhängig vom Zustand der Struktur, also der Arthrose. Dies gilt für die Verschleißstadien, in denen noch Restknorpel vorhanden ist, selbst wenn schon auf 80 Prozent der Fläche Knochen auf Knochen »laufen«.

Selbst eine Arthrose vierten Grades, bei der Knochen auf Knochen schaben, hat also in den allermeisten Fällen nichts mit den Schmerzen zu tun, die im oder rund um das Gelenk zu spüren sind. Dies ist so schwer zu glauben, dass wir völlig verstehen können, wenn Sie sich zunächst weigern. Auch wir haben lange gebraucht, bis wir diese Tatsache akzeptieren konnten. Obwohl der Lernprozess für uns leichter war, da wir diese Fälle dauernd persönlich erlebten. Wir senkten mit unserer Therapie die Spannungen und sahen das Ergebnis. Und wenn man das, was eigentlich gar nicht sein kann, immer wieder erlebt, dann weiß man irgendwann, dass es so ist. Vielleicht nicht immer, aber meistens. Auch wenn der Kopf, der Verstand, die Logik sich dagegen wehren und sagen: Da reibt doch Knochen auf Knochen, und Knochen haben Schmerzrezeptoren, das muss doch wehtun. Wir können Ihnen zum heutigen Zeitpunkt noch keine schlüssige Erklärung dafür liefern, warum die Schmerzen selbst in diesen extremen Fällen meist nicht vom geschädigten Knochen verursacht werden.

Es ist kaum zu glauben, doch die abgenutzten Knorpel verursachen keine Schmerzen.

Wie immer bestätigen seltene Ausnahmen die Regel

Natürlich gibt es wie immer Ausnahmen von dieser Regel, und zwar bei ausartendem Verschleiß. Es gibt Fälle, in denen sich das Gelenk so verändert hat, sich so viele Knochenauswucherungen gebildet haben, so viel zerstört wurde, dass mechanische Blockierungen entstehen. In diesen Endstadien kann es natürlich sein, dass ein Rückbau einfach nicht mehr möglich ist. Oder er würde so lange dauern und der Aufwand wäre so groß, dass die Alternative des künstlichen Gelenks sehr verlockend, eventuell sogar empfehlenswert ist. Spätestens bei eingebrochener Hüftpfanne ist es ein Segen, dass die Betroffenen durch ein künstliches Gelenk vor dem Rollstuhl bewahrt werden können.

Bitte verwechseln Sie solche knöchernen Blockierungen in bestimmten Winkeln nicht mit dem häufig benutzten Begriff der blockierten Gelenke. Letztere sind meist muskulär-faszial »gesperrt«. Das Gewebe gibt schlichtweg nicht mehr nach, und deswegen entsteht eine Blockade, die eine Bewegung, die normalerweise möglich ist, nicht mehr zulässt. Diese Blockaden sind relativ rasch zu mindern oder sogar aufzulösen, eben weil nicht die Knochenstruktur des Gelenks im Weg steht.

Wenn aber knöcherne Blockierungen eine Bewegung nicht zulassen, dauert es länger oder sogar sehr lange, sie zu beseitigen. In solchen extremen Situationen steigen viele Patienten aus und gehen den leichteren Weg des künstlichen Gelenkersatzes. Was natürlich nachvollziehbar ist. In solchen Fällen appellieren wir trotzdem an Sie, es mit unserer Therapie auf jeden Fall vorher zu probieren.

Patienten in solchen Situationen sollten sich zumindest einmal mit unserer Therapie behandeln lassen. Je nach Intensität der Schmerzreduzierung hat man dadurch eine gute Einschätzung, wie groß der Aufwand für die gesamte Behandlung wäre. Denn wenn die Schmerzen trotz der Knochenveränderungen gut reduziert werden können, hat der Patient keinen Leidensdruck und kann sich Zeit für den Umbau lassen.

Das Undenkbare von gestern ist die Wahrheit von heute

Lassen wir das einfach mal so stehen. Wir wissen aus Erfahrung, dass Sie als Leser das zunächst nicht glauben können, solange Sie es nicht selbst erlebt haben. Als Patient müssen Sie die persönliche Erfahrung machen, die Übungen anwenden und dann das Ergebnis spüren. Oder wenn Sie sich mit Ihrer Arthrose solche Übungen nicht zutrauen, lassen Sie sich zumindest einmal von einem nach Liebscher & Bracht ausgebildeten Therapeuten mit der von uns entwickelten Osteopressur behandeln. Als Arzt oder Therapeut werden Sie es erst dann wirklich nachvollziehen können, wenn Sie unsere Ausbildung absolviert haben, danach die Osteopressur bei Patienten mit Arthrose anwenden und dann einige Male erlebt haben, dass es tatsächlich funktioniert.

Wie schon gesagt: Uns ging es auch nicht anders als Ihnen. Wir mussten uns auch erst an diese neue Realität gewöhnen. Wir hatten nur den riesigen Vorteil, dass wir die positiven Ergebnisse unserer Therapie immer wieder vor Augen hatten, auch wenn es ausweglos schien.

Indirekte Ursachen für Arthrose und Schmerzen

Neben den beschriebenen biomechanischen Einflüssen der Bewegung – oder besser gesagt der fehlenden Bewegung – gibt es noch andere, von uns so genannte indirekte Ursachen für die Entstehung von Schmerzen. Sie spielen für die akute Schmerztherapie meist keine große Rolle, da die Muskeln und Faszien der mächtigste Wirkungshebel sind. Diese anderen Ursachen sind aber unterschwellig immer mehr oder weniger da und können einen verstärkenden Einfluss auf die Entstehung von Schmerzen und Arthrose haben.

Letztlich gibt es fast unendlich viele indirekte Ursachen und Einflüsse. Um sie systematisch betrachten zu können, haben wir sie in drei Gruppen eingeteilt.

1 *Ernährung:* Hierzu zählen wir alles, was durch die Nahrung, also Essen und Trinken, in den Körper gelangt.
2 *Psychische Ursachen*: Hier finden sich alle Einflüsse, die zunächst auf die geistige Ebene wirken. Also Stimmungen, Erlebnisse, auch schlimmste Erlebnisse wie Traumen. Die seelischen Einflüsse haben wir ebenfalls dieser Gruppe zugeordnet.
3 *Umfeldeinflüsse:* Dazu zählen wir Einflüsse wie Strahlungen oder energetische Felder aller Art, aber auch chemische Stoffe, denen wir in unserem Alltag immer und überall ausgesetzt sind.

Die wichtigsten Ernährungseinflüsse

Wahrscheinlich können Sie es sich schon denken. Die Ernährung, die gemeinhin als ungesund gilt, ist meist auch die, welche die größten Spannungserhöhungen zur Folge hat. Und damit Schmerzen und Arthrose verstärkt. Je mehr Ihre Ernährung tierische Eiweiße, Weizen und Zucker enthält, je mehr sie durch Kochen, Mikrowelle und industrielle Verarbeitungsmethoden verändert wurde, je mehr Konservierungs-, Farb-, Geschmacks- und Düngemittel sie enthält, desto ungeeigneter ist sie für uns Menschen. Natürlich ist es ausschlaggebend, in welcher Menge etwas verzehrt wird, denn »die Dosis macht das Gift«.

Ungeeignete Lebensmittel

Vor allem bei den tierischen Eiweißen müssen Sie genau hinschauen. Fleisch in Form von Rind, Schwein, Lamm, aber auch Geflügel und natürlich die Produkte daraus wie Wurst sind kritisch zu sehen. Auch die Milch und deren Produkte wie Käse, Quark oder Joghurt.

Bei den Kohlenhydraten sind Teigwaren aus weißem Mehl zu vermeiden, weißer Zucker und vor allem Softdrinks, die den Zuckerstoffwechsel massiv belasten. Aus der Faszienforschung weiß man, dass durch Zucker unsere Faszien regelrecht karamellisieren. Er macht sie unnachgiebig und spröde. Sie geben nicht mehr so elastisch nach und werden reißanfällig.

Sogenannte Genussmittel wie Tabak und Alkohol gehören natürlich auch zu den negativen Einflüssen, da es sich um Zellgifte handelt, auf die der Körper entsprechend mit Abwehrspannung reagiert.

Neben der Auswahl der Nahrungsmittel spielt es eine große Rolle, wie sie miteinander kombiniert werden. Am meisten belastet es den Körper, wenn Sie alles zusammen essen und in einer Mahlzeit Eiweiße (Fleisch, Käse), Kohlenhydrate (Kartoffeln, Brot) sowie Fette (Butter, Schmalz, Sahne) mischen. Am deutlichsten reagieren Sie natürlich, wenn Nahrungsmittelunverträglichkeiten oder gar Allergien vorliegen.

Zusatzstoffe in Lebensmitteln

Die Lebensmittelindustrie verwendet zahlreiche Zusatzstoffe, die den Lebensmitteln aus den unterschiedlichsten Gründen beigemengt werden: Konservierungsstoffe, Farbstoffe, Emulgatoren, Geschmacksverstärker und chemische Ersatzstoffe. Bis 1974 hießen sie offiziell »fremde Stoffe«. Und genau das ist das Problem. Zu den Stoffen, die der Körper genetisch kennt, kommen nun solche, die er nicht kennt. Doch alles, was der Körper nicht kennt, ist für ihn eine Bedrohung. Er kann es nicht einschätzen, nimmt vielleicht noch nicht einmal diese unbekannten Stoffe selbst wahr, sondern merkt nur, dass etwas nicht stimmt, dass sich biochemische Abläufe ändern, dass irgend-

Die indirekten Ursachen für Arthrose und Schmerzen haben wir in drei Gruppen eingeteilt: Ernährung, psychische Ursachen und Einflüsse des Umfelds.

etwas passiert, das er nicht einschätzen kann. Darauf reagiert er mit Stress und Anspannung. Diese wiederum verstärkt Schmerz und Arthrose.

Ein individueller Ernährungstest bringt Klarheit

Da wir alle unterschiedlich auf Nahrungsmittel und Zusatzstoffe reagieren, empfehlen wir Ihnen Folgendes. Testen Sie individuell bei sich, auf welche Nahrungsmittel Sie wie intensiv mit dem Kampf-oder-Flucht-Reflex reagieren. Besorgen Sie sich dazu einfach eine Puls-Armbanduhr. Beobachten Sie einige Tage, wie sich Ihr Puls in verschiedenen Situationen (Arbeit, Sport, Freizeit) verhält, und testen Sie dann Ihre Reaktion auf bestimmte Nahrungsmittel oder Kombinationen daraus. Wenn sich der Ruhepuls erhöht, ist das ein Signal, dass Ihr Körper mit Abwehr, also Spannungserhöhung, reagiert. Das kostet zwar etwas Zeit, aber es lohnt sich. Denn dann haben Sie Gewissheit, was Ihnen selbst gut tut oder eben nicht.

Eine weitere Möglichkeit besteht darin, sich auf Nahrungsmittelunverträglichkeiten testen zu lassen. Petra verwendet in ihrer Praxis einen Bluttest, mit dem die Verträglichkeit von etwa 180 Nahrungsmitteln überprüft werden kann. Im Kapitel »Setzen Sie Ihre Ernährung gezielt gegen Schmerzen und Arthrose ein« werden wir Ihnen einige Ernährungsrichtlinien vorstellen, die für alle dazu geeignet sind, möglichst entspannt und damit möglichst frei von Schmerzen und Arthrose zu bleiben.

Die wichtigsten psychischen Einflüsse

Die wichtigste psychische Ursache für Schmerzen und Arthrose ist natürlich der Stress. Stress wegen Überlastung und Überforderung, wegen Ärger, wegen zu vielen Ablenkungen in Form von Fernsehen, Smartphone oder sonstigen Annehmlichkeiten des Informationszeitalters. Aber natürlich auch Ängste verschiedenster Art und ebenso Aggressionen gegen den Chef, die politische Situation oder gesellschaftliche Ungerechtigkeiten. Nicht zu vergessen das immer mehr um sich greifende Mobbing.

Schon an der Körperhaltung ist erkennbar, welche intensiven muskulär-faszialen Spannungen sich im Körper ausbreiten, wenn wir unter Stress stehen oder aggressiv sind. Die Schultern werden hochgezogen, der Kopf wird nach vorn genommen, die Spannung im gesamten Schultergürtel steigt, damit wir kampfbereit sind. In der Regel können wir uns nicht laut schreiend zur Wehr setzen oder wegrennen, um diese Spannungen körperlich zu nutzen und abzubauen. Stattdessen werden die Spannungen unterdrückt, der Druck im Kessel steigt immer mehr.

Weitere psychische Einflüsse, die das Schmerzgeschehen beeinflussen, sind Traumen aufgrund schlimmer Ereignisse, Verluste, Krankheiten oder Trennungen. Diese starken seelischen Erschütterungen belasten auch den Körper massiv.

Stress lässt die Faszien erstarren

Neben dieser erhöhten Spannung der Muskelfasern hat Stress einen weiteren Effekt, dessen Entdeckung wir der Faszienforschung zu verdanken haben. Bei Stress werden die Fibroblasten, die ununterbrochen an unserem Fasziennetz arbeiten, überaktiv und spinnen besonders dichte Netzwerke. Leider bleiben diese dicken, unnachgiebigen Netze bestehen, wenn der Stress wieder abgeklungen ist. Das hat natürlich gravierende Folgen, denn Sie können sich vorstellen, was das für unser Spannungsgefüge bedeutet, wenn sich durch den Stress nicht nur die Muskelspannung erhöht, sondern zudem die Faszie nachhaltig unflexibler wird.

Die Psyche »schiebt« negative Emotionen in den Körper

Gleichzeitig mit dem psychischen Druck, der sich bei negativen Emotionen aufbaut, erhöht sich auch die Spannung der muskulär-faszialen Strukturen. Bei traumatischen Erlebnissen wird der Zusammenhang besonders deutlich. Das Ereignis, das vom Wachbewusstsein im Alltag nicht ertragen werden kann, wird von der Psyche in den Körper geschoben und dort in Form von Anspannungen bestimmter Muskelfaserbereiche zwischengelagert. Die Energie des Traumas bleibt so erhalten, der Betroffene ist aber mental frei von den schlimmen Ereignissen und kann seinen Alltag bewältigen.

Leider ist es heute so, dass sich in den Menschen immer mehr solcher Psychomüll ablagert und die meisten irgendwann von uns gehen, ohne ihn jemals wieder losgeworden zu sein. Interessanterweise liegt auch das an unseren stark eingeschränkten Bewegungswinkeln. Denn würden wir uns regelmäßig vollständig bewegen, dann würden wir an diesen abgelagerten Spannungszuständen physikalisch, also mechanisch, »ziehen«. Der Körper könnte dann den Anteil der Spannungen loslassen, die das Wachbewusstsein zu diesem Zeitpunkt ertragen kann. Sie würden noch einmal durchlebt und wären dann weg, gelöscht, bereinigt. Da wir aber wegen der nur minimalen Nutzung unserer eigentlich möglichen Bewegungswinkel nicht an diese psychischen Ablagerungen »herankommen«, bleiben sie bestehen, wenn sie nicht anders entsorgt werden.

Die intensive Nutzung der Bewegungsmöglichkeiten baut abgelagerten »Psychomüll« nahezu vollständig ab.

Auch bei depressiven Zuständen spielen diese Zusammenhänge eine tragende Rolle. Ein starkes Indiz dafür ist die Tatsache, dass Depressive so gut wie immer Schmerzen haben.

Die wichtigsten Umfeldeinflüsse

Wo wollen wir anfangen? Es gibt unendlich viele Einflüsse der Umwelt, die Arthrose und Schmerzen verstärken, und es ist schwer einzuschätzen, welche die schlimmsten für uns sind.

Fangen wir mit dem Elektrosmog an. Dazu rechnen wir auch die Strahlungsfelder der Handymasten, der schnurlosen Telefone und der drahtlosen Netzwerke (WLAN). Es ufert immer mehr aus. Die Lautsprecher der Musikanlage funktionieren heute kabellos über Bluetooth, das Babyphone steht neben dem Kopf des Säuglings und sendet Strahlung aus, mit dem Laptop oder dem Smartphone hat man in größeren Städten überall Zugang zu mehreren Funknetzwerken, viele tragen den Lautsprecher und das Mikro ihres Smartphones den ganzen Tag am Ohr. Um gleich zu Beginn bei diesem Thema klare Worte zu sprechen: Wer heute noch der Meinung ist, das alles sei unwissenschaftlicher Blödsinn, ist entweder schlecht informiert oder naiv.

Dann die chemischen Stoffe, die uns überall umgeben. In den Bodenbelägen, in den Wandfarben, in den Möbeln, in der Kleidung, im neuen Auto, in den Kosmetikprodukten. Hunderttausende von neuen Stoffen wurden und werden entwickelt. Ein Ende ist nicht abzusehen.

Alle diese Einflüsse alarmieren unseren Körper. Er kennt sie nicht, ist genetisch nicht auf sie eingerichtet. Also nimmt er eine Gefahr wahr, kann sie aber nicht einordnen, weil er sie nicht identifizieren kann. Darauf reagiert er mit Stress, mit Anspannung. Das wiederum erhöht die Schmerzen und den Verschleiß. Irgendwann richtet er sich gegen sich selbst. Das Immunsystem greift die eignenen Zellen an. So könnten Autoimmunerkrankungen entstehen.

Der Schmerzsee – ein Überblick über das Schmerzgeschehen

Obwohl die indirekten Ursachen sehr unterschiedlich sind, haben sie einen gemeinsamen Nenner. Es gibt eine Ebene, die sich kausal immer auf Schmerzen und Arthrose auswirkt. Und das 24 Stunden an jedem Tag. Wann immer wir Menschen etwas ausgesetzt sind, das uns bedroht, das uns schadet, wobei wir uns nicht wohl fühlen, dem wir entgehen wollen, reagiert unser Körper. Er reagiert mit einem uralten Reflex, der bewusst, aber auch unbewusst ablaufen kann: mit dem Kampf-oder-Flucht-Reflex. Bei jeder potenziellen Bedrohung erhöhen sich der Puls und die Spannung der Muskeln.

Bei unserer Untersuchung steht natürlich diese Erhöhung der Muskelspannung im Vordergrund. Denn sie baut die Brücke von den indirekten Einflüssen zu den direkten biomechanischen Einflüssen, die wir im ersten Teil des Kapitels beschrieben haben. Um diese Zusammenhänge leichter nachvollziehbar zu machen, haben wir das Bild des »Schmerzsees« entwickelt.

Der Körper reagiert auf Bedrohung jeglicher Art mit Stress und Anspannung. Wird dies zum Dauerzustand, ist irgendwann die Schmerzgrenze erreicht.

Warum die Gelenkkugeln im Schmerzsee nach oben steigen

In dem Schmerzsee schweben alle Gelenke, die wir haben, als Gelenkkugeln. Betrachten wir die Gelenkkugel des Knies etwas genauer.

Ist das Kniegelenk von gesunden muskulär-faszialen Spannungszuständen umgeben, befindet sich diese Gelenkkugel am Grund des Sees (Position 1). Das Gelenk funktioniert optimal, geringer Verschleiß wird schnell repariert. Dieses Gelenk hält ein ganzes Leben lang, ohne Schmerzen oder Arthrose zu entwickeln.

Wegen des heute üblichen eingeschränkten Bewegungsprofils steigt das Gelenk bei zunehmender Spannung jedoch immer höher (Position 2). Je höher es steigt, umso »schwergängiger« wird es, umso größer wird der Verschleiß. Der betroffene Mensch nimmt diesen Prozess meist nicht wahr, da die Spannungen unmerklich Tag für Tag nur ein kleines bisschen ansteigen. Man gewöhnt sich daran, dass die Gelenke immer schwergängiger werden, und fühlt sich normal.

Irgendwann befindet sich die Gelenkkugel dann in der Nähe der Schmerzgrenze (Position 3). Die »Handbremsen« sind mittlerweile so stark angezogen, dass man es zwar nicht fühlt, aber immer wieder feststellt, dass Positionen, die früher leicht einzunehmen waren, plötzlich nicht mehr möglich sind. Das führt man dann halt auf das Alter zurück, denn diese Prozesse entwickeln sich meist über Jahrzehnte.

Irgendwann durchbricht das Kniegelenk die Wasseroberfläche, die Schmerzgrenze (Position 4). Das ist der Moment, in dem die entsprechenden Rezeptoren dem Gehirn melden, dass der Verschleiß jetzt so intensiv ist, dass der Abrieb nicht mehr regeneriert werden kann. Die Abnutzung des Knorpels ist jetzt so groß, dass der Körper mit der Regeneration einfach nicht mehr nachkommt. Er reagiert mit Alarmschmerz, um zu großen Verschleiß zu verhindern.

Die indirekten Ursachen wirken auf alle Gelenke gleichzeitig

Alle Gelenke, die wir besitzen, haben eine bestimmte Position im Schmerzsee. Leider befinden sich viele von ihnen durch unsere eingeschränkten Bewegungswinkel nicht weit entfernt

Dieser Schmerzsee mit seinem Boden und seiner Wasserlinie bietet uns den Raum, die Spannungs- und Schmerzvorgänge, die sich in den Gelenken des Körpers abspielen, optisch zu beschreiben. Am Boden sind die Gelenke von gesunden und funktionsfähigen Muskeln und Faszien umgeben. An der Schmerzgrenze sind deren Spannungen so hoch, dass der Körper Alarmschmerzen schalten muss, um sich zu schützen.

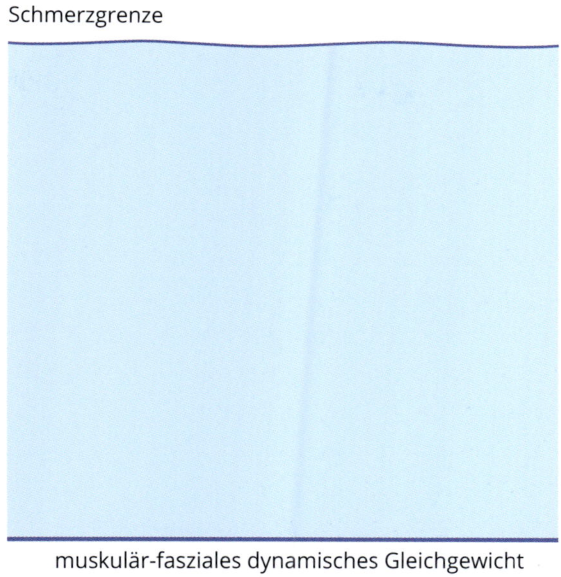

Die verschiedenen Positionen des Kniegelenks im Schmerzsee gemäß den jeweiligen Spannungserhöhungen. Je höher die Gelenkkugel steigt, desto höher sind die Spannungen der Muskeln und Faszien rund ums Knie.

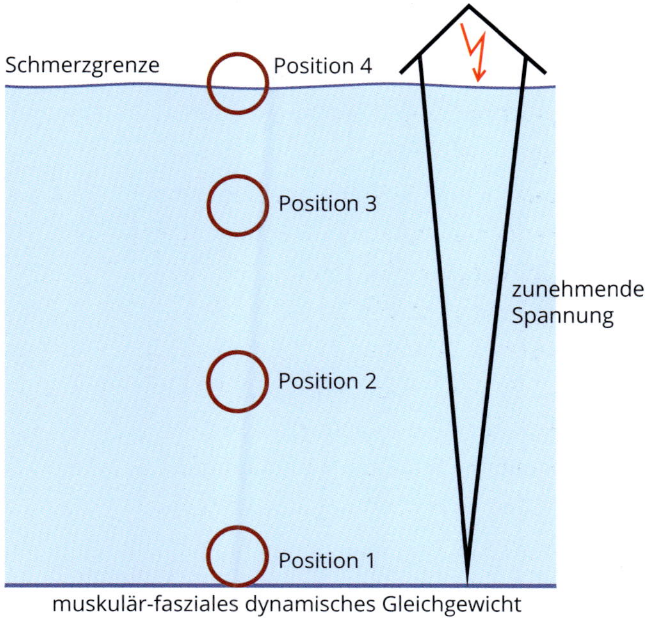

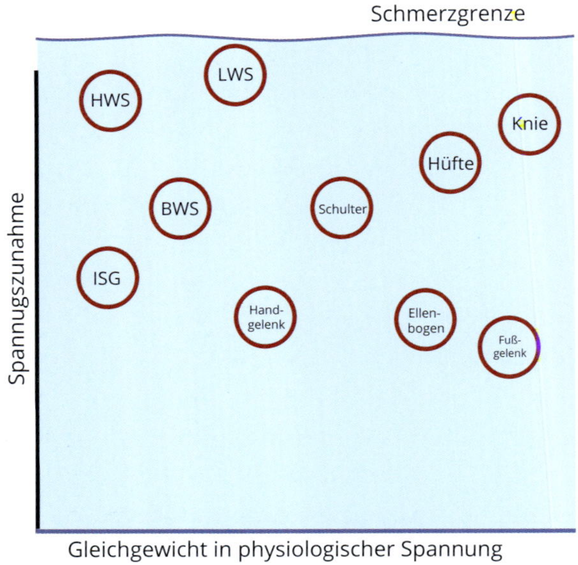

Diese Verteilung der unterschiedlichen Gelenkkugeln im Schmerzsee entspricht in etwa der durchschnittlichen Realität, die im Körper des Menschen zu finden ist. Lenden- und Halswirbelsäule, sowie Knie und Hüfte sind von den größten Spannungen umgeben.

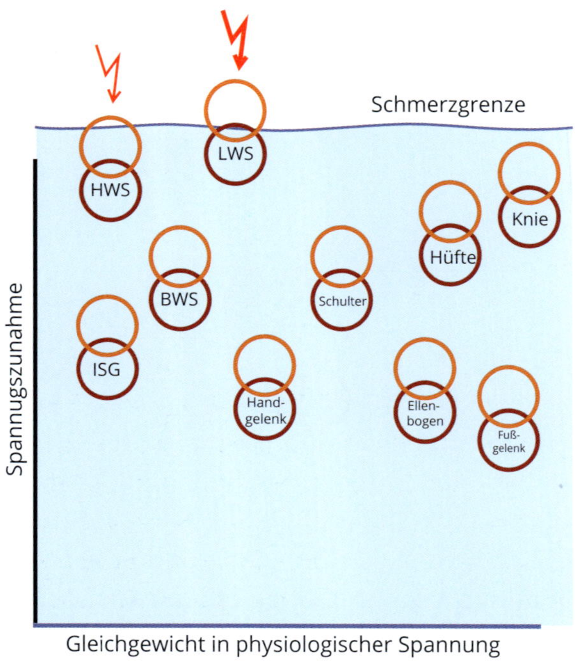

Wirkt ein spannungserhöhender Einfluss der indirekten Faktoren, steigen sämtliche Gelenkkugeln im Körper gleichermaßen höher. Da die LWS und HWS am dichtesten an der Schmerzgrenze waren, werden ein Rücken- und ein Nackenschmerz aktiviert. Letzterer ist geringer, der Rückenschmerz wesentlich größer.

von der Schmerzgrenze. Dies trifft vor allem für die Lendenwirbelsäule (LWS), die Halswirbelsäule (BWS), das Knie und die Hüfte zu.

Wenn wir einem der drei indirekten Einflüsse ausgesetzt sind, werden wir mit einem Anstieg der muskulär-faszialen Spannung reagieren. Das bedeutet, dass unsere Gelenkkugeln ein Stück nach oben gehen, und zwar alle gleich viel. Dies ist der Unterschied zwischen den indirekten und den direkten Ursachen: Direkte Ursachen wirken sich meist nur in einem Teilbereich unseres Körpers aus, bei den indirekten Ursachen sind alle Gelenke und sogar der ganze Körper gleichermaßen betroffen.

Die Gelenkkugeln, die am dichtesten an der Schmerzgrenze sind – Lendenwirbelsäule und Halswirbelsäule –, werden diese Grenze durchbrechen und einen mehr oder weniger intensiven Schmerz auslösen. Zum Beispiel bekommt der Betroffene Kopfschmerzen und Rückenschmerzen. Dabei ist es völlig gleichgültig, ob der Grund für die höhere Spannung ungeeignete Nahrung, Stress bei der Arbeit oder ein Wetterwechsel war.

Wir sehen also, dass sich letztlich jeder Einfluss auf den Schmerzzustand und damit auch auf den Verschleißprozess der Arthrose auswirken kann. Denn die Spannungserhöhung, die den Schmerz verstärkt, erhöht auch den Druck im Gelenk und fördert damit die Arthrose.

Stress, Übersäuerung, Spannungserhöhungen, Entzündungen – eine Negativspirale

Immer wenn im Körper Dinge passieren, die den genetisch geplanten ordentlichen Ablauf der Stoffwechselprozesse stören, kommt es zu Spannungserhöhungen, Stress und Übersäuerung. Das ist der Nährboden für Entzündungen.

Eine Entzündung »entzündet« immer einen Heilungsprozess. Bei der Arthrose löst der Knorpelverschleiß Reparaturvorgänge aus, wobei die Gelenkinnenhaut sich entzündet, um alle Materialien bereitzustellen, damit der Knorpel sich wieder regenerieren kann. Aber der genetisch nicht geplante Dauerverschleiß des Knorpels bewirkt, dass die Reparaturvorgänge nicht abgeschlossen werden können. Das dicke Knie wird in der herkömmlichen Medizin oft wiederholt abgesaugt, weil nicht hinterfragt wird, warum sich Flüssigkeit ansammelt. Es gibt sogar Therapien, bei denen die Gelenkinnenhaut mit radioaktiven Stoffen so stark zerstört wird, dass sie keine Gelenkflüssigkeit mehr produzieren kann. Das Gelenk wird dazu nicht mehr »geschmiert«, und der Knorpel wird nicht mehr ernährt.

Wir unterscheiden hierbei Entzündungen, die »körperintern« entstehen, von Entzündungen, die von außen durch Viren oder Bakterien eingebracht wurden. Bei Letzteren kann es natürlich notwendig sein, sie durch Medikamente oder andere Eingriffe von außen zu stoppen, indem man dem Immunsystem hilft, mit den eingedrungenen Verursachern (Viren, Bakterien) fertigzuwerden.

Die »körperintern« durch Überbelastung entstehenden Entzündungen werden häufig missverstanden. Obwohl es in der Medizin bekannt ist, dass Entzündungen immer dafür da sind, die Integrität des Körpers zu erhalten oder wieder herzustellen, werden sie oft bekämpft. Dies ist natürlich keine hilfreiche Vorgehensweise. Denn der Reparaturprozess, der sowieso nicht zum Ende kommt, weil der Verschleiß permanent weitergeht, wird jetzt noch mit Gewalt abgestellt. Das erinnert uns an den Schmerz, der ebenfalls oft missverstanden wird. Man vertritt durchaus die Meinung, dass er eine Funktion hat, doch man denkt leider nicht konsequent weiter. Deswegen wird auch der Schmerz zumeist bekämpft, als sei er eine Krankheit, die abgestellt werden müsse. Ebenso wie die Entzündungen, die nicht enden wollen und scheinbar chronisch werden, sodass man sie für einen krankhaften Zustand hält.

Entzündliche Zustände im Körper durch die indirekten Einflüsse

Auch die indirekten Ursachen lösen überall im Körper entzündliche Zustände aus, also Zustände, die repariert werden müssen. Diese gehen noch weit über die »Reparaturentzündungen« des Knorpels, der Sehnen und anderer Strukturen unseres Bewegungsapparates hinaus, welche immer mit der direkten Ursache, der Bewegung, zu tun haben.

Wenn wir uns ungünstig ernähren, wenn wir zu wenig Nährstoffe, Vitamine, Mineralien, Spurenelemente oder sekundäre Pflanzenstoffe zu uns nehmen, wenn wir zu viele tierische Eiweiße, zu viel Zucker, zu viel industriell veränderte Nahrung zu uns nehmen, muss der Körper dies reparieren, ausgleichen und neutralisieren.

Wenn wir in dauernder Überforderung, mit Ängsten, unterdrückten Aggressionen leben, wenn wir Probleme in unseren Beziehungen haben, muss der Körper dies reparieren, ausgleichen und neutralisieren.

Wenn wir permanent mit Stoffen in Berührung kommen, die für uns giftig sind, wenn wir Elektrosmog am Schlafplatz, in unserer Wohnung oder am Arbeitsplatz ausgesetzt sind, wenn wir den ganzen Tag mit dem Mobiltelefon am Ohr telefonieren, permanent von WLAN bestrahlt werden, muss der Körper dies reparieren, ausgleichen und neutralisieren.

Dadurch entstehen überall im Körper »Reparaturbemühungen« in Form von Entzündungen. Diese Baustellen kommen zu den Überlastungsbaustellen des Bewegungssystems hinzu. Der Körper wird zunehmend überfordert. Wie soll er diese Aufgaben bewältigen? Könnte die sogenannte Fibromyalgie das Ergebnis solch einer Überforderung sein?

Entzündungen sind Heilungsprozesse. Durch Stress und falsche Ernährung werden diese Prozesse massiv behindert.

Wodurch werden Entzündungen beendet?

Beendet werden die entzündlichen Prozesse auf völlig natürliche Weise, wenn sie ihre Funktion erfüllt haben. Das heißt, wenn die Entgleisung des Stoffwechsels beseitigt oder die Struktur, die repariert werden muss, wieder in einem guten Zustand ist. Bei der Entzündung der Gelenkinnenhaut ist das der Fall, wenn der Verschleißprozess der Arthrose gestoppt ist und die noch ausstehende »Arbeit« der Regeneration getan ist. An dieser Stelle müssen wir realisieren, dass das Übermaß an tierischen Eiweißen über die Spannungserhöhungen der Muskelfasern hinaus auch für die Versorgung des Gelenks verheerende Auswirkungen haben kann. Die von Prof. Dr. Wendt erforschte Eiweißspeicherkrankheit kann sich in der Gelenkkapsel so auswirken, dass deren Innenhaut regelrecht verstopft. Nährstoffe können nicht mehr ausreichend hineindiffundieren, Abfallstoffe nur erschwert aus der Kapsel entfernt werden. Dies behindert natürlich massiv die Reparaturmaßnahmen am Knorpel.

Bei der Entzündung der Sehne ist das der Fall, wenn deren Überbelastung durch zu hohe Spannungen der Muskeln und Faszien normalisiert ist und sie wieder repariert ist. Und bei unseren indirekten Ursachen ist das der Fall, wenn der Körper den schädigenden Einflüssen nicht mehr ausgesetzt ist und er wieder wie genetisch vorgesehen funktionieren kann.

Immer dann, wenn wir solche Entzündungsvorgänge biochemisch oder auch biophysikalisch »mit Gewalt« beenden, stören wir den vom Körper initiierten Heilungs- oder Regenerationsprozess.

Sind Schmerzen und Entzündungen krankhafte Zustände?

Bei der Beurteilung und der Behandlung von Schmerzen und Entzündungen gibt es einige Parallelen. Obwohl sie von der herkömmlichen Medizin per Definition nicht als Krankheiten eingeschätzt werden, therapiert man sie, als wären sie solche. Dass Schmerzen ein Warnsignal sind, weiß eigentlich jeder. Warum werden sie dann unterdrückt? Dass Entzündungen Reaktionen des Körpers sind, um seine optimale Verfassung wieder herzustellen oder zu erhalten, ist eigentlich auch bekannt, vor allem den Heilberuflern. Warum werden Entzündungen dann unterdrückt und gewaltsam beendet? Eine Antwort darauf könnte sein, dass man in der herkömmlichen Medizin nicht weiß, wie man ihre Heilung unterstützen kann.

Wie funktioniert das Heilen von Schmerzen? Indem man die Ursachen beseitigt, das sind in den meisten Fällen die zu hohen muskulär-faszialen Spannungen. Dann stellt der Körper die Schmerzen selbst ab, er entscheidet, dass er sie nicht mehr benötigt, weil der Alarm nicht mehr gebraucht wird. Unterdrückt man die Schmerzen, bleibt die Ursache bestehen und wird immer wieder dafür sorgen, dass der Körper sich mit Schmerzen meldet. Als logische Folge tritt das ein, vor dem die Schmerzen warnen – Arthrose und anderer Verschleiß.

Wie funktioniert das Heilen von Entzündungen? Indem man die Ursachen beseitigt. Das sind in den meisten Fällen die Reparaturarbeiten am Verschleiß oder die Ausgleichsbemühungen, um den gestörten Stoffwechsel wieder in Gang zu bringen. Dann kann der Körper die Reparaturen abschließen, und die Entzündung ist auf natürliche Art und Weise beendet. Unterdrückt man die Entzündung, dann kann der Körper die Reparatur nicht abschließen und wird die Arbeiten bei nächster Gelegenheit wieder aufnehmen, also die Entzündung wieder aufflammen lassen.

Die Entstehung der Arthrose und die Umkehr der Verschleißprozesse

Am Anfang des Kapitels haben wir davon gesprochen, dass wir uns Arthrose und Schmerzen selbst antrainieren, aber auch wieder abtrainieren können. Lassen Sie uns dies zum Abschluss noch einmal zusammenfassen.

Die Negativspirale – Arthrose und Schmerzen entstehen

Die Kräfte um ein Gelenk herum werden immer größer, der Druck im Gelenk auf die Knorpel steigt an, die Bewegungswinkel nehmen ab, die genutzte Fläche wird immer kleiner. Auf diese immer kleinere genutzte Fläche wirken immer größere Kräfte, und diese verursachen mechanischen Verschleiß durch zu hohe Reibung. Sobald der Verschleiß so groß ist, dass die natürlichen Regenerationsvorgänge nicht mehr ausreichen, wird Alarmschmerz geschaltet. Gleichzeitig werden die Knorpel je nach Bauart des Gelenks nur noch gepresst, die Entspannungsphasen werden immer geringer oder entfallen ganz. Die Flächen, die gar keine Be- und Entlastung mehr haben, werden immer größer, der Knorpel bekommt keine Nährstoffe mehr, er verhungert. Gleichzeitig wird die Nährstoffversorgung

Schmerzen und Arthrose können nur reduziert und beseitigt werden, wenn die zu großen Spannungen beseitigt werden.

der umgebenden Gewebe immer schlechter. Der Stoffwechsel fährt herunter.

Während also die Knorpelflächen, die in den wenigen genutzten Winkeln den Druck übertragen, mechanisch überbeansprucht werden und deswegen abbauen, verhungern direkt daneben die nicht mehr genutzten Knorpelflächen.

Die Positivspirale – Arthrose und Schmerzen gehen zurück

Leiten wir Maßnahmen ein, die diesen Prozess herumdrehen, dann werden die Kräfte um das Gelenk herum immer kleiner und normalisieren sich auf das physiologische Maß. Der Druck auf die Knorpel reguliert sich. Der Verschleiß reduziert sich in Richtung physiologisches Maß. Die genutzten Winkel werden immer größer, damit wird auch die Fläche des genutzten Knorpels wieder größer. Die Flächen und der Knorpel werden wieder be- und entlastet und mit Nährstoffen versorgt, Abfallstoffe werden ausgespült. Sobald der Verschleiß auf das physiologische Maß reduziert ist, wird der Schmerz vom Gehirn »abgeschaltet«. Begleitend können sich die Stammzellen entfalten, aus den Vorläuferzellen kann wieder Knorpel aufgebaut werden.

Eine ganzheitliche Herangehensweise

Gehen wir nur über die Mechanik an das Problem heran, normalisieren also die Druckkräfte auf die Knorpel im Gelenk, werden wir den Schmerz reduzieren oder ganz beseitigen können. Denn wir bringen die überhöhte Spannung der Muskeln und Faszien sehr schnell unter die Schmerzgrenze. Bei der Regeneration des Knorpels werden wir aber länger brauchen, wenn durch eine ungünstige Ernährung die Nährstoffe nicht oder zu wenig vorhanden sind. Zwar ist eine optimierte Ernährung nicht zwingend notwendig, um die Regeneration des Knorpels in Gang zu setzen. Die Aufnahme qualitativ hochwertiger Nährstoffe sorgt aber dafür, dass die Regeneration in besserer Qualität und schneller ablaufen kann.

Die fehlende Bewegung zerstört uns

Seit vielen Jahren beobachten wir die stetige Zunahme von Schmerzzuständen am ganzen Körper – vor allem am Bewegungsapparat. Das so genannte multimodale Modell ist der heutige »Goldstandard«, um diese Volksseuche in den Griff zu bekommen. Orthopäden, Neurologen, Anästhesisten, Psycho-, Physio- und Ergotherapeuten sollen gemeinsam das erreichen, was die einzelnen Fachbereiche nicht leisten können. Damit soll der vermuteten Tatsache Rechnung getragen werden, Schmerzen seien so schwierig zu therapieren, weil sie so viele unterschiedliche Ursachen hätten.

Doch wie sieht das Ergebnis dieser Bemühungen aus? Bei seit Jahren immer weiter steigenden Zahlen von Schmerzleiden werden immer mehr und stärkere Schmerzmittel entwickelt und verschrieben. Operationen, um künstliche Gelenke und Wirbelsäulenversteifungen einzubauen, sind aus dem medizinischen Alltag gar nicht mehr wegzudenken. Für uns gipfelt diese besorgniserregende zunehmende Steigerung des Schmerzproblems darin, dass heute unglaubliche drei Viertel der Achtklässler an Kopfschmerzen und Migräne leiden. Diese Entwicklung zeigt, dass irgendetwas an unserer Lebensführung die Situation immer weiter verschlimmert.

Deswegen klären wir seit Jahren darüber auf, dass Schmerzen am ganzen Körper und vor allem am Bewegungsapparat sowie Arthrose, Bandscheibenleiden, Gelenkentzündungen, Parästhesien und Bewegungseinschränkungen in den mit Abstand meisten Fällen nur eine Ursache haben: Muskeln und Faszien, die aufgrund dessen, dass wir die Bewegungsmöglichkeiten (Winkel) unserer Gelenke und der Wirbelsäule immer weniger nutzen, zunehmend unnachgiebiger werden. So als hätten wir einen zu heiß gewaschenen Wollpullover an, leiden wir unter immer stärkeren Verspannungen und bauen immer höhere Verschleißkräfte auf. Diese führen zu Schmerzen, überlasten Gelenke und Wirbelsäule, lösen Entzündungen (Reparaturvorgänge) an Knochen und Sehnen aus und klemmen Nerven sowie Blut- und Lymphgefäße ab.

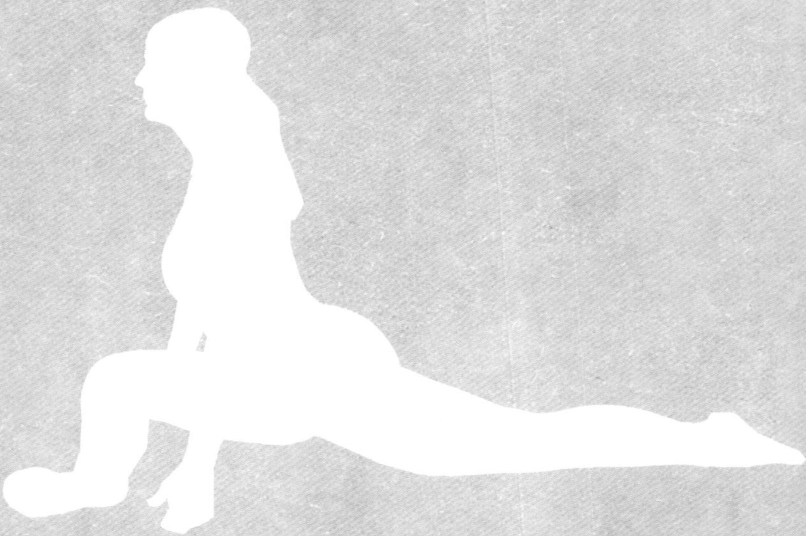

Die Ungereimtheiten lösen sich auf – Antworten auf die offenen Fragen

Welche Rolle spielt es für die Entstehung von Arthrose, wie oft wir ein Gelenk bewegen? Warum können Menschen Arthrose, aber keine Schmerzen haben? Oder warum haben sie umgekehrt Schmerzen, aber keine Arthrose oder sonstige Schädigung? Wie wirken sich hohe Belastungskräfte aus? Welche Rolle spielen Alter, Übergewicht und Gene wirklich bei der Entstehung von Arthrose? Wie können künstliche Gelenke schmerzen?

Wir greifen die Fragen und Ungereimtheiten aus dem vorletzten Kapitel nun wieder auf und beantworten sie aufgrund der Erkenntnisse, die wir im letzten Kapitel gewonnen haben. So können Sie mit Ihrem gesunden Menschenverstand die Logik nachvollziehen, die unserem Erklärungsmodell zugrunde liegt.

Wie wirkt sich Bewegung auf die Gelenke aus?

Als Erstes schauen wir, wie sich Bewegung auf unsere Gelenke auswirkt. Dabei unterscheiden wir zwischen häufiger Bewegung ohne zusätzliche Belastung und häufiger Bewegung mit hoher Belastung. In beiden Fällen kann es zu Arthrose kommen – muss es aber nicht.

Häufiges Bewegen ohne zusätzliche Belastung durch äußere Kräfte

Welche Folgen kann es für die Gelenke haben, wenn wir ohne besondere zusätzliche Gewichtsbelastung eine hohe »Laufleistung« haben? Dabei geht es natürlich um die Gelenke, die von dieser häufigen Bewegung wirklich betroffen sind. Das können Hüft-, Knie- oder Fußgelenke von Marathonläufern oder Ultralangläufern sein, die über 100 Kilometer am Stück laufen. Es können aber auch Einwinker am Flughafen sein, die den ganzen Tag ihre Schulter- und Armgelenke bewegen, oder Balletttänzer, die beim Tanzen ihren ganzen Körper einsetzen. Aber auch Schreibtischtäter, die den ganzen Tag mit ihren Händen die Computer-Maus bewegen oder auf der Tastatur schreiben, sowie professionelle Schlagzeuger oder Klavierspieler, deren Finger-, Hand- und Armgelenke quasi im Dauereinsatz sind. Wir reden hier von hoher Bewegungshäufigkeit, was bedeutet, dass bestimmte Gelenke sehr viel bewegt werden, ohne sie mit hohen Kräften zusätzlich zu belasten.

Wie kann es dabei zu Arthrose und Schmerzen kommen? Weil die einseitige Bewegungsführung, die oft wiederholt wird, nicht ausgeglichen wird, summieren sich die Anspannungen der Muskeln immer weiter auf, sie ziehen sich immer mehr zusammen. Die Faszien verfilzen zunehmend und werden immer unnachgiebiger. Die Druckkräfte auf den Knorpel steigen, sodass der Körper den Alarmschmerz schaltet. Muskeln werden überfordert, weil sie permanent gegen den Zug der verfilzten Faszien arbeiten müssen. Der Knorpel wird überdurchschnittlich abgenutzt. Darüber hinaus führt die oft nicht vollständige Nutzung der Gelenkwinkel zur Unterernährung nicht genutzter Knorpelbereiche. Der Knorpel hat dort zu wenig Widerstandskraft und baut zusätzlich ab. Entzündliche Reparaturprozesse im Gelenk kommen hinzu, die aber nicht beendet werden können, da die Überlastung und der Verschleiß immer weiter zunehmen. Der Körper arbeitet wegen der Entzündungen auf Hochtouren, und die Muskelspannung steigt noch weiter an. Zufällige Einflüsse über die indirekten Faktoren können diesen Zustand noch verschärfen oder aber auch lindern.

Wie wirkt sich Bewegung mit hohen Belastungskräften von außen aus?

Untersuchen wir nun den Fall hoher Belastungskräfte, also Gelenkbewegungen, bei denen hohe Kräfte überwunden oder gehalten werden müssen. Das können sportliche Bewegungen wie Kraftsport, Ringen oder Rudern sein oder schwere körperliche Arbeit, bei der geschaufelt und geschoben, gezogen und gehoben wird, zum Beispiel im Landschaftsbau, in der Pflege oder in anderen Berufen. In solchen Fällen geht man davon aus, dass Arthrose sozusagen eine Berufskrankheit ist. Wir sind nicht dieser Ansicht, denn wir wissen, dass diese Menschen ihre oft sehr einseitige körperliche Tätigkeit einfach nur gezielt mit Übungen ausgleichen müssen. Wenn sie das tun, bekommen sie weder Schmerzen noch Arthrose, obwohl sie so hart arbeiten.

Wenn Arthrose und Schmerzen bei sehr hoher Belastungsintensität entstehen, spielt sich im Grunde das Gleiche ab wie bei der hohen Bewegungsintensität. Nur geht es hier nicht um viele Wiederholungen ohne extreme Kraft, sondern um weniger Wiederholungen mit starker Kraftanstrengung. Für den Knorpel macht das keinen großen Unterschied, dafür ist er konstruiert. Aber auch hierbei steigen die muskulären und faszialen Spannungen an, weil die Gelenkwinkel nur teilweise genutzt werden. Wird dies nicht ausgeglichen, hat das gemäß unserem Erklärungsmodell zur Folge, dass sich Arthrose und Schmerzen entwickeln. Dazu kommt wieder die Unterernährung des Knorpels bei gleichzeitigem Abrieb wegen zu hoher Belastung. Und auch in diesem Fall können sich die indirekten Faktoren zufällig als verschlimmernd oder verstärkend auf die Symptome auswirken.

Unsere Erfahrung zeigt, dass auch eine regelmäßige starke körperliche Belastung nicht zu Arthrose führen muss.

Warum muss schwere körperliche Arbeit keine Arthrose oder Schmerzen verursachen?

Wir sind genetisch auf schweres Arbeiten eingestellt. Unsere Gelenke, die sie bewegenden Muskeln, die ganze Konstruktion ist perfekt und fehlerfrei. Sind wir es bisher beispielsweise nicht gewohnt, schwerere Lasten zu heben, versagen unsere Muskeln. Im Laufe der Zeit werden sie durch das Training kräftiger. All das ist kein Problem für den Körper, es regelt sich von selbst, wo unsere Grenzen sind. Allerdings ist unser Bewegungssystem nicht darauf eingestellt, dass sich nicht geplante Gegenkräfte entwickeln. Es kann zum Beispiel zu einem anderen Abrollverhalten zwischen Gelenkkopf und Gelenkpfanne kommen. Es können sich Kräfte einstellen, die den Knorpel quer belasten, wofür er nicht vorgesehen ist. Dieser Gegenzug durch die verfilzten, unflexibel gewordenen Faszien ist wie Rost im Getriebe. Sie sind für die Konstruktion nicht geplant. Treten sie dennoch auf, kommt es durch diese zusätzlichen Kräfte, die den Knorpel überfordern, zum beschriebenen Abrieb, der Arthrose und den Entzündungsvorgängen.

Wie können von Arthrose Betroffene schmerzfrei sein?

Die Druckkräfte im Gelenk sind erhöht, es kommt aber nicht zum Alarmschmerz, weil sich rund um das Gelenk die Verkürzungen und Verfilzungen – also die Spannungserhöhungen – zufällig ausgeglichen haben. In diesem Fall kann der Körper mit seinem Alarmschmerzsystem den erhöhten Druck nicht wahrnehmen. Denn dieses System ist eigentlich für Verletzungen am Bewegungsapparat konzipiert, bei denen keine agonistisch-antagonistisch ausgeglichenen muskulär-faszialen Situationen entstehen können, da bei Unfällen immer nur in eine Gelenkrichtung überlastet wird.

Auch in diesem Fall wird durch unvollständige Nutzung der Bewegungswinkel der Knorpel in den nicht belasteten Bereichen nicht ausreichend ernährt und baut ab. In den belasteten Bereichen ist aufgrund der Spannungserhöhung der Druck auf die Knorpelflächen zu hoch, und er verschleißt viel mehr als biologisch vorgesehen. Und natürlich können zufällige Einflüsse über die indirekten Faktoren diesen Zustand wieder verschärfen oder auch lindern.

Wie können Schmerzen entstehen, ohne dass eine Arthrose vorliegt?

Gelenkschmerzen entstehen, wenn die Zugspannungen rund um ein Gelenk einseitig erhöht und dadurch auch die Druckkräfte auf die Knorpel sehr hoch sind. Es wird der Alarmschmerz geschaltet. Wir gehen davon aus, dass in vielen dieser Fälle zumindest schon eine leichte Arthrose vorhanden ist, auch wenn sie (noch) nicht nachgewiesen wurde. Das kommt recht häufig vor, denn viele Menschen lassen bei Schmerzen – vor allem, wenn sie noch nicht zu schlimm sind – keine Aufnahmen vom Inneren des Gelenks machen. Oder aber der Knorpel hat sich noch nicht wahrnehmbar abgebaut. Vielleicht ist auch der körperliche Allgemeinzustand so gut, sind die Ernährung, die Stoffwechselsituation sowie die anderen indirekten Faktoren so positiv, dass der Gleitfilm zwischen den Knorpeln trotz zu hoher Kräfte im Gelenk bislang noch ausreichend aufgebaut werden konnte.

Muskulär-fasziale Spannungen können Gelenkschmerzen verursachen – Schädigungen sind nicht nötig

Dieser Fall stellt übrigens auch die herkömmliche Theorie in Frage, dass ein Gelenk den Abrieb einer Arthrose benötigt, um Schmerz zu entwickeln. Da der Knorpel selbst nicht schmerzen kann, geht man davon aus, dass die Innenhaut der Kapsel sich durch die abgeriebenen Knorpelteilchen entzündet und so die Schmerzen entstehen. Nach dieser Theorie könnte ein Gelenkschmerz ohne Arthrose oder andere Schädigungen der Struktur gar nicht entstehen.

Wenn aber auch allein muskulär-fasziale Spannungen um ein Gelenk Schmerzen verursachen können, ist dies ein starker Hinweis dafür, dass dafür keine Abnutzung im Gelenk vorliegen muss. Basis unserer Überzeugung ist wie immer unsere Erfahrung, dass wir dazu in der Lage sind, die meisten Schmerzen in kurzer Zeit zu beseitigen, auch bei nachgewiesener Arthrose, also tatsächlich vorliegendem Knorpelabrieb. Würden die Schmerzen von einem Entzündungsprozess herrühren, wäre das unmöglich, da eine Entzündung auf natürlichem Weg so schnell nicht abklingen kann.

Falls Sie sich das alles noch nicht so richtig vorstellen können: Machen Sie doch schon mal einen Versuch und nutzen Sie dazu unseren neuen kostenfreien Online-Übungsbereich. Probieren Sie vorsichtig die Übungen, die Faszien-Rollmassage oder die Druckpunkte aus. Letztere haben wir für Betroffene entwickelt, die sich auch selbst behandeln möchten: *www.liebscher-bracht.com/AL*

Welche Auswirkungen hat hohe körperliche Inaktivität?

Was meinen wir mit einer hohen körperlichen Inaktivität? Sitzen, Liegen, Stehen. In allen Varianten und immer auf die Gelenke bezogen, die über Stunden quasi nicht bewegt werden. Das betrifft Menschen, die in ihrem Beruf oder beim Ausüben eines Hobbys viel sitzen, stehen oder liegen. Alle, die lange Zeiträume in festen Gelenkpositionen regelrecht eingefroren sind. Piloten, Fernfahrer, Busfahrer, Kassierer … Beachten Sie jedoch: Es geht dabei immer nur um die Gelenke, die diese hohe Inaktivität aufweisen. Zum Beispiel sitzt der Computerarbeiter den ganzen Tag, ist also mit den Hüft-, Knie- und Fußgelenken sehr inaktiv, trotzdem hat er eine sehr hohe Bewegungsintensität in den Händen.

Der Mensch ist dafür konstruiert, sich zu bewegen. Zu wenig oder nur sehr eingeschränkte Bewegung macht auf Dauer krank.

Wir dürfen auch nicht vergessen, dass in den Bereichen der Inaktivität unser Stoffwechsel drastisch abnimmt. Nährstoffe gelangen nur eingeschränkt zu den Zellen. Abfall staut sich.

Wie entstehen Arthrose und Schmerzen bei körperlicher Inaktivität?

Wodurch entsteht in diesen Fällen die Arthrose? Das Gelenk wird durch das Nichtbewegen doch gar nicht belastet, gar nicht abgenutzt, es wird doch geschont, werden Sie jetzt vielleicht denken. Aber das Gegenteil ist der Fall: Das Gelenk wird sogar regelrecht misshandelt, nur anders als zuvor und genauso schlimm oder sogar schlimmer. Dadurch dass die Bewegung so gut wie wegfällt, wird permanent ein Bereich des Knorpels zusammengedrückt, der Rest wird gar nicht belastet. Der dauernd belastete Teil kann keine Nährflüssigkeit aufsaugen, der nicht belastete seine Abfälle nicht entsorgen. Es ist, als würde der Knorpel die Luft anhalten, einmal ausgeatmet und einmal eingeatmet. In beiden Fällen wird er hungern und irgendwann beginnen abzusterben, da seine Ernährung von häufigen Belastungswechseln abhängt.

Nun zu den überhand nehmenden Spannungen beim Nichtbewegen. Mehr muskulär-faszial verkürzen und unflexibler werden kann man fast nicht. Ein gutes Beispiel ist das Stehen, bei dem der Oberschenkelmuskel mit der Zeit drastisch verkürzt, oder das Sitzen, bei dem der Hüftbeuger und die äußeren Wadenmuskeln so extrem verkürzen, dass allein dadurch schon die Hüftgelenksarthrose und die Kniegelenksarthrose erklärt werden können.

Es ist kein Zufall, dass Sitzen und Stehen (Hin- und Herlaufen mit kleinen Schritten ist fast so wie Stehen), also die Positionen, die wir Menschen meistens einnehmen, genau zu den Arthrosen führen, die am häufigsten sind. Auch hier können natürlich wieder die indirekten Faktoren eine Minderung oder Verschlimmerung der Arthrose oder Schmerzen herbeiführen.

Nichtstun führt so gut wie sicher zur Arthrose

Wie oben beschrieben, kann es unter hoher Belastung zu Arthrose kommen, muss es aber nicht. Dagegen führt Inaktivität so gut wie sicher zur Arthrose. Deswegen ist es auch keine gute Idee, sich zu schonen, wenn eine Arthrose diagnostiziert wurde. Schonen baut immer ab. Es baut den Knorpel ab, es baut die Muskeln und die Faszien ab, es baut die Knochen ab – schlicht alles. Eben weil der Körper ein lebendiges System ist, weil er aus Zellen besteht, die sich immer wieder regenerieren und vermehren können. Schonen ist Arthrose.

Wie kommt es bei Inaktivität zu Arthrose ohne Schmerzen?

Wir bewegen uns nicht, bekommen Arthrose, sind aber schmerzfrei. Wie kommt das? Die Arthrose entsteht natürlich auch hier durch die Bewegungslosigkeit. Doch möglicherweise macht der Betroffene zufällig bestimmte Bewegungen, die das Sitzen oder Stehen zumindest teilweise ausgleichen – vielleicht hat er einen kleinen Hund und geht immer mal wieder in die Hocke, um ihm etwas zu fressen zu geben. Dann kann das schon genügen, um die Spannungen so weit aufzuheben, dass kein Schmerz entsteht.

An dieser Stelle möchten wir Ihnen eine Information vorab geben, weil es gerade passt: Mit unseren für ihre Effizienz bekannten Liebscher &

Bracht Übungen schaffen Sie es in nur 15 Minuten täglich, die meisten Schmerzen dauerhaft zu beseitigen. Damit wollen wir sagen: Wenn der im obigen Fall Betroffene zufällig exakt solch einen effizienten ausgleichenden Bewegungswinkel erwischt, dann kommt kein Schmerz zustande. Purer Zufall, aber es funktioniert. Wobei man natürlich noch diskutieren kann, ob das wirklich Glück ist oder auf lange Sicht eher Pech, da die Arthrose sich unbemerkt verschlimmern kann, bevor man darauf aufmerksam wird. Aber an dieser Stelle ist es wichtig zu verstehen, dass wir mit relativ wenig Zeitaufwand in Sachen Schmerz- und Arthrosefreiheit Welten bewegen können, wenn wir bei den Übungen exakt das Richtige tun.

Wie entstehen Schmerzen bei Inaktivität, ohne dass eine Arthrose vorliegt?

Wir bewegen uns viel zu wenig, haben Schmerzen, aber keine Arthrose. Wie ist das möglich? Hier entstehen die Schmerzen wieder durch die einseitigen Spannungserhöhungen der Muskeln und Faszien. Die Arthrosefreiheit – falls sie wirklich vorhanden sein sollte, vielleicht ist sie auch nur noch nicht entdeckt – ist wahrscheinlich nur eine Frage der Zeit. Denn auf Dauer überlebt kein Knorpel ohne Ernährung. Wird er unterernährt, muss er zwangsläufig immer weiter abbauen, wie das auch bei uns Menschen der Fall ist, wenn wir verhungern.

Welche Bedeutung für die Arthrose hat Übergewicht?

Weiter vorn haben wir geschrieben, wie riesige Irrtümer entstehen können, wenn man bei Untersuchungen und Studien zu eingleisig denkt. So ist es auch hier. Der Parameter Gewicht wird einfach kausal (voneinander abhängig) mit Schmerzen und Arthrose verknüpft. Dabei stellt man fest, dass Menschen mit Adipositas ungefähr dreimal so häufig und übergewichtige Menschen doppelt so häufig Schmerzen und Arthrose haben wie Normalgewichtige. Damit soll erwiesen sein, dass hohes Gewicht, das zu höherem Gelenkdruck führt, ein Risikofaktor ist.

Dass Übergewichtige ganz andere Bewegungsgewohnheiten entwickeln als Normalgewichtige und deswegen ganz andere muskulär-fasziale Gegenkräfte aufbauen, bleibt unberücksichtigt. Das Ganze krankt daran, dass nur die Faktoren untersucht werden, die man kennt. Und diese werden dann zur Ursache gemacht, ohne die tatsächlich ursächlichen Faktoren einzubeziehen.

Übergewichtige ziehen aus den Ergebnissen der Studien leider die Information: Ich habe Arthrose und Schmerzen, weil ich zu viel wiege. Doch das ist einfach falsch und nimmt den Betroffenen jede Hoffnung, ihre Schmerzen loswerden zu können, ohne abzunehmen. Das bedeutet für sie, dass es Monate oder gar Jahre dauern kann, bis ihr Leiden beendet wird. Dies erhöht natürlich den Leidensdruck und verstärkt über die psychischen Komponenten den Schmerz sogar noch. Wir haben sehr viele Patienten mit Übergewicht behandelt und können Ihnen die gute Botschaft verkünden: Bei keinem einzigen war es schwieriger, die Schmerzen zu beseitigen, als bei Normalgewichtigen. Die Druckerhöhung über die Schwerkraft hat keinen genügend großen Einfluss.

Warum haben Übergewichtige öfter Schmerzen und Arthrose als Normalgewichtige?

Was sind nun die wahren Gründe dafür, dass Übergewichtige häufiger unter Arthrose und Schmerzen leiden als Normalgewichtige? Ganz einfach, je schwerer jemand ist, desto weniger bewegt er sich im Vergleich zu einem Normalgewichtigen. Und offensichtlich sind die Bewegungen von ihren Gelenkwinkeln her auch noch eingeschränkter. Das ist ja auch kein Wunder. Denn die muskulär-faszialen Gegenkräfte machen das Leben ohnehin schon viel »schwerer«. Kommen jetzt noch die Kilos hinzu, die »mitbewegt« werden müssen – wer will sich dann überhaupt noch bewegen?

Seien Sie als Übergewichtiger also ganz entspannt – was die Schmerzen und Ihre Arthrose angehen. Beides ist einfach unter Kontrolle zu bekommen. Trotzdem spricht natürlich nichts dagegen, dass Sie Ihr Gewicht wieder normalisieren. Es lebt sich einfach viel »leichter« und gesünder. Wenn Sie abnehmen möchten, helfen Ihnen die Ernährungstipps, die Sie in diesem Buch bekommen. Denn die Ernährung, die Sie dabei unterstützt, Ihre Schmerzen zu mindern, die Arthrose zu stoppen und den Knorpel wieder aufzubauen, die lässt auch überflüssige Pfunde schmelzen. Das ist ein angenehmer Nebeneffekt. Somit schlagen Sie mehrere Fliegen mit einer Klappe und drehen den Negativkreislauf, der Ihnen das Leben immer schwerer macht, in einen Positivkreislauf um. Sie unterstützen Ihre langfristige Schmerzfreiheit, helfen über Ihren verbesserten Stoffwechsel dabei, die Arthrose zu stoppen, führen Ihrem Körper die Vitalstoffe zu, die er dringend benötigt, um den Knorpel und andere Gelenkbestandteile zu regenerieren, können sich wieder mehr sportlich betätigen, weil die Schmerzen weg sind und die Bewegung immer leichter fällt, sind insgesamt viel gesünder und haben ein völlig anderes, viel »leichteres« Leben. Klingt das nicht gut?

Welche Bedeutung für die Arthrose hat das Alter?

Herkömmlich hält man das Alter für den stärksten Risikofaktor. Einfach deswegen, weil die Häufigkeit von Schmerzen und Arthrose bei zunehmendem Alter deutlich zunimmt. Aber wir haben es eben schon beim Übergewicht durchgespielt: Die Schmerzen und Arthrose nehmen nicht zu, weil wir älter werden, sondern weil wir mit zunehmendem Alter immer mehr Zeit dazu hatten, uns mit eingeschränkten Winkeln zu bewegen. Also mehr Zeit, immer mehr muskulär-fasziale Überspannungen aufzubauen.

Sind Sie schon über 60, vielleicht schon über 70 Jahre? Dann wissen Sie genau, wovon wir sprechen. Den meisten Menschen Ihres Alters fällt es immer schwerer, sich zu bewegen. Sie können die »Handbremsen«, die überall leicht oder fester angezogen sind, regelrecht spüren. Das sind die Folgen des lebenslangen Trainings immer eingeschränkterer Bewegungswinkel. Schmerzen und Arthrose gibt es als »Zugabe«.

Damit löst sich nun auch dieser scheinbare Widerspruch auf, dass es junge Menschen mit Schmerzen und

Arthrose gibt und alte Menschen ohne Schmerzen und Arthrose. Natürlich sind die jungen Menschen mit Schmerzen und Arthrose seltener. Die Zeit, um sich all das unwissend zuzufügen, ist halt meistens noch zu kurz. Aber die Ausnahmen werden in den letzten Jahren immer häufiger. Denken Sie an den »Altersdiabetes«, den wir eingangs besprochen haben. Wenn die Menschen immer mehr Zeit sitzend vor Bildschirmen verbringen, wirkt sich das aus. Was glauben Sie, warum inzwischen ein Drittel der Achtjährigen unter Rückenschmerzen leidet? Und warum 75 Prozent (!) der Achtklässler über Kopfschmerz und Migräne klagen?

Warum selbst sehr alte Menschen weder Schmerzen noch Arthrose haben müssen

Wie können wir erreichen, dass alte und sehr alte Menschen weder Schmerzen noch Arthrose haben müssen? Indem die Menschen sich im Laufe ihres Lebens vielseitig bewegen und dabei ihre Einseitigkeiten ausgleichen.

Immer mal wieder fallen Petra pensionierte Turnlehrer auf, die im hohem Alter weder Schmerzen noch Arthrose haben. Sie haben sich mit den Kindern ein Leben lang bewegt. Nicht sehr speziell, sondern von allem ein bisschen. Ballspiele, Turnen am Boden und an Geräten, Gymnastik, eben alles, was sie mit den Kindern im Sportunterricht machen. Mit hoher Wahrscheinlichkeit ist die Vielseitigkeit der unterschiedlichen Bewegungen bei ihnen die Erklärung. Denn der lebenslange hohe Gebrauch ihrer Gelenke hätte nach herkömmlicher Erklärung fast schon zwingend zu Arthrose und Schmerzen führen müssen.

Beweglichkeit ist keine Frage des Alters. Die »eintrainierten« eingeschränkten Bewegungswinkel können Sie sich jederzeit wieder »abtrainieren«.

Und wenn Sie im Alter von 70 Jahren Schmerzen und Arthrose entwickelt haben, dann ist Rolands Mutter Ruth das lebende Beispiel dafür, dass es auch im hohen Alter, von über 90 Jahren, nicht zu spät ist. Sie hat mit 70 Jahren und einem künstlichen Hüftgelenk damit angefangen, regelmäßig unsere Übungen zu machen, und ist heute frei von Schmerzen und bewegungseinschränkender Arthrose.

Wie ist es nun mit der Arthrose – tut sie weh oder nicht?

An unserem Erklärungsmodell können Sie detailliert nachvollziehen, dass Menschen mit Arthrose Schmerzen haben können, aber nicht zwingend haben müssen. Und dass es auch möglich ist, ohne Arthrose sehr starke Schmerzen zu haben. Letzteres ist ein Zustand, der in der herkömmlichen Medizin nicht befriedigend erklärt werden kann. Weiter vorn haben wir beschrieben, dass für diese Fälle die Fibromyalgie oder der Weichteilrheumatismus quasi »erfunden« wurden, ebenso wie das Schmerzgedächtnis und die Chronifizierung der Schmerzen. Wenn diese »Ursachen« aus irgendwelchen Gründen nicht zutreffen und die Schmerzen immer noch nicht erklärt werden können, dann wird die Karte mit dem psychischen Trauma gezogen. Dass die Psyche Schmerzen verursachen kann, allerdings auf eine völlig andere Art und Weise, als herkömmlich angenommen wird, haben wir im Kapitel über die indirekten Faktoren der Arthrose- und Schmerzentstehung abgehandelt.

Wenn Schmerzen herkömmlich nicht erklärbar sind, muss zuletzt die Psyche »herhalten«.

Das Schmerzgedächtnis – auch ein verhängnisvoller Irrtum?

Wir möchten Ihnen nun kurz darlegen, warum wir auch das sogenannte Schmerzgedächtnis mit der Chronifizierung für einen schwerwiegenden Irrtum halten. Wie es zustande kommen soll, haben wir in Kapitel »Es gibt starke Gelenkschmerzen ohne Arthrose« bereits beschrieben. Aber wo ist der Beweis für die Existenz eines solchen Gedächtnisses, das den begründeten Schmerz »lernt«, um dann seinen Besitzer weiterhin zu quälen, wenn dieser Grund wegfällt? Bei schwer leidenden Schmerzpatienten hat man neuronale Veränderungen im Gehirn festgestellt. Daraus wurde dann abgleitet, dass eine Chronifizierung der Schmerzen stattgefunden hat: Das wie auch immer veränderte Gehirn löst den Schmerz aus, obwohl keine körperliche Ursache mehr vorliegt.

Abgesehen davon, dass uns nicht einleuchtet, warum ein Körper, der keinen Grund mehr hat, mit Schmerz zu warnen, das auf Dauer immer noch tun sollte, wurden hier unserer Meinung nach Henne und Ei vertauscht – wie so oft in der herkömmlichen Medizin. Wenn ein Mensch schwer leidet, ist es doch logisch, dass dieser Leidenszustand, diese Qual, Synapsen im Gehirn und andere neuronale Zustände verändert. Es wäre kaum nachvollziehbar, dass das Gehirn eines solch massiv Betroffenen genauso aussieht, die gleichen Strukturen aufweist wie das Gehirn eines gesunden Menschen, der sich pudelwohl fühlt.

Und wir beweisen auch, dass das Schmerzgedächtnis so, wie es verstanden wird, ein Irrtum ist. Wie? Durch unsere – von sehr wenigen Ausnahmen abgesehen – durchgängig funktionierende Therapie. Wir löschen sogenannte chronische Schmerzen genauso wie nicht chronische. Wir gehen auch davon aus, dass sich die Veränderungen im Gehirn wieder zurückbilden, »normalisieren«, wenn der Patient seinen Schmerz, der ihn Jahre oder gar Jahrzehnte quälte, endlich wieder los ist. Zwar nicht ganz korrekt, aber vereinfacht ausgedrückt: Wir löschen das Schmerzgedächtnis. Wir löschen die Ansteuerungsprogramme im Gehirn, die für die zu hohe Anspannung der Muskeln verantwortlich sind.

Wie kann ein künstliches Gelenk immer noch schmerzen?

Lassen Sie uns diesen Fall gleich anschließend abhandeln. Denn auch die Frage, warum ein künstliches Gelenk genauso viele Schmerzen verursachen kann wie ein von schwerer Arthrose geschädigtes Originalgelenk, kann nach der herkömmlichen medizinischen Lehrmeinung nicht befriedigend erklärt werden. Der Knorpel ist weg, die abgenutzten Knochen sind weg, der Knorpelabrieb, die Entzündung der Kapselinnenhaut, all das ist weg. Der Schmerz aber ist noch da.

Auch hier greift unser Erklärungsmodell. Die Faszie ist ebenso verfilzt wie zuvor, die Muskeln haben ihre eintrainierte Überspannung. Da ist es gemäß unserem Erklärungsmodell logisch, dass es genauso wehtun kann wie vor der Operation.

Warum das übrigens oft nicht so ist, warum viele Patienten nach dem Einbau eines künstlichen Gelenks durchaus zunächst keine oder deutlich weniger Schmerzen haben, das erklären wir an anderer Stelle.

Muss eine genetische Disposition zur Arthrose führen?

Wenn wir in Ausbildungen dieses Thema diskutieren, gibt es immer Teilnehmer, die der Meinung sind, Arthrose könne »in der Familie liegen«. Entweder ist das bei ihnen selbst der Fall, oder sie haben es bei Verwandten oder Bekannten erlebt. Auch hier sind wir anderer Meinung, weiter vorn hatten wir bereits darüber gesprochen. Über die Epigenetik sind wir dazu in der Lage, Gene, die bestimmte Krankheiten begünstigen – unter anderem Arthrose –, an- oder abzuschalten.

Nehmen wir an, Sie haben ein schwaches Bindegewebe und wissen, dass Ihre Eltern alle möglichen Schwierigkeiten mit dem Bewegungsapparat haben, dass sie unter Arthrose und unter Schmerzen leiden. Sie haben Angst, das Gleiche zu bekommen. Vielleicht gibt es ja schon die ersten Anzeichen dafür. Was machen Sie nun? Sind Sie Ihrem Schicksal hilflos ausgeliefert?

Wir sagen ganz klar Nein! Seien Sie froh, dass Sie dieses Buch in Ihren Händen halten, und folgen Sie einfach den empfohlenen Vorgehensweisen. Vertrauen Sie darauf, dass Sie von uns mächtige Werkzeuge in die Hand bekommen, die dafür sorgen können, dass Sie dieses Schicksal nicht erleiden müssen.

Nehmen wir an, Sie haben einen Freund, dessen Eltern oder Familie nie mit Arthrose oder Schmerzen in Berührung gekommen sind. Der von seinen Vorfahren mit besten Genen ausgestattet wurde. Dieser Freund wird zwingend Schmerzen und Arthrose entwickeln, wenn er das Bewegungsspektrum lebt, das die meisten von uns heute leben. Der Einfluss der Muskeln und Faszien ist gewaltig – positiv, wenn sie richtig trainiert sind, und negativ, wenn sie aufgrund der heute so häufigen Lebensweise unwissentlich fehltrainiert werden.

***

Im nächsten Kapitel betrachten wir auf der Basis unserer Erkenntnisse, wie die herkömmlichen medizinischen und therapeutischen Verfahren einzuschätzen sind. Wir versprechen Ihnen: Das wird spannend.

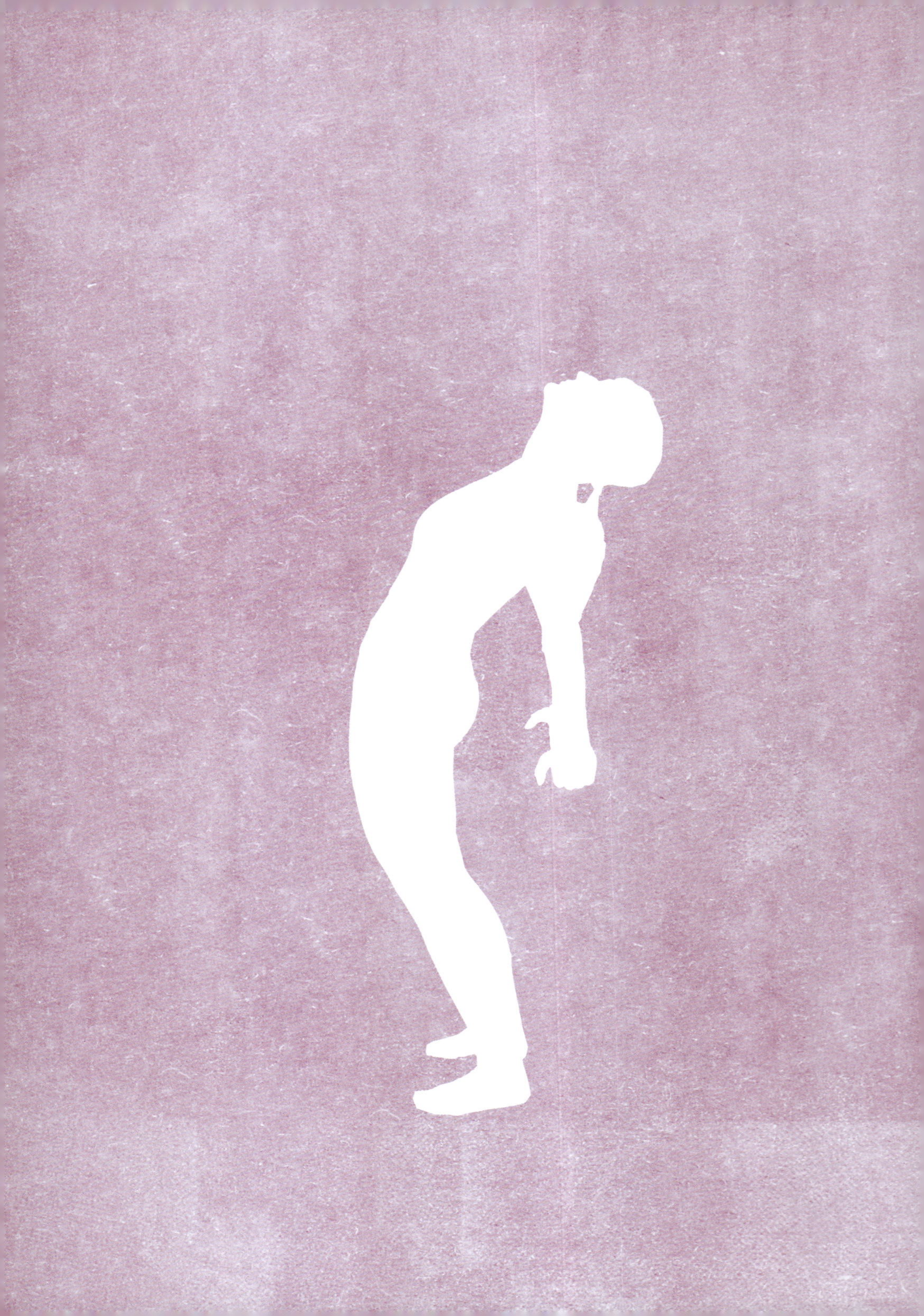

Die häufigsten herkömmlichen Therapien bei Arthrose

In diesem Kapitel gehen wir den nächsten Schritt und schauen uns mit unseren Erkenntnissen aus den vorangegangenen Kapiteln die heute üblichen Vorgehensweisen bei Arthrose und Schmerzen etwas genauer an. Wenn wir nachvollzogen haben, was wegen der diversen Irrtümer in den herkömmlichen Therapien und Vorgehensweisen falsch läuft, können wir uns davon lösen und es richtig machen.

Die herkömmlichen nicht medikamentösen Therapien

Zu den herkömmlichen nicht medikamentösen Therapien gehören: Physiotherapie, physikalische Therapie, Ergotherapie sowie der Einsatz physikalischer Hilfsmittel. Die Physiotherapie enthält konventionelle Bewegungstherapie, Bewegungstherapie im Wasser, Gehschule und isometrisches Muskeltraining. Physiotherapeuten lernen ebenso wie Mediziner, dass Arthrose ein normaler Vorgang beim Älterwerden ist und dass Schmerzen dabei normal sind.

Was bringen die Verfahren der nicht medikamentösen Therapie?

Gerade was die Schmerzen angeht, sind die nicht medikamentösen Therapien meist relativ unwirksam und deswegen für viele Patienten frustrierend. Viele unserer Patienten sind völlig verblüfft, wenn ihre Schmerzen schon nach der ersten Behandlung mit unserer Akuttherapie Osteopressur massiv reduziert oder sogar ganz verschwunden sind. Warum? Weil sie teilweise jahrelang wöchentlich oder sogar mehrmals pro Woche physiotherapeutisch oder osteopathisch behandelt wurden, ohne dass sich viel verbessert hätte. Sie hatten sich mit den Schmerzen abgefunden und gingen davon aus, dass nichts zu machen sei. Wir erklären ihnen dann, dass diese schnelle Schmerzbeseitigung beweist, dass sie ihre Schmerzen auch langfristig beseitigen können, wenn sie weitere Osteopressurbehandlungen machen lassen und dauerhaft regelmäßig ihre Liebscher & Bracht Übungen machen.

Die nicht medikamentösen Therapien wirken teilweise zwar entspannend, können die Schmerzen aber langfristig nicht beseitigen.

Eigentlich sind Physiotherapeuten und Osteopathen, die sowieso schon am Körper des Patienten arbeiten, sehr gut geeignet, um unsere Therapie erfolgreich umzusetzen. Wenn solche Therapeuten in unsere Ausbildung kommen, erzählen nicht wenige, dass sie schon immer geahnt hätten, dass es etwas gebe, was die Schmerz- und Arthroseprobleme löst. Etwas, das über die normalen manualtherapeutischen Maßnahmen hinausgeht.

Während die Bewegungstherapie im Wasser und die Gehschule relativ harmlos sind und weder grundlegend helfen noch schaden, ist das isometrische Muskeltraining gerade bei Arthrose eher schädlich. Denn in ein Bewegungssystem, das wegen zu hoher Spannungen Arthrose und Schmerzen entwickelt hat, noch mehr Spannung hineinzutrainieren, ist das Gegenteil von dem, was hilft.

Die Verfahren der physikalischen Therapie, wie Kälte- und Wärmetherapie, Elektrotherapie, Akupunktur, Ultraschall, Massagen sowie Hydro- und Balneotherapie, mögen zum Wohlbefinden des Patienten beitragen, lösen aber nicht das Problem der überhöhten Anspannungen, die in das Gehirn und damit in die Muskeln und in die Faszie eintrainiert wurden. Vor allem, wenn sie nicht mit geeigneten Übungen gekoppelt werden, die der Patient selbst ausführt. Wärme und Massagen, die für kurze Zeit gut entspannen, gehen in die richtige Richtung, wirken aber nur oberflächlich. Vor allem löschen sie nicht die Anspannungsprogramme der Muskeln im Gehirn. Und auch die Akupunktur, die immer mal wieder gute Effekte zeigt, hat bei verfilzten Faszien ihre Grenzen.

Die Ergotherapie versorgt den Patienten mit Hilfsmitteln, um die Gelenke zu schützen, was den Alltag erleichtert, aber leider nicht dazu beiträgt, die Ursache der Arthrose und der Schmerzen zu lösen. Auch die orthopädischen Hilfsmittel mit ihren entlastenden Gehhilfen, den orthopädischen Schuhen und den Orthesen (Gelenkstabilisierungen) sowie Einlagen wirken leider strukturabbauend. Schonung und Entlastung machen den Körper schwächer – immer. Sind Gelenke zerstört, kann der Patient nicht mehr laufen oder sich nicht mehr bewegen, dann ist eine Hilfe natürlich gut und notwendig. Leider fängt man mit derartigen Maßnahmen aber viel zu früh an, und dadurch verliert man das Ziel aus den Augen: die Schmerzen ursächlich zu beseitigen und die Arthrose zu stoppen, ohne Bewegung einzuschränken.

Sinn und Unsinn der medikamentösen Schmerzunterdrückung

Vorab: Wir finden den Einsatz von Schmerzmitteln über kurze Zeiträume vollkommen in Ordnung. Also wenn es für die Situation unumgänglich ist und wenn Patienten noch nicht wissen, dass sie sich oft auch ohne Medikamente selbst helfen können oder sich von den von uns ausgebildeten Ärzten, Heilpraktikern und Therapeuten behandeln lassen können. Oder natürlich, wenn gerade keiner unserer Schmerztherapeuten in der Nähe ist. Kurz gesagt, wenn eine begrenzte Zeitspanne überbrückt werden soll, bis eine vernünftige Maßnahme eingeleitet werden kann.

Aber das passiert ja leider nur in den wenigsten Fällen. Da man in der herkömmlichen Medizin die Arthrose und auch die Schmerzen – man hält ja beides für fest miteinander verknüpft – als unheilbar einschätzt, geht es darum, den Menschen die Schmerzen erträglich zu machen. Auch Ärzte, die eigentlich den Schmerzmittelkonsum der Patienten so gering wie möglich halten wollen, haben keine Wahl, wenn sie die von uns gefundenen Möglichkeiten noch nicht kennen. So müssen sie trotz ihrer Bedenken Schmerzmittel geben. Der heutige Goldstandard bei chronischen Schmerzen besteht aus der Dauermedikation mit opioidhaltigen Arzneimitteln.

Bitte erinnern Sie sich an unsere Erklärung, wie Schmerzen entstehen. Der Alarmschmerz, um den es sich in den meisten Fällen handelt, warnt davor, dass der Verschleiß des Gelenks größer ist als die Reparaturfähigkeit des Körpers. In dem Moment, in dem der Alarmschmerz unterdrückt wird, kommt es daher genau zu der Verschlimmerung, vor der er warnt. Verkürzt könnte man sagen: Schmerzmittel begünstigen den arthrotischen Verschleiß. Egal, ob er schon begonnen hat oder erst beginnt. Darum sagen wir: Schmerzmittel sind kurzfristig okay, aber langfristig – vor allem über Jahre als Dauermedikation – auf gar keinen Fall.

Schmerzmittel mögen kurzfristig lindern. Als Dauertherapie sind sie aber keinesfalls zu empfehlen.

Die herkömmliche Auffassung, dass die durch Schmerzmittel wiedergewonnene Beweglichkeit der Knorpelernährung zugutekäme, können wir nicht bestätigen. Denn wenn der Patient mit seiner besseren Beweglichkeit bei seinem gewohnten Bewegungsprofil bleibt, das ihn wegen der Einseitigkeiten in diese Situation brachte, verschlimmert er die Situation. Er befindet sich in der Sackgasse, die wir weiter vorn schon beschrieben haben: Bewegt er sich wie gewohnt, wenn er durch die Schmerzmittel wieder dazu in der Lage ist, verschleißt er seine Knorpel wegen Reibens mit zu hohem Druck weiter. Vermeidet er wegen der Schmerzen die Bewegung, verhungert der Knorpel.

Die erste Stufe der medikamentösen Therapie

In der sogenannten ersten Stufe der medikamentösen Arthrose-Therapie werden Analgetika sowie schmerzstillende und entzündungshemmende Mittel eingesetzt. Abgesehen von den eben beschriebenen Folgen haben sie je nach Präparat Nebenwirkungen auf den Magen-Darm-Trakt oder auf das Herz-Kreislauf-System. Um die Nebenwirkungen auf den Magen-Darm-Trakt zu reduzieren, werden Magenschutzmittel verabreicht, die ihrerseits wieder Nebenwirkungen haben. In diese Negativspirale sollte man sich besser nicht hineinbegeben, wenn es irgendwie vermeidbar ist. Als Betroffener haben Sie mit der Arthrose und den Schmerzen wirklich schon genug Probleme.

Der Sinn und die Aufgabe von Entzündungen

Und noch eines müssen wir uns vergegenwärtigen. Wie weiter vorn schon beschrieben wurde und wie in medizinischen Abhandlungen nachzulesen ist, sollen Entzündungen die Integrität des Organismus sichern, indem sie beispielsweise Krankheitserreger, Fremdstoffe oder Zelltrümmer aus dem Gewebe entfernen; sie bereiten die Wundheilung vor und gehen kontinuierlich in diese über. Aber so die herkömmliche Einschätzung weiter: Entzündungen, die diesem Ziel nicht gerecht werden, sind von großer medizinischer Bedeutung und ein häufiges Ziel antientzündlicher Behandlungen.

Entzündungen sollen die Unversehrtheit unseres Körpers schützen. Das ist völlig korrekt und gilt natürlich auch für die Gelenke. Die Gelenkentzündung soll also das Gelenk, den Knorpel oder andere Teile reparieren. Dafür wird der Stoffwechsel angekurbelt und die Temperatur erhöht, es wird Wasser eingelagert für die notwendigen Nährstoffe und Baustoffe und für den Abtransport abgestorbener Zellen (Knorpelzellen), wodurch der Bereich anschwillt. Die Reparatur ist in vollem Gange. Und jetzt werden Mittel gegeben, um diese Entzündung zu unterbinden? Wie wir weiter vorn schon erörtert haben: Ist das zielführend?

Die herkömmliche Hintertür aus diesem Dilemma ist die Formulierung in der Definition: »Entzündungen, die diesem Ziel nicht gerecht werden«. Aber wer entscheidet, dass die Entzündungsvorgänge im Gelenk nicht zielführend sind. Vermutlich unterstellt man das, weil die Entzündungsvorgänge nicht von alleine abklingen. Aber wir wissen ja, dass sie das deswegen nicht tun, weil die Gelenkknorpel unter dem viel zu hohen Druck leiden und die Verletzung – der Abrieb – unaufhörlich voranschreitet. Statt diese als Störung missinterpretierte Entzündung zwangsweise biochemisch zu unterbinden, halten wir es für viel zielführender, die Voraussetzungen herzustellen, dass das betroffene Gelenk seine Reparaturaktivitäten endlich abschließen kann.

Die zweite und dritte Stufe der medikamentösen Therapie

Auf der zweiten und dritten Stufe der Arthrose-Therapie werden schwach und stark wirksame Opioide verabreicht. Ihre starken Nebenwirkungen und ihr hohes Abhängigkeitspotenzial sind bekannt. Sie erzeugen Verstopfung, Übelkeit und Müdigkeit. Betroffene klagen vor allem darüber, dass ihre Denkfähigkeit eingeschränkt ist, weil sie »immer am Schweben« sind, sie leiden unter Stimmungsschwankungen bis hin zur Depression.

Bei vielen Schmerzmitteln muss außerdem beachtet werden, dass vor allem bei der Einnahme über lange Zeiträume die Dosierung erhöht werden muss. Mit der Zeit gewöhnt sich der Körper daran, sodass sie immer weniger wirken. Irgendwann ist es dann soweit, dass die Betroffenen trotz hoher Dosierungen unter schlimmen Schmerzen leiden. Dann werden Schmerzpumpen eingebaut, als verzweifelte Maßnahmen, den Schmerz zu unterdrücken, der sich aber irgendwann nicht mehr unterdrücken lässt, weil der Körper immer lauter alarmieren will.

Viele Schmerzmittel müssen immer höher dosiert werden.

Knorpelaufbausubstanzen

Neben diesen akut wirksamen Medikamenten gibt es noch eine Gruppe, die einen längerfristigen Effekt auslösen soll. Dazu gehören beispielsweise Glucosamin oder Hyaluronsäure. Diese Wirkstoffe sollen den Knorpelaufbau unterstützen und kommen auch als Nahrungsergänzungsmittel zum Einsatz. Ihre Wirksamkeit ist umstritten. Wir halten sie trotzdem für sinnvoll, aber nur, wenn parallel alle notwendigen Maßnahmen ergriffen werden, um die Voraussetzungen für die Knorpelreparatur herzustellen. Wenn es bei den viel zu hohen Druckkräften auf die Knorpel bleibt, sind solche Mittel natürlich wenig nützlich. Denn es ist dann nur eine Frage der Zeit, bis das, was neu aufgebaut wird, wieder dem Verschleiß unterliegt.

Hormone

Schließlich werden noch Glucocorticoide eingesetzt. Dabei handelt es sich um Hormone, die viele Vorgänge im Körper mitbeeinflussen, die entzündungshemmend und immununterdrückend wirken. Dass es nicht sinnvoll ist, Entzündungen zu unterdrücken, haben wir wiederholt abgehandelt. Die Wirkung der Hormone – Schmerzlinderung und Verbesserung der Beweglichkeit – hält nur wenige Wochen an, auch haben sie viele negative Nebenwirkungen. Und um knorpelschädigende Effekte zu vermeiden, darf diese Prozedur nur viermal jährlich durchgeführt werden. All dies sind Gründe, die nicht unbedingt für diese Möglichkeit sprechen.

Beispielsweise hat Cortison, ein häufig verabreichtes Steroidhormon, Nebenwirkungen, wegen denen es nur in Ausnahmefällen und vor allem nicht über längere Zeiträume gegeben werden sollte. Fresszellen werden gehemmt, Körpereiweiß wird aufgezehrt, Osteoporose wird begünstigt, Gehirnregionen bauen ab, die Degeneration des Knorpels wird beschleunigt. Abrisse von Sehnen durch das »Anweichen« des Bindegewebes sind bei längerer und wiederholter Anwendung keine Seltenheit.

Gelenkerhaltende Operationen

Zu den Eingriffen, bei denen das Gelenk erhalten bleibt, gehören die Arthroskopie, die sogenannte Gelenkflächenwiederherstellung sowie Umstellungsoperationen.

Arthroskopie

Beginnen wir mit der Arthroskopie. Hier wird eine Sonde (Arthroskop) über einen kleinen Schnitt in der Haut in das Gelenk eingeführt, so kann man das Gelenk untersuchen und auch kleinere Operationen durchführen. Die Arthroskopie ist ein minimalinvasiver Eingriff, die Gelenke, das Gewebe und der Organismus werden also nur wenig belastet. Allerdings hat sie nach neuesten Erkenntnissen der Krankenkassen so wenig Wirkung, dass die Kosten dafür inzwischen nicht mehr erstattet werden. Die durchgeführten Maßnahmen wie Gelenkspülung, Knorpelglättung und Abtrag von Knochenwucherungen wirken schmerzlindernd und verbessern die Gelenkmechanik, jedoch nur für einen kurzen Zeitraum, sodass sich der Aufwand nicht lohnt. Auch muss unserer Meinung nach unbedingt bedacht werden, inwieweit das Abtragen der Knorpeloberfläche sogar in körpereigene Reparaturmaßnahmen eingreifen könnte.

Neue Studien zeigen, dass die lange favorisierte Arthroskopie insbesondere bei Kniearthrose wirkungslos ist.

Die Knorpelbildung anregen

Ebenfalls mittels der Arthroskopie werden Verfahren wie die Pridie-Bohrung, die Mikrofrakturierung oder die Abrasionsarthroplastik durchgeführt. Der Knochen wird angebohrt oder gefräst, um die Einwanderung von Knochenmarkstammzellen anzuregen, damit sich neuer Faserknorpel bilden kann. Wir geben zu bedenken, dass dieser neue Knorpel nicht lange durchhalten wird. Und tatsächlich wird das auch beobachtet. Man denkt allerdings, der Grund dafür wäre, dass der Faserknorpel nicht so belastbar und widerstandsfähig ist wie der hyaline Originalknorpel. Das kann durchaus eine Rolle spielen. Unserer Meinung nach ist jedoch der Hauptgrund für die eingeschränkte Haltbarkeit die nach wie vor bestehende zu hohe Zugspannung der Muskeln und Faszien. Es wäre interessant, solche Verfahren mit unserer Therapie zu kombinieren, da die Normalisierung der Druckverhältnisse im Gelenk mit Sicherheit deutliche positive Auswirkungen hätte.

Gelenkflächenwiederherstellung

Für die sogenannte Gelenkflächenwiederherstellung gibt es verschiedene Verfahren. Zum Beispiel wird Knorpel mit Knochen aus dem noch gesunden Bereich ausgestanzt und an der abgenutzten Stelle eingesetzt. Oder es wird Knorpel entnommen und dann größer gezüchtet, bevor er wieder eingesetzt wird. Bei diesem Verfahren ist es sogar möglich, hyalinartige Knorpelsubstanz zu erzeugen, die länger halten soll. Doch selbst wenn das so sein sollte, gilt auch hier für uns, dass dieser neue Knorpel überhaupt erst Überlebenschancen hätte, wenn das Verfahren mit unserer Therapie kombiniert werden würde.

Umstellungsoperationen

Bei sogenannten Sekundärarthrosen oder Schmerzen, deren Ursache nach der herkömmlichen Vorgehensweise nicht zu finden ist, werden Umstellungsoperationen durchgeführt. Sekundärarthrosen entstehen dadurch, dass die ursprüngliche Arthrose zu Fehlstellungen der Gelenkknochenflächen führt, was dort weitere Überlastungen auslöst. Am Knie können solche Veränderungen beispielsweise X- oder O-Beine zur Folge haben. Bei solchen Operationen werden die Knochen gelenknah angesägt, um den Knochenwinkel so zu verändern, dass die überlasteten Flächen wieder weniger belastet werden.

Von solchen Eingriffen raten wir energisch ab, denn dadurch wird das Gelenk endgültig aus dem Lot gebracht. Sie dürfen nicht vergessen, dass die veränderte Gelenkstellung exakt den Kraftlinien der ziehenden Muskeln und Faszien entspricht. Wird der Knochen jetzt einfach anders gestellt, besteht die große Gefahr, dass das System völlig kippt. Wir haben auch beobachtet, dass solche Winkelveränderungen nach etwa einem Jahr vom Körper selbst wieder komplett rückgängig gemacht wurden. Das ist für uns logisch, denn der Knochen baut sich permanent um nach den Kräften, die an ihm wirken.

Ist es möglich, O-Beine mit massiver Arthrose ohne Chirurgie zu normalisieren?

Zum Thema Arthrose mit O-Bein-Bildung haben wir eine andere Idee. Eine Patientin, selbst eine erfahrene Physiotherapeutin, kam zu uns in die Praxis mit einer Arthrose vierten Grades – also Knochenglatze – und starken Schmerzen. Schon in der ersten Behandlung konnten wir ihre Schmerzen auf 10 Prozent im Vergleich zu 100 Prozent vor der Behandlung reduzieren. Sie konnte es nicht nachvollziehen, da sie von der herkömmlichen Auffassung, dass die Schmerzen von der Arthrose kämen, überzeugt war. Sie war aber überglücklich, als sie erkannte, dass ihre

Überzeugung mit der offenkundigen Realität nicht übereinstimmte, und machte total motiviert regelmäßig ihre Übungen. Alle zwei bis drei Monate allerdings bekam sie einen Rückfall. Jedes Mal behandelten wir sie wieder und bekamen die Schmerzen immer schnell in den Griff. Aber wir wunderten uns sehr darüber, weil diese wiederholt auftretenden Verschlimmerungen nicht unseren Erfahrungen entsprachen. Da die Schmerzfreiheit aber immer wieder leicht herzustellen war, machten wir einfach weiter.

Die Osteopressur hat eine weitreichende Wirkung auf die Muskeln und Gelenke – sie kann sogar O-Beine normalisieren.

Nach etwas über einem Jahr kam sie zu uns und war ziemlich aufgeregt. Sie erzählte Folgendes: Ihr Mann war auf dem letzten Spaziergang längere Zeit hinter ihr hergelaufen und hatte sie danach gefragt, ob ihr eigentlich bewusst sei, dass sie keine O-Beine mehr hätte. Sie fiel aus allen Wolken und stellte zu Hause fest, dass ihr Knieabstand an den Innenseiten der Knie von früher 11 Zentimetern auf fast 0 Zentimeter zurückgegangen war. Ihr war es in der ganzen Zeit nicht aufgefallen, und uns auch nicht, da wir immer ihren Schmerz behandelt hatten. Ihre O-Beine waren nie ein Thema gewesen.

Im Nachhinein gibt es nur eine Erklärung. Bei der ersten Behandlung und jedes Mal, wenn sie einen Rückfall hatte, konnten wir ihr mit unserer Osteopressur schnell die Schmerzen nehmen, da wir die überhöhten Muskelanspannungen in ihrem Gehirn löschen konnten. Dann machte sie regelmäßig ihre Übungen und normalisierte dadurch das Fasziennetzwerk und damit auch dessen Spannungen. Dadurch muss sie die Gelenkflächen wieder gerade ausgerichtet haben. Irgendwann hatte sich dann das Gelenk so normalisiert, dass die Beine gerade waren. Wir behaupten nicht, dass das immer so verlaufen muss. Wir sind aber guter Hoffnung, dass es wiederholbar ist, wenn die notwendigen Voraussetzungen geschaffen werden.

Die Osteopressur wirkt dort, wo Schmerzen entstehen – im Gehirn

Bei der Osteopressur handelt es sich um eine Technik, die auf die tiefste Ursache von Schmerzen und Arthrose zielt: Wir normalisieren die zu hohen Anspannungen der Muskeln. Das geschieht dadurch, dass wir an den Knochen unserer Patienten mechanischen Druck aufbauen. Dieser Druck »schaltet« von uns so getaufte Alarmschmerzrezeptoren. Das sind sogenannte interstitielle Rezeptoren oder freie Nervenenden. Sie können sich das vorstellen wie Lichtschalter, die im Falle von Schmerzen unter Strom stehen. Das Schalten führt dazu, dass überhöhte Anspannungen der Muskeln, die vom Gehirn hervorgerufen werden, dort gelöscht werden. Durch die Normalisierung dieser Muskelspannungen sinkt der Druck auf die Gelenkknorpel. Das wird einem anderen Gehirnbereich, in dem die Schmerzwahrnehmung gehemmt oder verstärkt wird, gemeldet. Daraufhin werden die Schmerzen reduziert oder ganz »abgeschaltet«.

Im Unterschied zu den Verfahren, die Muskeln, Sehnen oder Faszien behandeln, ist die Löschung der zu großen Spannung der Muskeln direkt im Gehirn wesentlich intensiver und ursächlicher. Triggerpunkt-Therapeuten beispielsweise konzentrieren sich auf das mechanische Auflösen von verspannten Knoten im Muskel. Das löst solche Knoten vorübergehend auf, sie entstehen aber immer wieder, weil ja deren Ursache, die Schaltung zu hoher Spannung vom Gehirn in den Muskel bestehen bleibt. Da unsere Therapie direkt in die Ursache der Spannungen im Gehirn hineinwirkt, ist die Löschung viel direkter. Dies erklärt auch, warum die Wirkung der Osteopressur schon in der ersten Behandlung so stark ist, dass die Schmerzen meist weg sind oder drastisch gemindert. Natürlich lässt sich dieser schmerzbefreite Zustand nur aufrechterhalten, wenn die Übungen dauerhaft durchgeführt werden. Genau genommen so lange, wie er sich so eingeschränkt im Alltag weiter bewegt wie zuvor. Also ein Leben lang.

Künstliche Gelenke?

Wir haben am Anfang des Buches schon ausführlich über künstliche Gelenke gesprochen. Viele Menschen und auch ihre Ärzte, Heilpraktiker und Therapeuten glauben, sie seien nicht zu vermeiden. Man müsste nur alt genug werden, dann käme man nicht darum herum. Mittlerweile wissen Sie, dass wir da ganz anderer Auffassung sind.

Ist ein künstliches Gelenk wirklich ein »neues« Gelenk?

Patienten sprechen immer gerne von »neuen« Gelenken. Das hört sich natürlich gut an, aber es verharmlost auch. Man denkt, der Gelenkwechsel sei wie der Wechsel eines Radlagers beim Auto. Man löst die Schrauben, tauscht alt gegen neu und schraubt alles wieder fein säuberlich zusammen. Dass das bei unserem Körper nicht so ist, können Sie in entsprechenden Videos im Internet sehen. Wenn Sie eine solche Operation in Erwägung ziehen, sind diese Filme eine gute Entscheidungshilfe. Denn aus dem so einfach klingenden Weg wird plötzlich das, was es tatsächlich ist: ein ernst zu nehmender Eingriff, der Körperstrukturen verletzt.

Zurück zur Bezeichnung. Sorry, aber es gibt kein »neues« Gelenk. Es gibt nur Versuche, künstliche Gelenke oder Teile davon herzustellen, die das Originalgelenk so gut wie möglich ersetzen. Dabei müsste ein guter Nachbau doch dem Original ähneln, meinen wir. Es sei denn, man ginge davon aus, dass man die vollkommene Konstruktion der Gelenke, die über Jahrmillionen von der Evolution optimiert oder von Gott erschaffen wurden, noch verbessern könnte. Wir fragen uns aber, wie man auf die Idee kommen kann, eine nachgiebige Originalgelenkfläche durch eine superharte aus Metall, Plastik oder Keramik zu ersetzen. Für uns stimmt das schon im Ansatz nicht, denn auf diese Weise übertragen sich Erschütterungen in bestimmten Gelenkwinkeln ungebremst auf die Knochen. Und da wundern sich die Konstrukteure, dass die Ersatzgelenke sich lockern?

Wann sollte man künstliche Gelenke einbauen lassen?

Mittlerweile kann man eine ganze Reihe von Gelenken durch künstliche ersetzen: Hüftgelenk und Kniegelenk, Schultergelenk, Ellenbogengelenk, Sprunggelenk sowie Finger- und Zehengelenke. Bei all diesen Gelenktypen gibt es die verschiedensten Varianten. Man kann den Kopf, die Pfanne oder beides ersetzen.

Trotzdem sollte man es sich gut überlegen, ob man sich ein künstliches Gelenk einsetzen lässt, da solch eine Operation vollendete Tatsachen schafft – das Originalgelenk ist unwiderruflich verloren. Daher raten wir immer, zuerst alle anderen Möglichkeiten auszuschöpfen. Bitte glauben Sie nicht, wir würden aus Prinzip Operationen und künstliche Gelenke ablehnen. Das ist nicht so. Wir sind sehr froh zu wissen, dass es kompetente Chirurgen gibt, die ihren Job verstehen, falls Patienten aus welchen Gründen auch immer ein künstliches Gelenk benötigen. Da sind wir sehr pragmatisch. Unser oberstes Ziel ist die beste Lösung für das Problem der Patienten. Egal woher diese Lösung kommt. Ob es eine schulmedizinische, naturheilkundliche, physiotherapeutische, osteopathische oder was auch immer ist. Das einzige Kriterium darf und muss sein, ob die therapeutische Intervention dem Wohle des Patienten bestmöglich dient.

Wegen Schmerzen die Risiken einer Operation eingehen?

Beginnen wir mit dem Hauptgrund, warum künstliche Gelenke eingebaut werden. Der mit über 95 Prozent häufigste Grund ist der Schmerz, der endlich beseitigt werden soll. Jetzt verstehen Sie, warum wir vorschlagen, das nicht zu überstürzen. Denn wir wissen, dass wir die Schmerzen in den allermeisten Fällen mit unserer Therapie und der Reduzierung der zu hohen Spannungen beseitigen können. Erinnern Sie sich? Wir haben herausgefunden, dass in den meisten Fällen nicht die Arthrose der Grund für die Schmerzen ist, sondern die muskulär-fasziale Überspannung. Und es wäre doch fatal, wenn Sie Ihr Originalgelenk verlieren und dessen Zustand gar nicht der Grund

In seltenen Fällen maximierter Knochenzerstörung muss ein künstliches Gelenk eingesetzt werden. Es sollte aber der letzte Ausweg sein.

für Ihre Schmerzen war. Wir hatten auch besprochen, dass das Knie nach Einbau des Gelenkersatzes noch genau so wehtun kann wie vorher. Deswegen raten wir dringend jedem, der mit dem Gedanken spielt, sich wegen Schmerzen operieren zu lassen, sich zumindest einmal mit unserer Osteopressur behandeln zu lassen. Einfach um zu sehen, ob die Operation überhaupt notwendig ist.

Eine Operation birgt immer Risiken

Die meisten Menschen, die sich ein künstliches Gelenk einsetzen lassen, wissen nicht annähernd, worauf sie sich da einlassen. Es gibt ganz klare Risiken, über die aber leider oft hinweggegangen wird. Das erste Risiko ist das der Narkose. Heute geht da zwar nur selten etwas schief, aber im Lotto gewinnen auch immer einige, obwohl die Chance dafür noch viel geringer ist. Bei älteren Menschen besteht darüber hinaus das Risiko einer vorübergehenden Bewusstseinsstörung. Es kann weiter zu einer Lungenembolie kommen. Die Prothese kann sich lockern, sodass nachoperiert werden muss. Es kann zu Infektionen kommen, weil das künstliche Gelenk anders als das natürliche nicht über ein Immunsystem verfügt. Und es kann passieren, dass sich die Bindegewebszellen vermehren, eine sogenannte Arthrofibrose entsteht, wodurch sich bewegungseinschränkende Narben bilden. Gerade beim Kniegelenk kommt es häufig zu Einblutungen ins Fasziengewebe, was zu Beugehemmungen führt, die oft nicht mehr oder nur sehr langwierig zu beseitigen sind. Und – je nach Methode – kommt es vor, dass die Patienten nach der Operation genauso oder gar schlimmer leiden als vorher.

Frappierend – macht die Narkose schmerzfrei?

Vielleicht wenden Sie jetzt ein: Ja, aber ich kenne doch einige, denen es nach dem Einbau des Gelenkersatzes gut ging. Damit kommen wir zu einem Thema, das Sie sehr überraschen wird. Es stimmt. Tatsächlich geht es vielen Patienten nach einem Eingriff besser, oder sie haben zunächst sogar überhaupt keine Schmerzen mehr. Jetzt halten Sie sich fest. Wissen Sie, was sich im

Laufe der Jahre immer mehr herauskristallisierte und sich durch Gespräche mit Chirurgen und Anästhesisten, die an unserer Ausbildung teilnehmen, verdichtete?

Wir vermuten, dass in vielen dieser Fälle die Schmerzen nicht wegen des neuen Gelenks reduziert oder ganz beseitigt sind, sondern wegen der operationsbegleitenden Maßnahmen. Insbesondere die Narkose und die chirurgischen Eingriffe, um überhaupt an die Stelle der Operation zu gelangen.

Was machen Narkosen je nach Art mehr oder weniger? Sie lassen die Muskeln erschlaffen! Und was passiert mit den zu hohen Spannungen, die ja nach unseren Erkenntnissen die Schmerzen verursachen? Sie sind vorübergehend weg oder deutlich gemindert. Selbst wenn die Patienten keine Vollnarkose, sondern nur eine Teilnarkose oder örtliche Betäubung bekamen, verändert das offensichtlich die Spannungsgefüge so deutlich, dass die Schmerzen reduziert werden oder vorläufig ganz verschwinden. Zusätzlich müssen Gewebe mehr oder weniger durchtrennt, also beschädigt werden. Auch das kann die Spannung der Muskeln und Faszien verändern. Mit dem Effekt, dass die Schmerzen gemindert werden.

Allerdings sind diese Effekte nur vorübergehend. Denn das eingeschränkte Bewegungsprofil des operierten Menschen sorgt über kurz oder lang wieder dafür, dass die Spannungen zu groß werden und die Schmerzen wieder auftreten. Je nach Fall dauert es Wochen bis Monate, dann sind die Schmerzen wieder da. Aber es gibt eine Ausnahme: Der Patient hat in der Reha Übungen bekommen, die sein Bewegungsprofil zufällig so ergänzen, dass die Spannungen sich nicht mehr aufbauen können, und er gehört zu den wenigen, die diese Übungen regelmäßig weitermachen. Oder er hat nach der Operation den Entschluss gefasst, etwas zu ändern, und eine Sportart angefangen, die zufällig genau die ausgleichenden Bewegungen enthält, die das neue Aufbauen der Schmerzen verhindern. Diese Patienten haben dann – meist unbewusst und zufällig – das geändert, was wir in unserer Therapie gezielt mit den Liebscher & Bracht Übungen beabsichtigen.

In Fällen von Schmerzfreiheit nach Operationen liegt es oft daran, dass Narkose oder die Schnitte die muskulär-faszialen Spannungen mindern.

Gefährdung durch künstliche Gelenke – Vergiftung durch Feinstaub?

Es gibt noch weitere Komplikationen mit künstlichen Gelenken, über die bislang viel zu wenig informiert wird. Wir meinen jetzt nicht die Komplikationen wie die Gefahr von Keimen, Schwierigkeiten beim Einbau, Materialfehler oder ähnliche, die direkt mit der Operation zusammenhängen.

Die Kräfte, die schon Ihr Originalgelenk zerstört haben, können auch das künstliche Gelenk verschleißen. Ja, auch das künstliche Gelenk bekommt »Arthrose«. Bei den verwendeten Werkstoffen entsteht Feinstaub, je hochfester das Material ist, desto feiner ist dieser Staub. Er gelangt in die Gelenkkapsel, kann zur Bildung von Tumoren führen, und wenn er fein genug ist, diffundiert er auch in den restlichen Körper und führt zur Belastung mit Schwermetallen oder eben den verwendeten Baustoffen. All das sollten Sie nur in Kauf nehmen, wenn wirklich schwerwiegende Gründe für einen Gelenkersatz sprechen wie zum Beispiel die eingebrochene Pfanne eines Hüftgelenks oder schwerste Bewegungsstörungen aufgrund einer vollkommen zusammengebrochenen Gelenkmechanik.

Unsere Übungen sind auch bei einem künstlichen Gelenk wirksam.

Die gute Nachricht für alle, die schon ein künstliches Gelenk haben

Sie haben schon ein künstliches Gelenk? Bitte machen Sie sich keine Gedanken wegen der drohenden Vergiftung durch den Abrieb. Sie können ihn minimieren, indem Sie sich anfangs mit unserer Osteopressur behandeln lassen und dann vor allem auf Dauer die Übungen machen, die Sie im Praxisteil dieses Buches finden. Dann normalisieren sich die Kräfte, und der Abrieb ist weitaus geringer. Darüber hinaus hält das Gelenk dann länger und lockert sich nicht so einfach. Das Lockern der künstlichen Gelenke ist nämlich eine weitere, häufig auftretende Komplikation.

Des Weiteren sollten Sie sehr gesund leben, wenn Sie Ersatzgelenke im Körper haben. Denn es besteht immer die Gefahr von lokalen Entzündungen im Bereich der künstlichen Gelenke, da sie keine »Abwehrkräfte« in Form eines Immunsystems wie die Originalgelenke haben. Vor allem im Bereich der in den Knochen eingelassenen Verankerungen, wo der Stoffwechsel gering ist, kann ein Nährboden für unerwünschte Keime entstehen. Ernähren Sie sich also möglichst gesund und vermeiden Sie Belastungen, die das Immunsystem überfordern und schwach machen.

Eine Operation oder ein künstliches Gelenk können warten

Wenn eine Operation wirklich unumgänglich ist, sollten Sie diese so lange wie möglich hinausschieben. Solch ein Gelenk hält durchschnittlich nur etwa zehn Jahre, dann muss es ausgetauscht werden. Da bei jedem Wechsel Knochensubstanz verloren geht, kann ein solcher Eingriff nur begrenzt wiederholt werden. Schon der erste Austausch beinhaltet größere Risiken.

Wenn es dann so weit ist, planen Sie bitte mindestens drei Monate ein, um Ihren Körper auf die Operation vorzubereiten. Wie? Indem Sie für das betroffene Gelenk unsere Übungen machen, die Sie im Praxisteil finden. Denn durch diese Übungen machen Sie die Muskeln und Faszien so flexibel, dass es mehr Platz gibt. Dieser Platz muss bei der Operation sonst mit Gewalt und wenn nötig sogar mit Hebelwerkzeugen hergestellt werden. Die Muskeln sind durch die Narkose weitgehend erschlafft. Aber die oft massiv verfilzten Faszien werden durch das Training ebenfalls entspannter und nachgiebiger. Dann fällt es dem Arzt beim Eingriff viel leichter, das künstliche Gelenk einzusetzen.

Versteifung des Gelenks

Gleiches gilt für Verfahren wie die operative Versteifung des Gelenks. Das dürfen Sie ebenfalls nur zulassen, wenn wirklich alle anderen Möglichkeiten ausgeschöpft sind. Aber auch hier können wir Mut machen. Wenn Sie unseren Ratschlägen folgen, sind die Schmerzen kein unlösbares Problem. Und eventuelle knöcherne Veränderungen aufgrund viel zu hoher Spannungen der Muskeln und Faszien können sich auch wieder zurückverändern. Wenn das nicht mehr möglich ist, werden die Knochenveränderungen zumindest nicht mehr schlimmer und Sie können dabei schmerzfrei sein.

Weitere herkömmliche Therapien

Neben den Therapien, die in der Schulmedizin angewandt werden, gibt es noch andere Verfahren, die wir ebenfalls als herkömmlich bezeichnen. Denn sie gehen mehr oder weniger von denselben Voraussetzungen aus – die wir als Irrtum erkannt haben. Auch diese Verfahren betrachten wir auf der Grundlage der vorangegangenen Kapitel kritisch.

Stammzellen – vielversprechend, aber alleine keine Lösung

Immer öfter hört man von neuen Therapien, die aus der Stammzellforschung resultieren. Die Stammzelltherapie befindet sich noch in den Anfängen, da sie in Deutschland erst 2015 zugelassen wurde. Man weiß inzwischen, dass bei einem mittleren Verschleißgrad der Knorpel wieder aufgebaut wird. Je schwerer die Arthrose aber ist, desto unvollständiger kann der Verschleiß behoben werden. Es ist davon auszugehen, dass die Stammzelltherapie – nicht nur bei Arthrose – eine immer größere Rolle spielen wird. Nicht zuletzt deswegen, weil die Behandlungskosten im Vergleich zu künstlichen Gelenken bedeutend geringer sind.

Eine solche Therapie halten wir für wesentlich weniger schädlich als das Einsetzen künstlicher Gelenke. Denn dabei bedient man sich der körpereigenen Strukturen des Patienten: Blut und Fett. Aus dem Fett werden die Stammzellen gewonnen, und das Blutplasma liefert eine hohe Konzentration an Wachstumsfaktoren, die die Teilung und Vermehrung der Stammzellen anregen. Dieses Gemisch aus Blutplasma und Stammzellen wird dann in das erkrankte Gelenk injiziert.

Doch letztlich ist diese Therapie allein auch keine Lösung des Problems. Denn wir dürfen nicht vergessen, warum die Arthrose aufgetreten ist: durch die Bewegungsdefizite, die Spannungserhöhung der verkürzten muskulär-faszialen Strukturen und die daraus folgenden zu großen Druckkräfte auf die Gelenkknorpel, kombiniert mit der Unterernährung durch die fehlenden Gelenkwinkel. Es passiert das Gleiche, was wir schon beim Einbau von gezüchtetem Ersatzknorpel beschrieben haben. Nach einer Phase, in der auch die Schmerzen besser sind, werden die Druckkräfte auf den Knorpel wieder zu groß, und die durch die fehlenden Bewegungswinkel nicht ernährten Bestandteile verhungern. Der regenerierte Knorpel wird ebenso zerstört wie der frühere Knorpel. Dies ist das Gesetz der Biologie, dem sich niemand entziehen kann.

Den Knorpelaufbau auf natürliche Weise fördern

Dank der Untersuchungen einer holländischen Forschungsgruppe, die im Kapitel »Kann sich zurückgebildeter Knorpel wieder aufbauen?« vorgestellt werden, und anderer Stammzellforschungen wissen wir, dass der Körper genügend eigene Stammzellen produziert. Allerdings kommen sie nicht zum Zuge. Der Grund dafür ist der zu große Dauerdruck. Also müssen wir die Druckkräfte im Gelenk normalisieren. Wir bevorzugen deswegen den natürlichen und nachhaltigen Weg, um den Knorpelaufbau zu fördern: Wir verringern die Druckkräfte auf die Knorpel, reduzieren die Schmerzen und geben dem Patienten dadurch die Möglichkeit, die Gelenkwinkel wieder zunehmend zu nutzen. Durch unsere Übungen sorgen wir einerseits für das forcierte Auftreten von Stammzellen und andererseits für eine dauerhafte gesunde Struktur der Faszie.

Falls Sie den scheinbar leichten Weg der Stammzelltherapie gehen möchten, empfehlen wir Ihnen dringend, parallel dazu anfangs unsere Therapie mit der Osteopressur und dann dauerhaft die Übungen zu absolvieren, damit die Regeneration, die Sie mit der Stammzelltherapie erreichen, nicht früher oder später wieder zunichtegemacht wird. Da die Übungen für die Normalisierung Ihrer Gelenksituation unverzichtbar sind, können Sie Ihr Arthrose-Problem allerdings auch gleich auf diese natürliche Weise lösen.

Was bringen Entspannungsmethoden?

Entspannungsmethoden helfen gemäß unserem Erklärungsmodell immer bei Schmerzen. Je intensiver sie die Entspannung fördern, desto mehr wird der Schmerz abnehmen. Das Problem dabei ist, dass der Schmerz wieder hochfährt, sobald die Spannung im Alltag wieder zunimmt. Als zusätzliche Hilfe sind uns diese Effekte natürlich willkommen. Wir müssen uns aber darüber im Klaren sein, dass sie eigentlich Schönfärberei sind. Vor allem, wenn sie mangels Wissen um die biomechanischen Zusammenhänge dauerhaft und ausschließlich angewendet werden. So lässt sich das Problem einfach nicht lösen.

Interessant ist, dass der Faktor Entspannung so etwas wie der »kleinste gemeinsame Nenner« bei vielen naturheilkundlichen Methoden ist, die Schmerzen bei Arthrose senken können. Allerdings kennt man bei vielen dieser Methoden nicht den Wirkmechanismus der Spannungssenkung, der – so wissen wir – für den nachlassenden Schmerz verantwortlich ist.

Das multimodale Modell bei Arthrose

Das multimodale Programm, das mittlerweile zum Goldstandard in der Schmerztherapie zählt, wird auch bei Arthrose angewendet. Leider nützt das dem Patienten nicht wirklich. Denn wenn die einzelnen Disziplinen nicht helfen, helfen sie natürlich auch nicht viel besser, wenn sie kombiniert werden. Natürlich können die Gelenkkugeln ein Stück tiefer im Schmerzsee nach unten rutschen, aber das eigentliche Problem wird nicht gelöst.

Die Empfehlungen des multimodalen Modells sind unserer Meinung nach wenig hilfreich. Quantität kann Qualität nicht ersetzen.

Psychosomatik, Sportwissenschaft, Psychotherapie, Ernährungsberatung, Neurologie, Psychiatrie, Orthopädie, Unfallchirurgie und Orthopädietechnik – das hört sich beeindruckend an. Wenn man aber weiß, was Sie jetzt wissen, dann wird klar, dass diese Kombination Ihnen nicht viel bringen wird, wenn Sie unter Arthrose und Schmerzen leiden.

Ein genauer Blick auf die Empfehlungen des multimodalen Modells für Arthrose

Im multimodalen Modell erhalten Sie Empfehlungen aus verschiedenen miteinander kombinierten therapeutischen Bereichen. Schauen wir uns ein paar Tipps und Verhaltensregeln, die von Verfechtern dieses multimodalen Modells gegeben werden, einmal an. Im Folgenden kommentieren wir einige dieser Empfehlungen. Sie werden zusätzlich zu den herkömmlichen Vorgehensweisen gegeben, auf die wir in diesem Kapitel schon eingegangen sind und die wir als nicht zielführend erkannt haben.

»Übernehmen Sie Verantwortung für sich und akzeptieren Sie, was ist.«

Hilft Ihnen das, wenn Sie nicht wissen, was Sie konkret tun können, um Ihre Schmerzen zu mindern?

»Geben Sie Ihr Schonverhalten auf. Gehen Sie spazieren oder walken.«

Ja wie denn, wenn man vor Hüftschmerzen nicht laufen kann?

»Bewegen Sie sich gezielt, stabilisieren und kräftigen Sie.«

Bitte tun Sie das lieber nicht, beides erhöht noch die Spannungen, die Ihre Gelenke sowieso schon zerstören und die Ursache Ihrer Schmerzen sind.

»Reduzieren Sie Ihre Schmerzwahrnehmung mit Achtsamkeit.«

Sie sollen also Ihre quälenden Schmerzen mit Ihrer inneren Haltung mindern? Und wie geht das, wenn der Körper mit Schmerzen nach Hilfe schreit?

»Lindern Sie Ihre Schmerzen mit Entspannung.«

Das empfehlen wir auch – wir wissen aber, dass das höchstens eine zusätzliche Hilfe ist. Allgemeine Entspannung kann die Schmerzen etwas mindern, aber nicht nachhaltig beseitigen oder die Arthrose stoppen. Allgemeine Entspannung beseitigt nicht die Ursache – die zu kurz und unnachgiebig trainierten Muskeln und Faszien.

»Ernähren Sie sich gelenkfreundlich.«

Gute Idee, das empfehlen wir auch. Die Frage ist aber, wie das konkret aussieht. Leider sind die meisten dieser Tipps weit weg von einer hauptsächlich pflanzlichen Ernährung. Doch vor allem diese trägt dazu bei, die Entzündungen zum Abheilen zu bringen, dadurch die Spannung allgemein zu reduzieren und gute Baustoffe für die Regeneration des

Knorpels zu liefern. Die Hauptursache aber, die zu kurz und unnachgiebig trainierten Muskeln und Faszien, wird dadurch nicht beseitigt.

»Motivieren Sie sich, führen Sie Tagebuch über Ihre Erfolgserlebnisse.«

Über welche Erfolgsergebnisse? Wie kommen die zustande? Wenn Patienten sich immer weniger bewegen können und immer mehr Schmerzen haben, leiden sie. Das raubt so viel Energie und Lebensfreude, dass es einfach nur demotiviert.

Wir denken, Sie verstehen, was wir von solchen und ähnlichen Empfehlungen eines multimodalen Modells halten. Sie können unserer Meinung nach nicht zur Lösung des Problems der Patienten beitragen.

Das Risiko herkömmlichen Krafttrainings bei Schmerzen und Arthrose

Soll man bei Arthrose und Schmerzen Krafttraining machen? Es heißt doch immer, dass kräftige Muskeln die Gelenke schützen und entlasten. Auch hier gibt es viele Missverständnisse. Prinzipiell sind kräftige Muskeln natürlich immer eine gute Option. Je kräftiger die Muskeln sind, umso besser können wir den Alltag bewältigen, egal, was wir tun. Zusätzlich weiß man mittlerweile, dass die Muskeln beim Arbeiten und noch mehr beim Krafttraining sogenannte Myokine erzeugen. Diese Hormone sind dazu in der Lage, Entzündungen überall im Körper zu reduzieren – auch in unseren Gelenken.

Man muss sich aber genau anschauen, was beim herkömmlichen Krafttraining geschieht. Egal ob wir an Geräten, mit Gewichten oder elastischen Bändern trainieren – es wirkt meist stark verkürzend auf die Muskeln. Es führt zu steigender Spannung und nachlassender Flexibilität. Das ist genau der Effekt, den wir nicht haben möchten: Die Spannungen steigen, und die Druckkräfte auf die Gelenkknorpel werden höher. Deswegen ist Krafttraining für die meisten Menschen völlig kontraproduktiv, wenn es nicht durch entsprechende Dehnungen ausgeglichen wird. Sind Arthrose und Schmerzen aber schon vorhanden, wirkt es sich geradezu verheerend aus.

Wir halten also eigentlich sehr viel davon, die Muskeln zu kräftigen. Wenn Sie sich gut genug auskennen, können Sie beim Training die verkürzenden Effekte reduzieren oder bei einzelnen Übungen sogar ganz vermeiden. Oder Sie investieren nach dem Training genug Zeit, um die verkürzenden Effekte so weit wie möglich mit passenden Dehnungsübungen wieder zu beseitigen. Aller Erfahrung nach scheitert das aber meist am Zeitaufwand. Außerdem ist das notwendige

nicht weit genu

gen empfehlen

herkömmliche Kra

zichten und sich auf das Trainier

unserer Übungen zu konzentrieren. Später können Sie Ihr herkömmliches Krafttraining mit unseren Übungen kombinieren.

Unsere Übungen enthalten das perfekte Krafttraining der anderen Art

Beim Krafttraining ist also unbedingt zu beachten, dass trotz der kräftigeren Muskeln die Druckkräfte auf die Gelenkknorpel nicht dauerhaft erhöht werden dürfen. Noch besser wäre es sogar, wenn bei steigender Muskelkraft die zu hohen Druckkräfte auf das physiologische Maß reduziert werden. Ein solches Training gibt es tatsächlich: die von uns dafür entwickelten Übungen, die Sie im Kapitel »Die Liebscher & Bracht Übungen und Faszien-Rollmassage« finden.

Mit unseren Übungen werden Ihre Muskeln stärker und gleichzeitig nachgiebiger. Besonders wertvoll ist, dass die Myokinproduktion dabei noch einmal wesentlich höher ist, da wir genau in den Bereichen kräftigen, die völlig untrainiert sind. Zusätzlich verbessern wir die Gelenkführung. Vor allem dort, wo sie im wahrsten Sinne des Wortes völlig »aus den Fugen geraten« ist. Darüber können Sie sich wirklich freuen, denn Sie profitieren von vielen Vorteilen gleichzeitig. Sie normalisieren Ihre Anspannungsprogramme im Gehirn, verbessern Ihre Faszienstruktur, generieren mehr Myokine und Stammzellen, senken die Druckkräfte auf die Gelenkknorpel auf das physiologische Maß, stellen dauerhaft Schmerzfreiheit her, stoppen die Arthrose binnen kurzer Zeit und ermöglichen den Knorpelaufbau. Fast zu schön, um wahr zu sein, oder? Aber es funktioniert, wie Sie spüren werden, wenn Sie regelmäßig und dauerhaft unsere Übungen in Ihren Tagesablauf einbauen.

Was bringen herkömmliche manualtherapeutische Verfahren?

Egal, wie sie alle heißen – die meisten manualtherapeutischen Verfahren wirken positiv bei Schmerzen und Arthrose. Warum? Weil sie so gut wie immer dazu beitragen, dass im muskulär-faszialen Gewebe die Spannung gesenkt wird. Dies reduziert die Schmerzen, senkt natürlich auch die Druckkräfte auf die Gelenkknorpel und bringt so eine Reduzierung des Verschleißes mit sich.

Die meisten dieser Verfahren sind auf die Auswirkungen in der Struktur fokussiert, um die Spannung zu senken. Beim Triggerpunktverfahren beispielsweise werden Spannungsknoten im Muskel beseitigt. Bei der Sehnenfriktion wird über eine Beeinflussung der Sehnen Spannung reduziert. Rolfing zieht relativ schmerzhaft die Faszien auseinander. Akupressur möchte dies durch Veränderungen der Energieflüsse erreichen. Es gibt unzählige solcher Verfahren, die unterschiedliche bis keine theoretische Untermauerung haben, was physiologisch genau dabei passiert.

Manualtherapien senken die Spannungen vorübergehend.

Manualtherapien allein können niemals nachhaltig sein

Eine Methode ist nur effektiv, wenn sie langfristig wirkt, also nachhaltig ist. Dabei ist es eigentlich sogar gleichgültig, ob es sich um eine manuelle Therapie handelt oder um irgendeine andere Therapie, die dazu in der Lage ist, die Schmerzen und die Arthrose zu beeinflussen. Hier lautet das biologische Gesetz: Kein Arzt oder Therapeut kann Sie alleine durch Therapie – egal ob manuell oder anders geartet – dauerhaft von Schmerzen und Arthrose heilen. Durch eine Behandlung kann er maximal vorübergehend etwas in Ihrem Körper bewirken. Danach fällt der Körper zwangsläufig wieder zurück in den Zustand, der ihm täglich durch Ihre Lebensführung antrainiert wird. Viele Manualtherapien sind deswegen so aufgebaut, dass die Patienten in mehr oder weniger großen Abständen immer wieder behandelt werden müssen. Das bedeutet aber, dass die Patienten von ihrem Therapeuten abhängig sind. Leider ist das für viele schon normal geworden. So fällt es gar nicht mehr auf, dass es eigentlich das Ziel sein sollte, den Patienten dazu in die Lage zu versetzen, selbst für seine dauerhafte Schmerzfreiheit und die Heilung seiner Arthrose sorgen zu können.

Kann sich zurückgebildeter Knorpel wieder aufbauen?

Nun kommen wir zu der Frage, die laut der herrschenden Meinung der Schulmedizin schon lange Zeit und bis heute ganz klar mit Nein beantwortet wird: Kann sich ein abgearbeiteter Knorpel wieder regenerieren? Man müsse sich damit abfinden, dass Arthrose nicht heilbar sei, heißt es. Aber schon immer scheiden sich an dieser Frage die Geister. Denn naturheilkundlich arbeitende Ärzte und Heilpraktiker behaupten seit langem, dass dies möglich ist.

Wir wollen zunächst untersuchen, warum die Möglichkeit des Knorpelaufbaus von Seiten der Schulmedizin so strikt bestritten wird. Der Grund dafür ist unserer Meinung nach ganz einfach. Schulmediziner vertreten das, was sie im Studium gelernt haben. Und dort lernen sie, dass eine Regeneration des Knorpels nicht möglich sei. Mit dieser Überzeugung behandeln sie ihre Patienten und beobachten natürlich – vor allem als Orthopäde – auch keinen Aufbau des Knorpels. Woran erkennt man den Knorpelzustand? Am Röntgenbild. Dort sehen die Ärzte den Gelenkspalt, Wucherungen und andere Knochenveränderungen. Sie sehen eine immer größere Zerstörung. Gleichzeitig leiden diese Patienten an immer stärkeren Schmerzen. Irgendwann sehen die Ärzte keinen Ausweg mehr und empfehlen einen künstlichen Gelenkersatz.

Die Ärzte sehen nie, dass Gelenkspalten wieder größer werden oder Wucherungen zurückgehen. Sie erleben nie, dass Schmerzen weniger werden und schließlich verschwinden. Warum nicht? Weil sie bei ihren Patienten die Voraussetzungen für ein Verschwinden der Schmerzen und eine Knorpelregeneration nicht herzustellen wissen. Und weil Patienten, bei denen die Arthrose oder

Die Schulmediziner haben einen eingeschränkten – eben schulmedizinischen Blick.

Schmerzen sich bessern, nicht mehr zu ihnen gehen, und kein Grund mehr besteht, Bilder zu machen. Denn der Schmerz ist ja weg.

Was man nicht sieht, das gibt es nicht

Wir können wirklich gut nachvollziehen, dass Ärzte und andere Therapeuten, die eine Regeneration nicht beobachten, jeden für inkompetent halten, der anderer Meinung ist. Und wenn dieser andere noch behauptet, Arthroseschmerzen schon in der ersten Behandlung reduzieren oder ganz beseitigen zu können, hört es ganz auf. Selbst wenn damit natürlich das Problem noch nicht gelöst ist, sondern nur bewiesen ist, dass der Schmerz von der zu hohen Spannung der Muskeln und Faszien verursacht wird. Denn eine nachhaltige Lösung ist ja nur durch das dauerhafte Üben der Liebscher & Bracht Übungen zu erreichen.

Schulmedizinisch überzeugte Ärzte und vor allem Orthopäden geraten aber aus noch einem ganz anderen Grund in die Falle. Sie sind so fixiert auf die bildgebenden Verfahren, wie Röntgenbilder, CT oder MRT, dass sie vollständig überzeugt sind, in ihren Bildern die reale Abbildung des Arthroseproblems zu sehen.

Sie kommen noch nicht einmal auf die Idee, dass ihnen etwas entgehen könnte, dass sie so etwas immens Wichtiges übersehen könnten, wie es tagtäglich in tausenden von Praxen und Krankenhäusern passiert.

Was übersehen sie? Sie »übersehen«, was auf den Röntgenbildern »nicht zu sehen« ist – die viel zu hohe Spannung der Muskeln und Faszien. Und wie heißt es so schön: Was man nicht sieht, das gibt es nicht. Auf diesen Bildern sind immer nur die zerstörerischen Folgen der zu hohen muskulär-faszialen Spannung zu sehen. Die Spannung selbst und damit auch der Einfluss der zu hohen Zugspannungen der Muskeln und Faszien werden von der Medizin schlichtweg »übersehen«.

Das muss man erst mal verdauen, oder? Zumal es so viele Hinweise für diese Verkürzungen gibt. Ärzte erzählen uns in den Ausbildungen, dass es bei Operationen teilweise ein Kraftakt ist, das Gelenk auseinanderzubekommen. Dass Muskeln manchmal längs der Faserrichtung geschnitten werden, weil deren Spannung zu groß ist. Bei fast allen Patienten könnte man mit einfachen Tests feststellen, dass Gelenkwinkel einfach nicht mehr erreicht werden, weil da etwas zu »kurz« ist.

Aber wir sollten Verständnis haben für unsere Ärzte. Die meisten von ihnen sind in den Kliniken dermaßen überfordert, dass sie gar nicht dazu kommen, sich Gedanken zu machen über das, wovon sie intuitiv ahnen, dass da etwas schieflaufen könnte. Umfragen, in denen Ärzte, die solche Operationen durchführen, gefragt werden, wie sie sich selbst behandeln lassen würden, zeigen ein eindeutiges Ergebnis: Über 80 Prozent geben an, sie würden zunächst alle Register der konservativen Maßnahmen ziehen, um eine Operation zu vermeiden.

Die Regeneration des Knorpels ist in den meisten Fällen möglich

Ist es nun möglich, dass sich der Knorpel regeneriert? Wir beantworten die Frage ganz klar mit Ja. Es würde doch auch nicht unserer Biologie entsprechen, wenn der Knorpel sich nicht regenerieren könnte. Alles im Körper kann sich regenerieren. Natürlich gibt es Grenzen, zum Beispiel wenn bei Unfällen Gewebe vernichtet oder herausgerissen wurde. Und es gibt Zerstörungen an Gelenken, die sich so lange entwickelt haben, dass sie sich wahrscheinlich nicht mehr regenerieren können, oder wenn doch, dann nur mit extrem großem Aufwand über einen langen Zeitraum. Wobei es selbst in schlimmsten Fällen Regenerationen gibt, die an Wunder grenzen.

Trotz solcher oder ähnlicher Überlegungen sowie Beobachtungen über Gelenkspaltvergrößerungen war und ist dieses Thema seit Jahrzehnten völlig umstritten. Die Forschung berichtet zwar seit einigen Jahren von Stammzellen und sogenannten Vorläuferzellen, die kurz davor sind, wieder zu Knorpelzellen zu werden, aber dann doch von irgendwas davon abgehalten werden. Nach unserer Vermutung ist der Grund dafür derselbe Vorgang, der den Körper schon während der Entstehung der Arthrose davon abhält, den Knorpel regenerieren zu können. Sie wissen, was wir meinen? Genau, die zerstörenden zu hohen Druckkräfte auf die Knorpel und die zur Ernährung nötigen, aber nicht genutzten Bewegungswinkel.

Stammzellen werden durch die zu hohen Spannungen von der Reparatur abgehalten.

Eine überzeugende Studie aus den Niederlanden zur Knorpelregeneration

Den pragmatischen Holländern haben wir es zu verdanken, dass endlich Schluss ist mit dem ewigen Herumdiskutieren. Ab 2011 wurde am Medical Center der Universität Utrecht bewiesen, dass beschädigter Knorpel sich tatsächlich regenerieren kann. Offenbar denken die Ärzte dort ähnlich wie wir, denn sie dachten sich eine Methode aus, um die von Arthrose zerstörten Gelenkknorpel durch äußere Kräfte zu entlasten. Die Patienten, bei denen die neue Technik angewendet wurde, hatten massiv Arthrose in den Kniegelenken (bei 20 Prozent der Knorpelfläche lag schon der Knochen blank und war angegriffen) und Schmerzen, die kaum auszuhalten waren.

Den Patienten wurde ein Gestell mit acht Metallstiften in den Oberschenkel und Unterschenkel implantiert. Mittels dieser Konstruktion wurde ihr Kniegelenk im Verlauf von zwei Monaten um etwa 5 Millimeter auseinandergezogen. Sie konnten mit dem Gestell laufen, die eingebauten Federn bewirkten Druckschwankungen in der Flüssigkeit im Kniespalt. Durch die Entlastung und die Druckschwankungen gelang es tatsächlich, die Knorpelbildung wieder anzuregen und innerhalb dieser kurzen Zeit neuen Gelenkknorpel aufzubauen. Gleichzeitig wurden die Schmerzen stark reduziert oder verschwanden ganz.

Die holländischen Forscher beweisen, dass Knorpel tatsächlich nachwachsen kann.

In der medizinischen Fachwelt herrschte natürlich Aufruhr und starke Ablehnung, als die Holländer ihre Resultate präsentierten. Doch die Patienten waren ein Jahr nach dem Eingriff nicht nur praktisch schmerzfrei, Aufnahmen mit dem Kernspintomografen (MRT) zeigten auch, dass in den Knien tatsächlich dauerhaft Knorpel nachgewachsen war. Trotzdem war die Fachwelt immer noch sehr kritisch. Erst als 2016 die neuen Daten vorgestellt wurden, wich die Zurückhaltung. Die Knorpeldicke, die nach der zweimonatigen Behandlung gemessen worden war, hatte zwar wieder abgenommen, der Knorpel war aber immer noch viel dicker als vor der Behandlung. Großer Beifall für diese holländischen Ärzte! Sie haben es erreicht, dass nun erstmals Fakten geschaffen wurden, die nicht wegzudiskutieren sind.

Wie sich Knorpel regeneriert

Studien zeigen, dass Knorpel sich auf zweifache Weise regenerieren kann. Einmal wandern aus dem Knochenmark Stammzellen, sogenannte Vorläuferzellen, in die Knorpelbereiche, sodass er sich aus dem Knorpelbett heraus regenerieren kann. Zum anderen regeneriert er sich aus den Umgebungsbereichen von zerstörtem Knorpel – wie wenn ein zerstörtes Reihenhaus quasi aus den Nachbarhäusern wieder neu errichtet wird.

Diese Forschungsergebnisse wurden von der herkömmlichen Medizin nicht durchgängig angenommen. Trotz dieser eindeutigen Ergebnisse ist es noch immer die vorherrschende Meinung, die Regeneration des Knorpels sei nicht möglich. Ein wichtiger Grund dafür mag sein, dass eine selbstständige Regeneration des Knorpels nicht beobachtet wird. Aber auch die Stammzellforschung ist nicht davon überzeugt, dass die natürliche Regeneration funktioniert, obwohl sie das Ausschwärmen der Vorläuferzellen beobachtet. Denn trotz der Stammzellen baut sich kein neuer Knorpel auf. Ihr fehlt die Erkenntnis, dass die Reparatur ins Stocken kommt, weil durch den zu hohen Dauerdruck auf die Knorpel alle Regenerationsprozesse zunichtegemacht werden, bevor sie richtig begonnen haben und sich entfalten können.

Wenn die Voraussetzungen stimmen, wächst Knorpel nach

Was bedeutet das für Sie und unsere Therapie? Sie können jetzt noch sicherer sein, dass es sich lohnt, Zeit und Willenskraft in die Übungen zu investieren. Sollte die Schmerzfreiheit als Motivation noch nicht genügt haben, so reicht die nun unzweifelhaft existierende Möglichkeit, dass auch massiv zerstörter Knorpel wieder aufgebaut werden kann, sicherlich aus. Bitte stellen Sie sich vor: Nachdem lediglich acht Wochen lang die zu hohen Druckkräfte auf den Knorpel verringert wurden, hatte sich wieder eine Knorpelschicht gebildet.

Natürlich ist solch ein Gestell, wie es die Holländer eingesetzt haben, absolut nicht angenehm, und es traten immer wieder Entzündungen auf. Es kommt für uns aber vor allem deshalb nicht in Frage, weil wir denselben Effekt viel einfacher und ohne operative Eingriffe haben können. Können Sie sich vorstellen, wie genial es wäre, wenn wir eine solche Entlastung quasi dauerhaft »einbauen« könnten? Dann würde der nachgewachsene Knorpel bestehen bleiben und sich nie mehr abbauen. Das wäre die perfekte Lösung.

Unsere Liebscher & Bracht Übungen statt Operation und Metallgestell

Wahrscheinlich ahnen Sie es schon. Natürlich. Diese Lösung sind unsere Übungen, denn sie entlasten die Gelenke dauerhaft. Und sie haben zusätzlich einen großen Vorteil: Sie befreien exakt die Bewegungsachse, in der die Knorpel zu stark aufeinandergepresst wurden. Dass unsere Übungen den Gelenkspalt vergrößern, haben wir sogar schon nachweisen können. Wir haben bei zehn Probanden vor und nach der Normalisierung der Spannungen rund um das Kniegelenk den Spalt zwischen Kniescheibe und Oberschenkel vermessen. Nach nur einer Behandlung und den Übungen für das Knie war er durchschnittlich 2 Millimeter größer als vorher.

Dieses Ergebnis zeigt, was möglich ist. Nun können Sie hochrechnen, was passieren wird, wenn Sie unsere Übungen, die ja auf die Entlastung Ihrer Gelenke spezialisiert sind, über längere Zeiträume machen. Der Knorpel wird zunächst wieder seine physiologische Dicke erreichen, und dann wird der geringe physiologische Abrieb permanent ausgeglichen. Damit sind Sie am Ziel: Das Problem Arthrose und Schmerzen ist gelöst. Langfristig und dauerhaft. Die einzige Voraussetzung: Sie müssen regelmäßig Ihre Übungen machen. Langfristig und dauerhaft.

Damit hat der ewige Streit, ob und wie der Knorpel wieder nachwachsen kann, endlich ein gutes Ende gefunden. Alle, denen es um das Wohl der Patienten geht, können sich dafür einsetzen, diese Möglichkeit überall bekannt zu machen. Es ist die Zusammenarbeit aller Beteiligten gefragt, damit das sinnlose Leiden endlich gestoppt wird.

Bitte beachten Sie auch, dass damit quasi nachgewiesen ist, dass wir über genug eigene Stammzellen verfügen. Statt solche aus dem Fettgewebe ins Knie einzubringen, sollten wir die im Gelenk vorhandenen unterstützen.

Was führte bei der holländischen Studie zur Schmerzfreiheit?

Wie ist die Schmerzreduzierung oder Schmerzbefreiung zu erklären, welche die Holländer erreichten? Die holländischen Ärzte würden wahrscheinlich sagen: durch den wieder aufgebauten Knorpel. Wir hingegen wissen, dass es nur indirekt mit den regenerierten Knorpelflächen zu tun hat. Gemäß unserem Schmerzerklärungsmodell wurden durch das Auseinanderziehen des Gelenks als Nebeneffekt die Muskeln und Faszien gedehnt – um 5 Millimeter. Wird 24 Stunden am Tag, acht Wochen lang rings um das Gelenk gedehnt, ist das eine massive Dehnung mit lang anhaltenden Effekten. Durch die so reduzierten muskulär-faszialen Spannungen wurden nicht nur die Voraussetzungen dafür geschaffen, dass sich der Knorpel wieder aufbaut. Auch das Gehirn muss keinen Alarmschmerz mehr schalten, der vor der Arthrose warnt.

Was aber wissen auch Sie als Leser inzwischen? Genau, irgendwann geht diese Dehnung wieder verloren, da die Patienten wieder ihr übliches tägliches Bewegungsprofil leben. Und dann startet der Arthrose-Prozess erneut. An unseren Übungen kommen Sie einfach nicht vorbei. Sie haben den gleichen Effekt, ohne dass Sie vorher eine Operation, ein durch die Knochen gebohrtes Metallgestell und Entzündungen ertragen müssen.

***

Da Schmerzen und Arthrosen letztlich durch Ihre individuellen Bewegungsmuster verursacht werden, setzen unsere Übungen exakt dort an. Mit ihnen erarbeiten Sie sich wieder die Bewegungswinkel, die verloren gegangen sind. Dadurch werden die Bewegungsprogramme im Gehirn wieder normalisiert, und die Faszienstruktur wird wieder flexibel. Nur auf diese Art und Weise können die meisten Schmerzen und Arthrosen nachhaltig geheilt werden.

Aber das ist noch nicht alles. Sie können Ihrem Körper noch mehr Gutes tun. Im nächsten Kapitel geht es darum, wie Sie die indirekten Faktoren gezielt gegen Schmerzen und Arthrose einsetzen können.

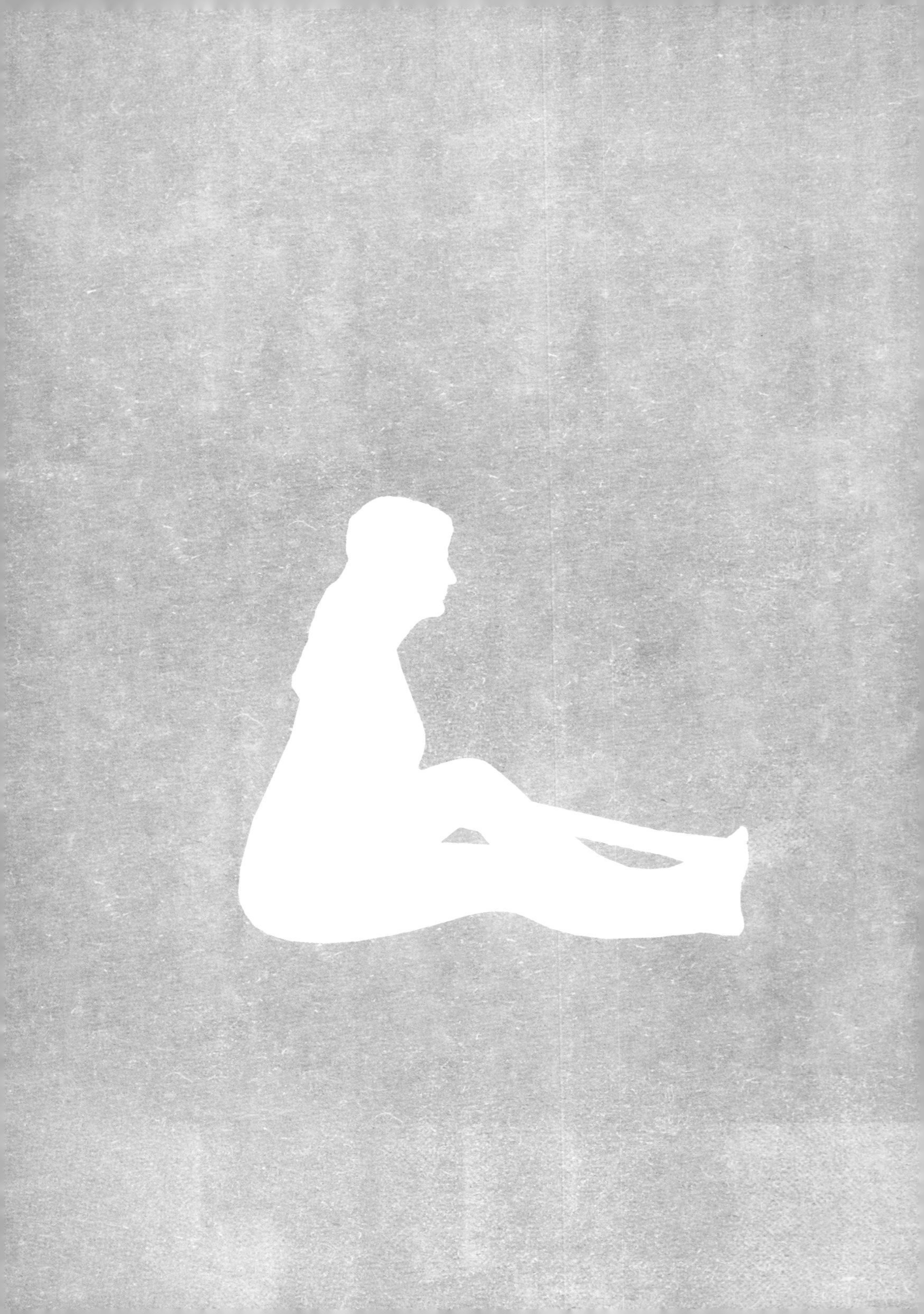

So schaffen Sie optimale Grundlagen für die Knorpelregeneration

Nun kommen wir zum ersten Teil der Praxis zur Selbsthilfe. In diesem Kapitel geht es um die Nutzung der indirekten Faktoren. Suchen Sie sich aus den vielfältigen Möglichkeiten die aus, die Sie ansprechen, mit deren Umsetzung Sie beginnen möchten. Der größte Hebel zur Verbesserung Ihres Zustandes steht Ihnen mit der Optimierung Ihrer Ernährungsgewohnheiten zur Verfügung. Aber ergänzen Sie dies ruhig mit Maßnahmen des Umfeldes und der Psyche. Die entstehenden Synergien machen es Ihnen und Ihrem Körper leichter, den Knorpel zu regenerieren. Gleichzeitig werden Ihre Schmerzen abnehmen, da alle Gelenkkugeln des Schmerzsees durch die steigende Entspannung etwas nach unten sinken. Dadurch werden Ihnen die körperlichen Übungen leichterfallen.

Und der schönste Nebeneffekt: Diese Maßnahmen steigern gleichzeitig Ihren allgemeinen Gesundheitszustand.

Setzen Sie Ihre Ernährung gegen Schmerzen und Arthrose ein

Weiter vorn hatten wir beschrieben, wie die indirekten Faktoren – ungeeignete Ernährung, ein belastendes Umfeld oder psychischer Stress – zur Schmerzverstärkung beitragen. Was dem Körper nicht guttut, erhöht die Muskelspannung, mit all den bekannten negativen Folgen. Angenehme und entspannende Einflüsse hingegen wirken sich positiv aus.

So lindert eine Ernährung, die vor allem entzündungshemmende und entspannende Eigenschaften besitzt, auch den Schmerz. Es gibt einen sehr kurzen, aber gleichzeitig sehr prägnanten Satz von dem amerikanischen Journalisten Michael Pollan. Sein Ratschlag für die ideale Ernährung lautet: »Eat fresh, mostly plants, not too much.« Dieser Satz sagt eigentlich alles.

Meiden Sie vor allem tierische Produkte und Zucker

Viele Entzündungsvorgänge werden durch ungeeignete übersäuernde Nahrung ausgelöst oder unterstützt. Dabei steht Fleisch ziemlich weit oben. Die Arachidonsäure, eine Fettsäure, die nur in tierischen Nahrungsmitteln vorhanden ist, regt den Körper dazu an, entzündungsfördernde Botenstoffe zu bilden. Zudem entsteht durch den hohen Anteil schwefelhaltiger Aminosäuren im Fleisch eine Übersäuerung in den Geweben unseres Körpers. In der Folge kann das Bindegewebe im Zwischenzellraum schlechter Wasser binden, was dazu führt, dass die Zellen schlechter mit Nährstoffen versorgt werden und auch die Entsorgung von Abfallstoffen nicht so gut funktioniert. Nicht zuletzt enthält Fleisch wesentlich mehr entzündungsfördernde Omega-6-Fettsäuren als pflanzliche Lebensmittel. Diese Unterversorgung und entzündlichen Zustände tragen zu einer Erhöhung der Muskelspannung und damit zu Schmerzen bei.

Bei Schmerzen und Arthrose sollten Sie daher möglichst wenig oder gar keine tierischen Nahrungsmittel konsumieren, einschließlich Milch und Milchprodukte. Das wirkt entspannend auf den gesamten Körper und unterstützt die entspannende Wirkung der Übungen auf die betroffenen Gelenke. Auf diese Weise trägt die Ernährungsweise noch einmal mehr zur Schmerzbefreiung bei.

Reduzieren Sie also tierische Eiweiße, das heißt Fleisch, Fisch, Geflügel und Eier sowie alle Produkte aus Milch, wie Quark, Käse und Joghurt. Ersetzen Sie Wurst, Schinken, Käse, Kräuterquark usw. durch vegane Aufstriche. Mittlerweile gibt es diese in vielen verschiedenen Geschmacksrichtungen. Fleisch, Fisch und Eier können Sie zum Beispiel durch Sojaprodukte ersetzen. Auch hier gibt es inzwischen zahlreiche

Möglichkeiten. Je nachdem, wie Sie sich zurzeit ernähren, können Sie nach und nach einzelne Produkte austauschen und sich immer weiter optimieren.

Auch raffinierten Zucker sollten Sie von Ihrem Speiseplan streichen, denn er macht die Faszien spröde, brüchig, reißanfällig und unflexibel. Sie können ihn wunderbar durch Süßkraut (Stevia) ersetzen. Dieses Süßungsmittel, das aus der Steviapflanze gewonnen wird, süßt 300-mal stärker als Zucker und hat keine Kalorien.

Schärfen Sie Ihr Bewusstsein für gesunde Ernährung

Wir empfehlen Ihnen, bei Arthrose und Schmerzen vor allem frische pflanzliche Lebensmittel zu sich zu nehmen. Für den gesunden Menschen ist es zwar nicht schädlich, wenn maximal rund 5 Prozent der Nahrung aus tierischen Quellen stammt. Bei Krankheitszuständen aber, also auch bei Arthrose, ist es wichtig, die Eiweiße umso mehr zu reduzieren, je schwerer diese Krankheiten sind. Dadurch machen Sie es Ihrem Körper sehr viel leichter, Reparaturarbeiten schneller und in besserer Qualität ablaufen zu lassen. Falls Sie sich mit einer so kleinen Menge an tierischen Lebensmitteln überhaupt nicht anfreunden können, machen Sie sich bitte keinen Stress. Reduzieren Sie einfach die tierischen Eiweiße, soweit Sie sich wohlfühlen. Jeder Schritt in diese Richtung – und sei er zunächst noch so klein – hilft Ihren Gelenken und Ihrer Gesundheit. Lassen Sie sich einfach Zeit, fühlen Sie in sich hinein.

Nehmen Sie sich also nicht zu viel auf einmal vor. Machen Sie kleine Schritte: Wenn mehr als 60 Prozent Ihrer Ernährung aus tierischen Produkten besteht, ist eine Reduzierung auf 50 Prozent schon eine Verbesserung. Nach einiger Zeit gehen Sie vielleicht auf 40 Prozent runter und unterstützen die positive Entwicklung dadurch noch mehr. Egal auf welchem Level Sie momentan sind, jede Minderung wird Ihnen helfen, sich täglich besser zu fühlen. Setzen Sie sich ein Ziel, wie groß der Anteil an pflanzlichen Produkten in Ihrer Ernährung zukünftig

Frische und pflanzliche Lebensmittel sollten den Löwenanteil Ihres Speiseplans ausmachen. Jeder Schritt in diese Richtung bringt Sie näher zur Schmerz- und Arthrosefreiheit.

sein soll, und gehen Sie ganz individuell vor, so wie Sie es möchten und Ihre Gewohnheiten es zulassen. Vielleicht möchten Sie die neue Ernährungsweise auch einige Wochen oder Monate lang testen. Danach können Sie entscheiden, wie Sie weiter vorgehen.

Unsere Auflistungen sind Anregungen für Ihren Speiseplan. Probieren Sie, was Sie mögen. Freuen Sie sich auf neue Geschmackserlebnisse.

Der große Vorteil dieser schmerzlindernden Ernährung ist, dass Sie auch auf allen anderen Ebenen gesundheitlich davon profitieren. Sie vermeiden so gut wie alle der modernen Zivilisationskrankheiten oder verringern zumindest die Wahrscheinlichkeit, daran zu erkranken.

Lebensmittel, die Schmerzen und Entzündungen lindern und den Knorpelaufbau unterstützen

Die Lebensmittel in der folgenden Aufzählung wirken in besonderem Maße antientzündlich und schmerzsenkend. Darüber hinaus stellen sie die nötigen Bau- und Hilfsstoffe für die Knorpelregeneration zur Verfügung. Kombinieren Sie diese speziellen Anti-Arthrose-Lebensmittel mit weiteren vollwertigen pflanzlichen Lebensmitteln, die Ihre Basisernährung darstellen: Vollkornreis oder Pseudogetreide wie Hirse, Buchweizen, Amaranth und Quinoa. Als weitere pflanzliche Eiweißquellen empfehlen wir Ihnen Hülsenfrüchte. Diese sind umso wichtiger, je geringer der Anteil an tierischen Produkten in Ihrer Ernährung ist.

- Alle Gemüse, vor allem aber Zwiebeln, Knoblauch, Radieschen, Brokkoli, Rettich, Meerrettich, Gurken, Zucchini, Spargel, Spinat, Lauch, Rote Bete, Bohnen, Süßkartoffeln, Kartoffeln mit Schale und sämtliche Kohlarten
- Sprossen aller Art, insbesondere Brokkoli
- Salate aller Art, insbesondere Bittersorten
- Früchte aller Art, insbesondere Mangos, Papayas, Ananas, Pfirsiche, blaue Trauben, Sauerkirschen, Pflaumen, Äpfel, Zitronen
- Beeren, vor allem Erdbeeren, Himbeeren, Heidelbeeren, Brombeeren
- Gewürze, insbesondere Kurkuma, Ingwer, Zimt, Chili

- Kräuter, am besten frisch oder im Winter eingefroren: Rosmarin, Salbei, Basilikum, Petersilie, Oregano, Schnittlauch, Thymian, Liebstöckel, Koriander, Dill
- Wildkräuter aller Art
- Nüsse aller Art, vor allem Cashewnüsse, Walnüsse, Haselnüsse, Erdnüsse, Mandeln
- Pilze aller Art, insbesondere Steinpilze
- Samen aller Art, vor allem Sonnenblumenkerne, Leinsamen, Sesam, Hanfsamen, Mohn
- Getreide, vor allem Haferflocken, Dinkel, Urkorn, Braunhirse (Urhirse); Achtung: Weizen und Roggen bitte meiden
- Pflanzenextrakte, insbesondere Hagebutte, Teufelskralle, Pinienrinde, Weidenrinde, Ackerschachtelhalm, Brennnessel
- Kakao (Schokolade mit bis zu 100 Prozent Kakaoanteil), Senf, Meerrettich
- Tierische Nahrungsmittel (nur wenn Sie nicht darauf verzichten wollen): Fisch in Form von Hering und Matjes

Beziehen Sie die Lebensmittel so weit wie möglich aus kontrolliert biologischem Anbau. Je frischer die Nahrungsmittel sind, also je weniger gekocht, eingefroren, industriell verarbeitet usw., desto besser. Ausnahmen bestätigen hierbei die Regel. Zum Beispiel enthalten gekochte Tomaten mehr verfügbares Lycopin, ein hocheffizientes Antioxidans, das freie Radikale vernichten kann, die einen der Hauptauslöser für Entzündungen darstellen. Trotzdem sollten Sie auch frische Tomaten essen, denn diese enthalten mehr von den Vitaminen, die durch den Kochprozess verloren gehen, wie das bei den meisten B-Vitaminen sowie beim Vitamin C der Fall ist. Und nicht zu vergessen: Trinken Sie täglich 2 bis 3 Liter reines Wasser oder grünen Tee, und zwar in kleinen Mengen über den Tag verteilt. Nur so kann Ihr Körper die Flüssigkeit gut aufnehmen.

Wenn Sie noch mehr für Ihre Stammzellaktivität und Regeneration tun wollen, dann legen Sie häufige Fastenperioden ein. Man weiß inzwischen warum beim Fasten so massive Verbesserungen des Gesundheitszustandes passieren können. Im Fastenmodus steigt die Aktivität der Stammzellen an. Das geht soweit, dass sogar Krebszellen vermehrt vernichtet werden. Gleichzeitig werden sogenannte

Sirtuine aktiv, wenn der Magen leer ist. Sie reparieren Zellen im Körper. Wenn längeres Fasten nichts für Sie ist, dann fasten Sie einfach täglich indem Sie nur zwischen 12 und 20 Uhr Essen.

Wenn Sie auf das Thema Ernährung aggressiv reagieren

Sie stellen bei sich selbst fest und wundern sich vielleicht sogar darüber, dass Sie aggressiv auf das Thema gesunde Ernährung und eine Umstellung Ihrer gewohnten Ernährung reagieren? Dann hilft es Ihnen vielleicht, Folgendes zu wissen: Über unsere Verbindung zur Mutter sind wir alle sehr angreifbar, was das Thema Ernährung angeht. Denn wer seine Ernährung in Frage stellt, sie radikal ändert oder fühlt, dass er das eigentlich tun müsste, der gerät in einen unbewussten Konflikt. Der Bruch mit der gewohnten Ernährungsweise ist immer auch ein gewisser Ablöseprozess von der Mutter. Deswegen reagieren Menschen immer wieder emotional, wenn es darum geht, die von der Mutter gewohnte Ernährungsweise zu verändern. Aber auch hier ist Wissen Macht. Wenn Sie diese Zusammenhänge kennen, können Sie viel entspannter und sachlicher an dieses Thema herangehen.

Das Fermentieren als Turbo nutzen

In diesem Zusammenhang möchten wir eine Lanze für das Fermentieren brechen. Diese Konservierungsform wird derzeit wieder neu entdeckt, und das aus gutem Grund. Denn fermentiertes Gemüse ist nicht nur lange haltbar, es entfaltet außerdem viele Heilkräfte, die bei unserem Ziel gute Dienste leisten. Der gesundheitliche Aspekt von rohem, fermentiertem Gemüse ist in vielen Kulturen seit Jahrhunderten bekannt, durch die industrielle Verarbeitung von Lebensmittel jedoch leider in Vergessenheit geraten.

Fermentiertes Gemüse enthält viele Vitalstoffe sowie lebendige Bakterienkulturen. Diese sind besonders für eine gesunde Darmflora und somit für ein starkes Immunsystem extrem wichtig. Obwohl sich viele Lebensmittel fermentieren lassen, nutzen wir diesen Vorgang vor allem für die verschiedenen Gemüsesorten, die eine schmerzlindernde und antientzündliche Wirkung haben.

Vitalstoffe, die den Knorpelaufbau fördern

Zusätzlich zu einer Veränderung Ihrer Ernährung können Sie die Möglichkeiten der orthomolekularen Medizin nutzen, um Ihrem Körper wichtige Nährstoffe in höherer Dosierung zur Verfügung zu stellen. Wir empfehlen Arthrosepatienten, ihre Ernährung für mindestens ein Jahr so wie beschrieben umzustellen und mit hochwertigen Nahrungsergänzungsmitteln die Wirkung zu unterstützen.

Glucosamin ist ein Baustoff für die Herstellung des Eiweiß-Zucker-Netzwerkes im Knorpel, regt gleichzeitig die Knorpelzellen zur Bildung von Kollagen an, wirkt entzündungshemmend und reguliert den gesamten Gelenkstoffwechsel.

MSM ist eine organische Schwefelverbindung, die entzündungshemmend und antioxidativ wirkt und Verletzungen im faszialen Gewebe reduziert. Ebenso wird MSM als schmerzlindernd beschrieben. Außerdem hemmt es knorpelabbauende Enzyme.

Hyaluronsäure ist wichtiger Bestandteil des gesamten Fasziengewebes, also auch für Elastin und Kollagen, und sorgt vor allem für die Wasserbindung und das gesunde, seidige Gleiten der Faszienschichten. Im Gewebe sorgt die Hyaluronsäure für die nötige Elastizität und für einen guten Stoffaustausch zwischen extrazellulärem Gewebe und den Körperzellen.

Kieselsäure, auch als **Silizium** bekannt, aktiviert die Bildung und Erneuerung der Bindegewebsfasern Elastin und Kollagen. Elastin hält das Bindegewebe elastisch, und Kollagen ist für die Festigkeit notwendig. Fehlt Silizium, kann es durch Elastizitätsverlust zu einer mangelnden Nährstoffversorgung der Zellen und zu einer reduzierten Entgiftungsleistung kommen. Eine weitere wichtige Eigenschaft des Siliziums: Es kann das bis zu 300-Fache seines Eigengewichts an Wasser binden.

Zink wirkt antientzündlich und verbessert die Regeneration und Synthese von Kollagen und Elastin.

Lysin ist eine bedeutende und notwendige Aminosäure zum Aufbau der gesamten faszialen Strukturen.

Vitamin C hat eine wichtige antioxidative Bedeutung und ist unabdingbar für den Aufbau von gesundem Kollagen.

Vitamin D ist mehr als ein Vitamin, es ist ein Hormon, das jede Zelle benötigt, nicht nur für den Knochenbau, auch für das Gehirn und Immunsystem, und wirkt zudem antientzündlich.

Premium-Nahrungsergänzung für Schmerzfreiheit und Gelenkgesundheit

Petra ist seit 30 Jahren auf Ernährungsmedizin und orthomolekulare Medizin spezialisiert. Auf Letztere deswegen, weil in den letzten Jahrzehnten das Wissen um die kleinsten Bestandteile unserer Nahrung rasant zunahm und auch messbar wurde. Der Gehalt an Mikronährstoffen in unserer Nahrung hat vielfach nachgelassen, da die Böden ausgelaugt sind und die Art und Weise, wie die Produkte geerntet, behandelt, gelagert und industriell verarbeitet werden, mit hohen Nährstoffverlusten einhergeht. Die Folgen sah Petra täglich bei ihren Patienten: Extrem häufig gab es eindeutige Zusammenhänge zwischen Krankheiten, speziell Arthrose und langwierigen Schmerzzuständen, und Nährstoffdefiziten.

Unsere Nahrungsergänzungen sind hocheffektiv. Aber es sind »Ergänzungsmittel«, und sie können eine gesunde Ernährung nicht ersetzen.

Sie erkannte zudem, dass zum einen der Gehalt an Nährstoffen in der Nahrung sank, jedoch gleichzeitig der Bedarf an Nährstoffen anstieg, aus Gründen wie steigender Umweltbelastung, zunehmender Bewegungsarmut und ausuferndem Stress. Da unsere Kinder damals gerade begannen, feste Nahrung zu sich zu nehmen, und wir ihnen nur Nährstoffe geben wollten, bei denen wir sicher waren, dass sie qualitativ hochwertig sind, entwickelte sie erste Rezepturen für hochwertige Nahrungsergänzungsmittel. Dies hat sie über all die Jahre fortgeführt, immer wieder die Rezepturen verbessert. Heute verfügen wir über drei Premium-Nahrungsergänzungsmittel, die miteinander kombiniert perfekt auf die Bedürfnisse des Körpers im Falle von Schmerzen, Übersäuerung, Entzündungen und Arthrose abgestimmt sind. Je hochwertiger die Nahrung ist, mit der sie kombiniert werden, desto mehr Synergien werden frei.

Sollten Sie überhaupt kein Interesse an einer Umstellung auf gesündere Ernährung haben, dann sorgen diese drei Premium-Nahrungsergänzungsmittel dafür, dass Sie die schlimmsten Auswirkungen Ihrer ungünstigen Essgewohnheiten zumindest begrenzen können und mit den notwendigsten Vitalstoffen versorgt sind. Der Königsweg besteht aber zweifellos darin, sich so gut wie möglich zu ernähren und zusätzlich regelmäßig hochwertige Nahrungsergänzungsmittel zu nehmen.

Rezepte gegen Schmerzen und Arthrose

Im Grunde genommen können Sie einfach Bestandteile Ihrer gewohnten Ernährung immer mehr durch die oben genannten Lebensmittel ersetzen. Petra hat für Sie eine kleine, beispielhafte Auswahl an Anti-Arthrose-Rezepten zusammengestellt, die Sie bei Ihrer Nahrungsumstellung unterstützen, aber auch anregen sollen. Sie können die Rezepte nach Geschmack sowie Lust und Laune verändern. Variieren Sie bei den Gemüsesorten und Früchten nach Geschmack, Saison und gemäß der Lebensmittelliste. Kreieren Sie so Ihre eigenen Rezepte. Verwenden Sie so weit wie möglich Lebensmittel aus der Region und nach Saison. Und denken Sie daran, möglichst nur biologisch kontrollierte Lebensmittel zu verwenden. Sie sind ihren Preis wert. Sie enthalten nicht nur mehr Vitalstoffe, insbesondere sekundäre Pflanzenstoffe, sondern auch wesentlich weniger bis gar keine Pestizide und haben dadurch einen höheren gesundheitlichen Nutzen.

Nähern Sie sich an die neue Auswahl der Lebensmittel an, so wie Sie sich wohlfühlen. Gehen Sie besser langsam vor, als dass Sie sich zu viel vornehmen und dann die Lust verlieren, weil Sie sich überfordert fühlen. Wenn Sie zu den Hauruck-Typen zählen und alles auf einmal machen möchten, dann empfehlen wir Ihnen auf jeden Fall, den ersten Anlauf zeitlich zu begrenzen. Setzen Sie sich zum Beispiel eine Frist von vier Wochen, dann schauen Sie, wie es Ihnen geht, und passen Ihren Plan bei Bedarf an.

Lassen Sie sich Zeit und probieren Sie, welche der genannten Lebensmittel Ihrem Geschmack entsprechen. Bereiten Sie sie auf unterschiedliche Weise zu, und finden Sie Ihre persönliche optimale Zusammenstellung.

Um die Schmerzen und die Arthrose zu lindern, sind die Übungen am wichtigsten, deren Hebel sind die größten. Mit der Ernährung, der Psyche und dem Umfeld können Sie sich Zeit lassen. Schauen Sie, was sich gut für Sie anfühlt.

Anti-Arthrose-Smoothie

Zutaten für 2 Portionen

*1 Apfel * 1 reife Mango * 80 g grüne Blätter (Babyspinat, Postelein, Rucola, Wildkräutergemisch: Acker-Schachtelhalm, junge Brennnessel, Giersch, Minze etc. * 1 Handvoll frische Petersilie oder frischer Koriander * 2 Datteln ohne Kern * 2 EL frisch gemahlene Lein-, Hanf- oder Chiasamen * 1 Prise Zimt * Saft von ½ Zitrone * 150–200 ml Wasser oder kalter Grüntee nach Belieben*

* Den Apfel waschen, zerteilen und entkernen. Die Mango schälen und das Fruchtfleisch in Stücken vom Kern schneiden. Die grünen Blätter und die Kräuter waschen und trockentupfen.
* Sämtliche Zutaten in einen Mixer geben, kräftig mixen und sofort servieren.

Anti-Arthrose-Porridge

Zutaten für 1–2 Portionen

*8 EL Haferflocken * 1 Prise Zimt * 1 Prise Salz * 5–8 Blättchen frische Minze * 2 EL Orangen- oder Zitronensaft * 1–2 EL Kokosblütenzucker oder Ahornsirup * 100 g Erdbeeren * 100 g Himbeeren * 100 g Heidelbeeren * 2 TL Chiasamen*

* Haferflocken mit 400 ml Wasser, Zimt und Salz aufkochen, anschließend bei geschlossenem Topf kurz ziehen lassen.
* Die Minze hacken, die Beeren waschen und putzen.
* Saft und Süße sowie die klein gehackte Minze unter die Haferflocken rühren. Das Porridge in Schalen füllen und die frischen Beeren und die Chiasamen darübergeben.

Anti-Arthrose-Salat

Zutaten für 2 Portionen

*1 kleiner Chinakohl * 2 Äpfel * 10 Mandeln * 2 Paranüsse * 1 Handvoll frische Wildkräuter * 50 g Heidelbeeren*

Für das Dressing

*½ TL Salz * 1 TL mittelscharfer Senf * Saft von 1 Zitrone * 1 EL weißer Balsamicoessig * 3 EL Soja Cuisine*

* Den Chinakohl putzen und in feine Streifen schneiden. Die Äpfel entkernen und in kleine Würfel schneiden. Mandeln und Nüsse grob hacken. Die Wildkräuter waschen und hacken. Alles in eine Schüssel geben und die Beeren unterheben.
* Die Zutaten für das Dressing gut verrühren und über den Salat geben. Alles gut mischen und servieren.
* Dazu schmeckt das Anti-Arthrose-Brot sehr lecker.

Anti-Arthrose-Suppe

Zutaten für 2 Portionen

*1 rote Zwiebel * 1 Knoblauchzehe * 1 Stück Ingwer (ca. 4 cm) * 500 g Möhren * 1 TL Kokosöl * 750 ml Gemüsebrühe * 1 TL Kurkuma * 1 TL Curry * schwarzer Pfeffer * nach Belieben etwas Chilischote * etwas Muskatnuss oder Macisblüte * Saft von 1 Orange * ½ Bund Koriander*

* Zwiebel, Knoblauch und Ingwer schälen und hacken. Die Möhren putzen und in kleine Würfel schneiden.
* Das Kokosöl in einem Topf erhitzen, Zwiebel, Knoblauch und Ingwer darin andünsten, dann die Möhren zugeben und unter Rühren 3 Minuten anbraten. Mit der Gemüsebrühe ablöschen und 15 Minuten köcheln lassen.
* Die Suppe mit einem Mixstab pürieren, dann die Gewürze zugeben und den Orangensaft unterrühren. Den Koriander fein hacken und über die Suppe streuen.

Anti-Arthrose-Gemüsepfanne

Zutaten für 2 Portionen

*1 rote Zwiebel * 2 Knoblauchzehen * 1 kleine Peperoni * 1 Zucchini * 2 Fenchelknollen * 4 reife Tomaten * 1 TL Kokosöl * 200 ml Gemüsebrühe * 1 EL Tamari (glutenfreie Sojasauce) * je 1 gestr. TL Majoran, Thymian, Oregano getrocknet, gerne auch frisch * ½ TL Kurkuma * schwarzer Pfeffer * 1 EL Mandelmus * 1 Handvoll Sprossen*

* Zwiebel und Knoblauch schälen, Peperoni putzen und alles fein hacken. Zucchini, Fenchel und Tomaten waschen, putzen und in kleine Würfel schneiden.
* Das Kokosöl in einer Pfanne erhitzen. Zwiebel, Knoblauch und Peperoni kurz anbraten, anschließend Fenchel und 2 EL der Gemüsebrühe hinzufügen und etwa 3 Minuten garen lassen. Zucchini, Tomaten, restliche Brühe, Tamari, Kräuter, Kurkuma und Pfeffer hinzugeben und alles 15–20 Minuten leicht köcheln lassen.
* Mit Mandelmus binden und vor dem Servieren die Sprossen darüberstreuen.
* Dazu passen Reisnudeln oder kleine Pellkartoffeln, die untergemischt oder extra dazu serviert werden können.

Anti-Arthrose-Auflauf

Zutaten für 2 Portionen

*500 g Brokkoli * 500 g festkochende Kartoffeln * 1 mittlere rote Zwiebel * 2 Knoblauchzehen * 1 kleine Peperoni * ½ TL Kokosöl * 450 ml Mandelmilch * 1 TL Gemüsebrühe, instant * 1 TL Kreuzkümmel * 1 TL Kurkuma * 1 TL Curry * ½ TL Salz * schwarzer Pfeffer * Reismehl * ½ Bund Dill, Petersilie oder Koriander * 1 Limette*

* Den Brokkoli waschen, putzen, zerkleinern und in kochendem Wasser 3 Minuten blanchieren. Die Kartoffeln gut abbürsten, in der Schale garen und in Scheiben schneiden.
* Zwiebel und Knoblauch schälen, Peperoni putzen und alles fein hacken. Das Kokosfett in einer Pfanne erhitzen, Zwiebel, Knoblauch und Peperoni darin an-

schwitzen. Mandelmilch, Gemüsebrühe, Kreuzkümmel, Kurkuma, Curry, Salz und Pfeffer hinzufügen. Zum Andicken etwas Reismehl unterrühren.

* Brokkoli und Kartoffeln in eine Auflaufform schichten, mit der Sauce übergießen und im Ofen bei 180 °C Umluft ca. 20 Minuten überbacken.
* Die frischen Kräuter hacken und über den fertigen Auflauf streuen. Die Limette in Spalten schneiden und zum Auflauf servieren.

Anti-Arthrose-Nascherei

Zutaten für ca. 20 Pralinen

*60 g Mandeln * 90 g Kokosraspel * 2 Datteln ohne Kern * 100 g Mandelmus * 1 EL Ahornsirup * 1 EL Kakaopulver * 1 Prise Salz * 1 Prise Kurkuma * ½ TL gemahlene Vanille*

* Mandeln, Kokosraspel und Datteln im Mixer möglichst fein hacken.
* Mit den restlichen Zutaten zu einer Masse vermengen, daraus Kugeln formen und kühl stellen.

Anti-Arthrose-Brot

Zutaten für 1 Portion

*150 g Haferflocken * 135 g Sonnenblumenkerne oder Kürbiskerne * 90 g frisch geschroteter Leinsamen * 60 g Nüsse nach Wahl * 2 Paranüsse * 2 EL Chiasamen * 4 EL Flohsamenschalenpulver * ½ TL Meersalz * ½ EL Ahornsirup oder 1 TL Kokosblütenzucker*

* Alle Zutaten zusammen mit 350–400 ml Wasser in eine Schüssel geben und zu einer gleichmäßigen Masse kneten. Am einfachsten geht es mit einer Küchenmaschine.
* Den Teig in eine mit Backpapier ausgelegte Kastenbackform füllen, wer mag, kann ihn über Nacht ruhen lassen.
* Das Brot bei 180 °C Umluft ca. 1 Stunde backen.

Anti-Arthrose-Quark

Zutaten für 1 Portion

*2 TL Leinöl * 125 g Sojaquark * 1 mittleres Stück Ingwer * 1 TL Kurkuma * ½ TL Zimt * 1 Msp. Chili * 1 Msp. schwarzer Pfeffer * 1 EL Honig * 1 EL Dill und Petersilie*

* Das Leinöl mit einem Schneebesen in den Sojaquark einrühren.
* Den Ingwer schälen und reiben oder sehr klein schneiden, zusammen mit Kurkuma, Zimt, Chili, Pfeffer und Honig zum Quark geben und gut verrühren. Dill und Petersilie darüberstreuen.
* Den Quark löffeln oder als Brotaufstrich verwenden

Anti-Arthrose-Milchsaures-Gemüseallerlei

*3 kg Gemüse, z. B. Grünkohl, Weißkohl, Rotkohl, Chinakohl, Karotten, Fenchel, rote Zwiebel * 2 Knoblauchzehen * 1 kleine Chilischote * 25 g frischer Meerrettich * 3 Lorbeerblätter * 60 g Meersalz*

* Das Gemüse putzen und waschen. Drei oder vier Kohlblätter zur Seite legen, das restliche Gemüse klein schneiden.
* Zwiebel, Knoblauchzehen und Meerrettich schälen, die Chilischote putzen. Alles fein hacken bzw. reiben und zu dem Gemüse geben. Zum Schluss Lorbeerblätter und Salz zugeben und alles gut mischen, am besten mit der Hand (Handschuh).
* Das fertig gemischte Gemüseallerlei in ein Glas oder einen Tontopf füllen und fest zusammendrücken. Dann die ganzen Kohlblätter auflegen und diese mit einem Stein beschweren. Das gesamte Gemüse muss mit einer Schicht Wasser bedeckt sein, das durch das Zusammendrücken ausgetreten ist. Diese bitte nicht abschütten.
* Den Topf mit einem Tuch oder einem Teller abdecken. Bitte nicht fest verschließen, da sich die milchsauren Bakterien ausbreiten und die entstehenden Gase entweichen müssen.

* Den Topf bis zu 10 Tage bei Zimmertemperatur stehen lassen. Danach das fermentierte Gemüse an einem kalten Ort aufbewahren. Das erste Gemüse können Sie bereits nach fünf Tagen essen.

Anti-Arthrose-Tee

Zutaten für 1 Portion

*1 Stück Ingwer (ca. 3 cm) * 1 gestr. TL Kurkuma * 1 Msp. Cayennepfeffer * frisch gemahlenen Pfeffer * 2 TL Honig * 1 Zitrone*

* Den Ingwer mit einer Reibe in ein großes Glas heißes Wasser reiben. Kurkuma, Cayennepfeffer und schwarzen Pfeffer hinzugeben und einige Minuten gut umrühren.
* Honig hinzugeben und ziehen lassen, bis Trinktemperatur erreicht ist. Zwischendurch immer wieder umrühren.
* Die Zitrone auspressen, den Zitronensaft einrühren und den Tee heiß trinken.

Die Psyche gezielt gegen Schmerzen und Arthrose einsetzen

Jetzt nähern wir uns einem Thema, das noch vor einigen Jahren vermutlich sehr kontrovers diskutiert worden wäre – der Einfluss unserer Gedanken auf Gesundheit und Krankheit. In unserem Falle geht es natürlich um den Einfluss auf die Schmerzfreiheit und den Wiederaufbau des Knorpels. Gleichzeitig wollen wir dies als Anlass nehmen, unser Versprechen, das wir Ihnen weiter vorn gaben, einzulösen. Wir hatten versprochen, Ihnen zu erklären, wie Sie Ihre gesundheitsfördernden Gene anschalten und Ihre krankheitsfördernden Gene abschalten können.

Durch die Epigenetik ist klar belegt, dass Ernährung, die für unsere Gesundheit geeignet ist, Bewegung, die uns gut tut, und eine robuste positive Psyche genau diese Schaltungen vornehmen können. Aber das ist nur der Anfang. Im Grunde zeigt die Epigenetik, dass die ebenfalls wissenschaftlich belegten Effekte der Psychoneuroimmunologie – eine positive psychische Verfassung stärkt das Immunsystem – auch auf der epigenetischen Ebene wirken. Dass eine positive psychische Verfassung also dazu in der Lage ist, »gute Gene« an- und »schlechte Gene« abzuschalten. Es bedeutet weiter, dass Sie auch wesentlich detailliertere Schaltungen vornehmen können. Beispielsweise genau die, um die es in diesem Buch geht: Schmerzen beseitigen, Übersäuerung abbauen, Entzündungen zum Abklingen bringen. Das funktioniert, indem Sie entsprechende Bilder verinnerlichen, zum Beispiel, dass Stammzellen gebildet werden, die die Strukturen annehmen, die zum Knorpelaufbau benötigt werden. Oder Sie verinnerlichen die Inhalte dieses Buches immer mehr, indem Sie es wiederholt lesen und es zu Ihrer festen Überzeugung machen. Durch solche mentalen Übungen können Sie den Heilungsprozess intensivieren.

Ein positives Umfeld, eine stabile Psyche und eine gute Ernährung sind kein Garant für Gesundheit – aber eine äußerst gute Voraussetzung dafür.

Um auch den anderen Teil unseres Versprechens einzulösen: Wir hatten über die Telomere gesprochen und dass man mittlerweile weiß, dass sie unter bestimmten Bedingungen sogar wieder verlängert werden können. Was bedeutet, dass man das Leben seiner Zellen verlängern kann. Was müssen Sie dafür tun? Erraten, genau dasselbe, was zum positiven Schalten der Gene führt: für eine gesunde Ernährung, regelmäßige Bewegung und eine stabile Psyche sorgen. Wie könnte es auch anders sein.

Welche psychische Verfassung trägt zur Schmerzlinderung bei?

Es mag banal klingen, aber so ist es: In erster Linie ist es wichtig, dass Sie sich wohl fühlen. Egal ob es um Ihr Privatleben, Ihren Lebenspartner, Ihre allgemeine Lebenssituation geht, um Ihren Beruf, Ihre Kollegen oder Mitarbeiter, die Sinnhaftigkeit Ihres Berufes – Sie sollten sich so gut wie möglich fühlen. Natürlich gibt es immer Phasen, in denen Stress, Ärger oder Überforderung vorkommen. Dafür sind wir genetisch gewappnet, so etwas gab es immer und wird es immer geben. Es ist wie bei den Gelenken: Kurze Phasen der Überbelastung können sie gut verkraften, sie werden von den Regenerationsmechanismen aufgefangen. Das verursacht keine Arthrose und keine Schmerzen. Problematisch wird es, wenn das Gelenk auf Dauer zu stark belastet wird. Genauso wird eine erhöhte negative Belastung der Psyche über längere Zeit zum Problem. Und ebenso wie ein Unfall das Gelenk durch eine kurze, aber viel zu extreme Belastung schädigen kann, so wird auch unsere Psyche durch extreme Erlebnisse überfordert.

Was brauchen Sie also? Ein gutes Gefühl mit Ihrem Lebenspartner, mit Ihrem Beruf, der idealerweise eine Berufung ist, mit Ihren gesamten Lebensumständen. Dies wirkt entspannend, entsäuernd, wirkt sich positiv auf entzündliche Zustände aus. Deswegen heilen Wunden und Knochenbrüche schneller, wenn wir uns rundum wohl fühlen. Machen Sie es wie bei der Ernährung. Stellen Sie möglichst viel von den negativen Einflüssen ab, die Sie als solche identifiziert haben, und beglücken Sie sich mit positiven Erlebnissen, umgeben Sie sich mit angenehmen Situationen und Menschen.

Entscheiden Sie sich für das Positive

Diese Auswahl hat natürlich dort ein Ende, wo Sie die äußeren Umstände nicht verändern können. In diesem Fall ist es wichtig, trotzdem entspannt zu bleiben. Folgende Überlegungen können Ihnen dabei helfen: Unser Lebensgefühl hängt nicht davon ab, wie die äußeren Umstände sind, sondern davon, wie wir sie bewerten. Das ist das alte, aber immer noch gültige Bild vom halbvollen Glas. Ist es halb gefüllt oder halb leer? Es ist und bleibt natürlich dasselbe. Aber einmal fokussiere ich mich auf die Fülle, bewerte es also positiv. Das andere Mal blicke ich auf die Leere, bewerte es also negativ. Dies können Sie auf alles im Leben anwenden. Sie können sich bei Menschen oder Situationen auf das Positive oder auf das Negative fokussieren. Die Menschen und Situationen selbst sind die gleichen, unabhängig von Ihrer Bewertung.

Auch wenn nicht alles so läuft, wie Sie es sich wünschen – ständig damit zu hadern bringt Sie nicht weiter. Wenn schon nicht die Dinge, so können Sie zumindest Ihren Blick darauf verändern.

Wir sagen nicht, dass das einfach ist. Es kann sogar richtig schwer sein.

Doch Sie können es glücklicherweise trainieren. Und es lohnt sich. Es ist das Einzige, was unsere Lebensfreude erhalten oder zumindest eine Depression verhindern kann, wenn es einfach nicht in unserer Macht steht, eine Situation entsprechend unseren Wünschen zu verändern. Schaffen Sie das, kann Ihnen kein Mensch, keine Situation mehr etwas anhaben.

Das Umfeld gezielt gegen Schmerzen und Arthrose einsetzen

Wie weiter vorn schon beschrieben, unterliegen wir heute Einflüssen aus unserem Umfeld, die sich kaum noch kontrollieren lassen. Aber wir können trotzdem etwas tun. Wir müssen uns eben auf die Bereiche beschränken, die wir positiv beeinflussen können, ohne unser Leben zu drastisch verändern zu müssen.

Wie kann unser Umfeld zur Schmerzlinderung beitragen?

Es gibt Orte, an denen wir uns aufhalten müssen, und andere, die nicht so wichtig für uns sind. Fangen wir mit Letzteren an. Wenn Sie sich mit Freunden treffen, dann wählen Sie nicht das Café, dessen Tische draußen direkt an der viel befahrenen Straße stehen, sondern eins, das in einer ruhigen Gegend, vielleicht etwas außerhalb in der freien Natur liegt. Idealerweise werden die Gerichte mit frischen Produkten zubereitet, und es gehört keiner Kette an, die Massenprodukte anbietet, die jede Menge chemische Zusätze enthalten. Wenn Sie dann noch ein Auge dafür haben, wo der Mobilfunk- oder WLAN-Sender steht, und Sie den Tisch wählen, der durch eine Hauswand von solchen Sendern abgeschirmt ist, haben Sie eine gute Auswahl getroffen. Dort werden Sie alle entspannter sein und dadurch schmerzfreier. Übrigens werden Sie die Erfahrung machen, dass Ihr Treffen deutlich angenehmer verlaufen wird als an anderen Orten, die schlechtere Einflüsse mit sich bringen.

Vielleicht denken Sie jetzt: Was für ein Aufwand, das steht doch in keinem Verhältnis zum Ergebnis.

Außerdem tut sich möglicherweise eine völlig neue Welt auf, die leider auch abschreckt. Denn Sie realisieren, dass es viele Dinge gibt, auf die Sie bisher überhaupt nicht geachtet haben. Und es bedeutet natürlich Aufwand, nicht einfach ins nächstbeste Café zu gehen, sondern einen Treffpunkt auszusuchen, der all diese Bedingungen erfüllt. Also bitte stressen Sie sich nicht damit, sondern gehen Sie Schritt für Schritt vor. Lassen Sie sich von unseren Ausführungen anregen und schauen Sie für sich, wie Sie damit umgehen.

Wir können in diesem Buch unmöglich auf die Vielzahl der Einflüsse eingehen, die an den verschiedenen Orten beachtet werden müssten. Daher beschränken wir uns hier auf die Orte, an denen Sie viel Zeit verbringen: Ihr Schlafzimmer und Ihr Arbeitsplatz.

Wichtig wie kein anderer Ort – der Schlafplatz

Rund ein Drittel unseres Lebens verbringen wir im Bett. Zugleich ist es der Ort, an dem unser Körper seine Abwehrmechanismen auf etwa 10 Prozent herunterfährt, um sich ganz nach innen richten zu können. Während wir schlafen, wird aufgeräumt, repariert, recycelt, nachgeholt, sortiert – es wird alles erledigt, was im Körper und natürlich auch in der Psyche verarbeitet werden muss. Wenn der Schlafplatz einigermaßen frei von Umfeldeinflüssen ist, haben Sie zwei Drittel oder sogar mehr der Einflüsse, die Ihre Schmerzen hochpeitschen können, beseitigt.

Der allgegenwärtige Elektrosmog steht auf der Liste der schädigenden Einflüsse ganz oben. Schalten Sie nachts die WLAN-Sender in Ihrer Wohnung oder möglichst im ganzen Haus ab. Schalten Sie alle Sicherungen aus, die das Schlafzimmer und möglichst viele der angrenzenden Räume versorgen, oder lassen Sie Netzfreischalter einbauen. Verbannen Sie Fernseher, Handy, 220-Volt-Wecker, elektrische Heizdecken und alles andere, was mit Strom betrieben wird, aus dem Schlafzimmer. Benutzen Sie nur Matratzen, die kontrollierte Bio-Siegel haben. Eine ganz aktuelle Studie hat ergeben, dass ein chemischer Stoff, der dafür

Das Thema Elektrosmog wird von vielen noch nicht ernst genommen. Doch probieren Sie unsere Ratschläge einfach mal aus. Sie werden die Veränderungen spüren.

sorgt, dass Matratzen schwer entflammbar sind, im Verdacht steht, zur Entstehung von Schilddrüsenerkrankungen beizutragen. Wie wird sich unser Körper fühlen, wenn er jede Nacht diesem Wirkstoff ausgesetzt ist?

Bitte entsorgen Sie Federkernmatratzen, deren Federn aus Metall bestehen. Unser Körper ist genetisch an das Erdmagnetfeld angepasst, nicht an ständige Richtungsänderungen dieses Feldes, die durch metallische Federkerne entstehen. Verwenden Sie Bettwäsche aus Naturfaser und möglichst natürliche, ökologisch unbedenkliche Bodenbeläge, Wandfarben und Vorhänge. Falls Sie elektrisch verstellbare Bettgestelle benutzen, lassen Sie diese bitte unbedingt von einem erfahrenen Baubiologen erden.

Der ideale Arbeitsplatz

Im Grunde gilt für Ihren Arbeitsplatz genau dasselbe wie für Ihren Schlafplatz. Aber natürlich haben Sie dort – vor allem wenn Sie angestellt sind – wesentlich weniger Möglichkeiten. Aber einiges können Sie trotzdem tun.

Verbinden Sie Ihren Laptop oder Computer per Kabel mit dem Internet und deaktivieren Sie die WLAN-Funktion. Wenn das nicht möglich ist, positionieren Sie sich möglichst weit weg vom WLAN-Sender und von anderen Sendern, wie Bluetooth und so weiter. Verbannen Sie Festnetzstationen mit mobilen Telefonen aus dem Büro und telefonieren Sie mit kabelgebundenen Geräten. Benutzen Sie ein Mobiltelefon mit möglichst geringem SAR-Wert. Tragen Sie es nicht am Körper, vor allem nicht in der Brusttasche über dem Herzen. Positionieren Sie das Telefon so weit weg von sich wie möglich. Telefonieren Sie über die Freisprechanlage oder mit Ohrhörern, die das letzte Stück bis zu den Ohren mit Schalldruck übertragen. Benutzen Sie vor allem keine Bluetooth-Geräte, die dauerhaft am Ohr sind. Setzen Sie sich aufrecht, sodass Ihr Kopf und Körper möglichst weit weg vom Bildschirm oder Laptop sind. Die Belastung durch solche Felder nimmt mit der Entfernung überproportional ab. Sie sinkt auf 25 Prozent, wenn der Abstand verdoppelt wird. Benutzen Sie beim Laptop eine externe Tastatur, damit Sie mit Ihren Händen nicht direkt über der Festplatte arbeiten.

Schalten Sie Störquellen ab – in Ihrem Tempo

Vielleicht sind viele dieser Informationen neu für Sie, und Sie haben in diesem Buch nicht damit gerechnet. Wir möchten Sie nicht überfordern. Schalten Sie aber bitte nicht geistig ab, weil Ihnen das alles zu viel wird. Sondern schalten Sie diese gesundheitsschädigenden, übersäuernden, spannungs- und damit schmerzerhöhenden Störquellen ab. Wenn Sie sich im Moment nicht vorstellen können, wie Sie das alles beachten sollen, dann machen Sie langsam. Nähern Sie sich diesem Thema in Ihrem Tempo an. Es ist wie bei der Ernährung. Jede Kleinigkeit, die Sie besser machen, wirkt sich schon positiv auf Ihre Spannungsminderung und damit Schmerzreduzierung aus. Hinten im Buch finden Sie Hinweise, wo Sie bei Bedarf noch wesentlich mehr Informationen zu diesem großen und immer wichtiger werdenden Thema finden.

Entscheiden Sie, wie viel Aufwand Sie in diesem Bereich betreiben möchten. Letztlich ist es immer eine Sache der Abwägung. Aber wenn Sie an Arthrose und Schmerzen leiden, empfehlen wir Ihnen, es ernsthaft zu versuchen. Setzen Sie die Ratschläge um, bei denen Sie intuitiv das Gefühl haben, dass sie bei Ihnen am besten wirken könnten. Eleminieren Sie negative Einflüsse, und Sie werden wissen, ob und in welchem Ausmaß sie für Ihre Schmerzen mitverantwortlich sind. Bei alldem vergessen Sie bitte nicht: Alles, was die Spannung erhöht, wirkt auch übersäuernd sowie entzündungsverstärkend. Und das ist die Negativspirale, die wir umdrehen möchten.

Der Einfluss der indirekten Ursachen im Vergleich zur Bewegung

Der Einfluss der Übungen beziehungsweise der Spannungsminderung der Muskeln und Faszien ist ein so starker Hebel, dass Sie damit in den meisten Fällen Ihre Schmerzen mindern oder gar beseitigen können, selbst wenn die indirekten Ursachen deutlich zur Schmerzsituation und damit auch zur Arthrose beitragen. Im Umkehrschluss heißt das, dass Sie ohne den spannungserhöhenden Einfluss der eingeschränkten Bewegungswinkel so gut wie keine Schmerzen haben müssten. Da es heute aber kaum Menschen gibt, die sich nicht eingeschränkt bewegen, sind bei fast allen Menschen die Gelenkkugeln, die Sie aus Kapitel »Der Schmerzsee – ein Überblick über das Schmerzgeschehen« kennen, so nah an der Schmerzgrenze, dass die indirekten Einflüsse scheinbar allein verantwortlich sind für Schmerzen und Arthrose.

In diesem Kapitel haben Sie nun gelesen, wie Sie die indirekten Einflüsse positiv nutzen können, um die Schmerzreduzierung oder Schmerzfreiheit, die Sie durch die Übungen erreichen, zu unterstützen oder auch zu verstärken. Und wie Sie die Voraussetzungen für die Regeneration des Knorpels verbessern können. Es liegt nun an Ihnen, ob und wie intensiv Sie diese indirekten Faktoren einsetzen möchten.

Wenn Sie zusätzlich zur Arthrose und den Schmerzen an Fibromyalgie oder Rheuma leiden, wenn Sie Arthritis oder andere entzündliche Krankheiten haben, ist es deutlich wichtiger, die indirekten Faktoren zu nutzen. In diesen Fällen haben Sie vor allem durch die Ernährung, aber auch durch die positive Veränderung Ihrer psychischen Situation und die Verbesserung Ihres persönlichen Umfeldes einen weiteren wirksamen Hebel für Ihre Schmerzfreiheit und Gesundheit. Denn damit können Sie die Entzündungen deutlich besser unter Kontrolle bringen und abbauen. Insbesondere mit der richtigen Ernährung können Sie den vom Verschleiß gereizten Körper wieder beruhigen und ihm helfen, die degenerativen Prozesse umzukehren.

Richtiges Essen, der stärkste der indirekten Faktoren bei Arthrose und Schmerzen

Durch geeignete pflanzenbetonte Nahrung können Sie Ihre Schmerzen bei Arthrose lindern und dafür sorgen, dass die in der Synovialflüssigkeit enthaltenen Eisweißbausteine, die den Knorpel ernähren, hochwertiger sind. Dadurch wird der Knorpel widerstandsfähiger. Gleichzeitig hält diese die gute Durchlässigkeit der Gewebe aufrecht, so dass der Stoffwechsel der die notwendigen Nährstoffe bereitstellt, zügig abläuft.

Minimiert man die tierischen Eiweiße, indem man weitgehend auf Fleisch, Fisch, Geflügel, Eier, Milch und deren Produkte verzichtet, gehen viele vorher durch sie getriggerte Entzündungen und Übersäuerungsvorgänge zurück. Auch die bei vielen Menschen unerkannt entstandene Eiweißspeicherkrankheit, bei der zum Beispiel die Zellmembranen verstopfen, kann sich langsam abbauen.

Optimiert man so die Ernährung, sinkt die Spannung der Muskeln, die Schmerzen können abnehmen oder sogar ganz verschwinden. Damit ist zwar nicht die Grundursache der zu hohen Spannungen – die zu wenig genutzten Bewegungswinkel unserer Gelenke – beseitigt, aber sie wirkt sich weniger schmerzerzeugend aus.

Naturheilmediziner beobachten schon immer, dass eine vollwertige Pflanzennahrung bei Schmerzen und Entzündungen im Körper zu erstaunlichen Verbesserungen führen kann. Mittlerweile sind diese Beobachtungen durch viele neue Forschungsergebnisse bestätigt worden.

Durch diese vielseitigen positiven Effekte ist eine optimierte Ernährung, wie wir sie hier im Buch beschreiben, neben der Normalisierung der muskulär-faszialen Spannungen, ein sehr starker Hebel für die Heilung Ihrer Arthrose und Schmerzen.

***

Wir sind uns bewusst, dass Sie vermutlich viele neue Informationen zu verarbeiten haben. Bitte machen Sie sich aber überhaupt keinen Stress. Das Wichtigste ist nun, mit den Übungen zu beginnen. Sie haben die Kraft, Ihre Schmerzen und die Arthrose zu stoppen und den Wiederaufbau der Knorpelschicht einzuleiten. Kombinieren Sie die Übungen mit den vielen anderen in diesem Kapitel beschriebenen Maßnahmen.

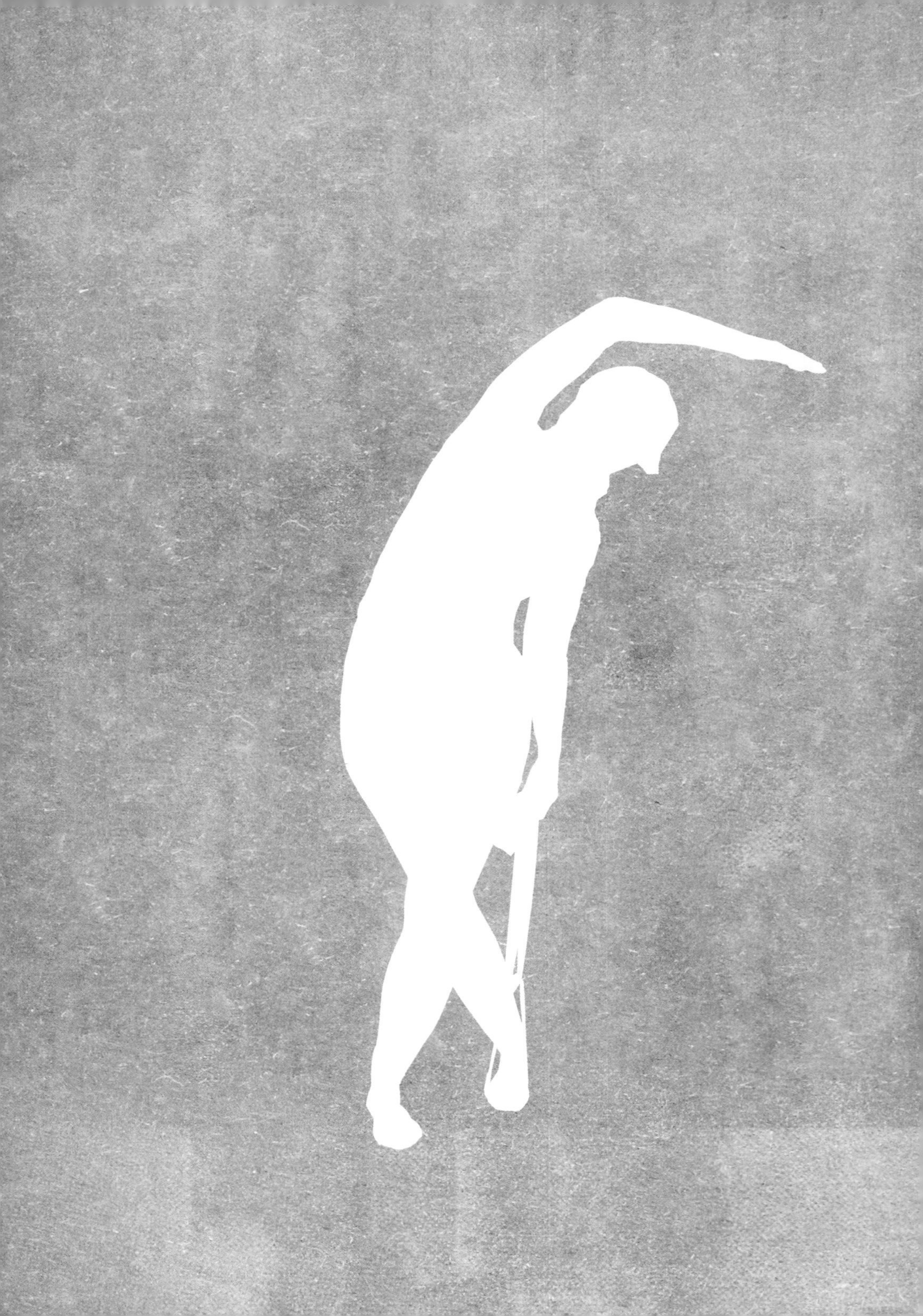

Die Liebscher & Bracht Übungen für alle Arthrose-Arten

In diesem Kapitel befassen Sie sich mit den Übungen für Ihre Arthrose und mit der Faszien-Rollmassage. Lesen Sie die Übungsbeschreibungen durch und schauen Sie, welche Übungen für Sie die richtigen sind. Dann fangen Sie an: Sie können gleichzeitig mit den Übungen und den indirekten Maßnahmen beginnen. Oder Sie starten mit Letzteren und nehmen so, wie Sie möchten, die Übungen dazu. Oder Sie fangen mit den Übungen an und schauen, wie Sie mit ihnen und der Faszien-Rollmassage klarkommen. Dann setzen Sie nach und nach auch indirekte Maßnahmen um.

Die körperlichen Übungen sollten Sie so genau wie möglich machen. Lesen Sie also den Vorspann und die Übungsanleitungen unbedingt aufmerksam durch, damit Sie keine Fehler machen und Ihre Selbsthilfe so effizient und wirksam wie möglich ist.

Stoppen Sie Schmerzen und Gelenkverschleiß

Erobern Sie sich für jedes Gelenk Ihren vollen Bewegungsumfang zurück – das ist die wichtigste Maßnahme, um den Gelenkverschleiß zu stoppen. Denn nur wenn die Gelenke in alle Richtungen bewegt werden können, kann der Knorpel auf seiner ganzen Fläche belastet und entlastet werden. Nur dann ist die Grundvoraussetzung dafür erfüllt, dass der Knorpel ausreichend ernährt wird und dass die Abfallstoffe – auch der Knorpelabrieb – entfernt werden können. Mit der Faszien-Rollmassage bereiten Sie die Übungen vor, sie erleichtert es Ihnen, sich schmerzfrei in größere Winkel hineinzubewegen. Dann müssen Sie die Grenzen Ihrer Bewegung dauernd erweitern und damit den Prozess, der Sie in die Sackgasse getrieben hat, wieder umkehren.

Es ist an der Zeit, das Netz, das sich über Jahre oder Jahrzehnte Tag für Tag immer enger um Sie gelegt hat, wieder zu lockern, sich freizukämpfen. Das kostet Zeit, das kostet Willenskraft. Aber es ist die einzige Möglichkeit, die vielen fehlenden Bewegungen der langen Jahre, in denen Sie bestimmte Gelenkwinkel vernachlässigt haben, wieder aufzuholen. Das ist richtig Arbeit. Doch die Anfangserfolge sind sehr hoch. Denn in den ersten ein bis zwei Wochen wird schon so viel Dauerbelastung vom Gelenk weggenommen, dass die Reduzierung der Schmerzen Ihnen das Leben viel leichter macht. Sie haben Spaß mit den Übungen, und der Verschleißprozess wird schnell auf das biologische Normalmaß reduziert.

Mit unseren Übungen werden Ihre Faszien wieder geschmeidig. Sie werden Tag für Tag beweglicher, und die Schmerzen verschwinden.

Wie kommt es zu diesen schnellen Erfolgen? Die Übungen wirken direkt im Zentrum der Ursache. Sie setzen dort an, wo sich rund um das betroffene Gelenk die meisten Widerstände befinden, und lösen diese auf, indem die Verfilzungen der Faszien abgebaut und durch die Originalstruktur ersetzt werden. Die ursprüngliche Struktur der Faszien ist eine Art Scherengitterstruktur, wie sie Damenstrumpfhosen haben. Diese ist hochflexibel, und so kann Ihr Fasziengewebe alle Bewegungen mitmachen, ohne Widerstand zu leisten. Denn dieser Widerstand der Faszie ist es ja letztlich, der als ständig leicht angezogene Handbremse das Gelenk überlastet.

Es geht also darum, diese Widerstände immer mehr aufzulösen und die Faszien wieder auf die Länge zu trainieren, die sie brauchen, damit das Gelenk alle Endstellungen erreichen kann. Sie werden merken, dass es sich tagtäglich leichter anfühlt. Dies zeigt, dass der Knorpel immer weniger über das normale Maß hinaus verschleißt. Der Druck im Gelenk hat sich normalisiert. Weil der Knorpel wieder ganzflächig belastet und entlastet wird, bekommt er seine Nährstoffe und kann seinen Abfall entsorgen. Seinem Aufbau steht nichts mehr im Wege, wie Sie weiter vorn ausführlich lesen konnten.

Ihre Muskeln können am Anfang überfordert sein

Der schnellste Weg, Ihre Schmerzen zu verringern oder ganz abzustellen, besteht darin, die Liebscher & Bracht Übungen und die Faszien-Rollmassage gleich jetzt durchzuführen. Aber Achtung: Diese Übungen wirken direkt in den Kern der Ursache. Warum sagen wir Ihnen das? Wenn wir uns längere Zeit an etwas gewöhnt haben, dann fällt es uns mitunter schwer, davon abzulassen. Stellen Sie sich vor, jemand kommt auf Sie zu und sagt zu Ihnen: Lassen Sie das sofort sein! Vor allem, wenn Sie gereizt und schlecht gelaunt sind, kann es passieren, dass Sie sich über so einen Übergriff beschweren oder sogar losbrüllen. Kurz: Sie überreagieren. Es geht Ihnen einfach zu schnell, Sie hätten sich lieber langsam daran gewöhnt.

Unseren Muskeln geht es mitunter genauso. Wenn sie durch die Übungen überfordert werden, können sie »protestieren«. Sie ziehen sich zusammen und wollen »in Ruhe gelassen werden«. Für Sie bedeutet das, dass Ihre Schmerzen dann richtig hochkochen können, weil die Spannungen dabei noch einmal zunehmen. Wichtig zu wissen: Das heißt nicht, dass die Übungen nicht gut für Sie sind, im Gegenteil. In der Naturheilkunde bezeichnet man solche Erstverschlimmerungen als Heilreaktionen, die zeigen, dass die Therapie anschlägt.

Bauen Sie ein neues Verhältnis zum Schmerz auf

Schmerz wird normalerweise als etwas Negatives empfunden, man will ihn loswerden, empfindet ihn als störend und besitzergreifend, fühlt sich bestraft. Man will ihn einfach nur abstellen.

In diesem Buch haben Sie bereits einiges über den Schmerz erfahren, was Ihren Blick auf ihn verändert. Sie begreifen, dass Ihr Körper den Schmerz projiziert, damit Sie sich nicht selbst schädigen, Sie lernen ihn als Signal wahrzunehmen, das zum Handeln auffordert. Ihnen wird klar, dass Sie ihn oft missverstanden haben.

In der Osteopressur lernen Sie den dosierten Schmerz als etwas Positives zu ertragen, als etwas, das Ihnen hilft. Hier bei den Übungen und bei der Faszien-Rollmassage ist es ebenso. Sie machen die Erfahrung, dass es hinterher weniger weh tut, und bekommen dadurch ein völlig anderes Verhältnis zum Schmerz. Er wird zur Aufforderung: Überleg mal, wo du jetzt dehnen musst, wo es in deinem Körper zu eng ist. Er wird zu einer Hilfe, zu einem positiven Signal, zur Aufforderung an Sie, sich um sich und Ihren Körper zu kümmern. Der Schmerz ist die Sprache, mit der wir mit dem Körper kommunizieren können.

Machen Sie den Badewannentest

Falls Sie befürchten, dass die Übungen Sie und Ihre Muskeln überfordern, können Sie einen Trick anwenden, der Ihnen einerseits zeigt, dass Ihre Schmerzen durch die Muskeln und Faszien ausgelöst werden, und andererseits die Muskeln so beruhigt, dass sie die Übungen besser verkraften können. Legen Sie sich einfach für rund 30 bis 45 Minuten in eine angenehm heiße Badewanne. Oder gehen Sie unter die Dusche. Was ist »angenehm heiß«? Das ist exakt die Temperatur, die Sie gerade noch entspannt aushalten können, ohne sich mental oder körperlich anzuspannen. Es ist eine Temperatur, bei der Sie in der Wanne liegen und ruhig und entspannt tief in den Bauch atmen können. Haben Sie das Gefühl, Sie müssten raus, weil es Ihnen zu heiß ist, dann lassen Sie kaltes Wasser nachlaufen und senken die Temperatur.

Wenn Sie die Badewanne verlassen haben, trocknen Sie sich ab und fühlen in das schmerzende Gelenk mit der Arthrose hinein. Fühlt es sich anders an? Es kann sehr gut sein, dass es deutlich weniger weh tut und sich besser bewegen lässt. Falls dies zutrifft, dann ist das der Beweis dafür, dass muskulär-fasziale Spannungen für Ihre Schmerzen verantwortlich sind. Gleichzeitig beweist es, dass nicht die entzündete Innenhaut der Kapsel die Ursache für den Schmerz ist. Denn hätten Sie eine echte Entzündung, würde diese durch die Wärme eher noch mehr weh tun. Sie hätten vermutlich auch eine starke Abneigung, das betroffene Gelenk überhaupt in heißes Waser zu tauchen.

Wenn Sie mögen, nutzen Sie die Gelegenheit und beginnen so angewärmt mit Ihren ersten Übungen. Denn in diesem Zustand wird Ihr Körper wesentlich weniger stark, wahrscheinlich gar nicht protestieren.

Kurzer, unbewegter Druck auf den Knorpel tut gut

Haben Sie trotzdem Bedenken, mit Ihrem geschädigten Gelenk solche Übungen zu machen? Fürchten Sie, dass der Knorpel durch die Übungen noch mehr Schaden nehmen könnte? Wir können Sie völlig beruhigen. Was Ihren Knorpeln oder auch den geschädigten Knochen schadet, ist der zu hohe Druck bei Bewegung. Drücken die Knorpel ohne Bewegung aufeinander, so wie das bei unseren Übungen der Fall ist, dann tut ihnen das eher gut. Warum? Weil dann Knorpelbereiche, die seit langem nicht mehr beansprucht wurden, endlich einmal wieder richtig gepresst werden. Nun können die Abfallstoffe kräftig herausgedrückt werden. Und wenn Sie dann die Übungsposition verlassen, können sich die Knorpel endlich mal wieder so richtig mit Nährstoffen vollsaugen.

Wir gehen davon aus, dass genau dieser Druck auf die durch Arthrose geschädigten Flächen den Körper veranlasst, Stammzellen auf den Weg in den verletzten Knorpel zu bringen. Das können wir zwar nicht beweisen, wir beobachten aber schon seit vielen Jahren die Regeneration von Gelenkknorpel. Mehr dazu erfahren Sie im Kapitel »Kann sich zurückgebildeter Knorpel wieder aufbauen?«.

Falls Sie möchten: Eine Osteopressur-Behandlung bringt Ihnen Sicherheit

Sie trauen sich trotzdem nicht, die Übungen zu machen? Hadern vielleicht immer noch mit sich, ob das alles für Sie wirklich das Richtige ist? In diesem Fall empfehlen wir Ihnen, einen in unserer Schmerztherapie ausgebildeten Therapeuten aufzusuchen. Er wird Sie beraten und mit unserer Osteopressur behandeln. Mit dieser manuellen Technik kann ein Liebscher & Bracht Therapeut Ihnen in den allermeisten Fällen schon nach der ersten Akut-Behandlung sagen, ob Ihr Schmerz wirklich

Manchmal ist der Anfang schwer. Dann lassen Sie sich unterstützen. Wir sind für Sie da und begleiten Sie auf Ihrem Weg.

durch die zu hohe Spannung kommt, wie das bei den meisten Patienten der Fall ist. Mit der Osteopressur sind wir dazu in der Lage, die zu hohen Spannungen im Minuteneffekt zu löschen, daher zeigt es sich sofort, ob die Therapie wirkt.

Natürlich ist das nur der Beweis dafür, dass die zu hohen Spannungen der Muskeln und Faszien für Ihren Schmerz verantwortlich sind. Anschließend geht die Arbeit erst richtig los beziehungsweise dauerhaft weiter. Denn Sie müssen mit Hilfe der Übungen die in der Akut-Behandlung herbeigeführte Schmerzbefreiung dauerhaft »eintrainieren«.

Wenn die Osteopressur bei Ihnen erfolgreich ist, können Sie also sicher sein und unsere Übungen mit der Gewissheit machen, dass dies der richtige – und einzige – Weg ist, sich dauerhaft von Ihren Schmerzen zu befreien. Entscheiden Sie dann selbst, ob Sie sich noch ein- oder zweimal mit der Osteopressur behandeln lassen, während Sie parallel zu Hause schon Ihre Übungen machen. Oder ob Sie mit dem Buch und unseren Videos im Internet selbständig weiterüben.

Befreien Sie sich aus der Sackgasse Arthrose und Schmerzen

Bei den meisten Schmerzen handelt es sich um Alarmschmerzen. Sie sollen uns davon abhalten, Bewegungen auszuführen, die zu Arthrose, Bandscheibenvorfällen oder anderen Schädigungen der Gelenke oder der Wirbelsäule führen. Auch Schmerzen, bei denen keine Ursache zu finden ist, werden dadurch erklärbar.

Ignoriert man die Schmerzen oder betäubt man sie mit Medikamenten, treten die Schädigungen (Arthrose) ein, vor denen sie alarmieren sollten. Da in dieser Phase Schmerzen und Schädigungen gleichzeitig auftreten, entstand der Jahrhundertirrtum, dass Schmerz und Schädigung fest miteinander verbunden seien, dass also die Arthrose Schmerzen verursacht. Da beide, die Schmerzen und die Arthrose, zunehmen, fühlt man sich in diesem Irrtum bestätigt. In Wirklichkeit wird die Arthrose immer schlimmer, weil die Spannungen der Muskeln und Faszien immer mehr zunehmen.

In der nächsten Phase, deren Möglichkeit von der herkömmlichen Medizin meist bestritten wird, reduzieren wir durch Osteopressur, Faszien-Rollmassage und unsere Übungen die Überspannungen auf das Normalmaß. Dadurch schaltet das Gehirn die Schmerzen ab, dies ist der Beweis dafür, dass sie nichts mit der Arthrose zu tun haben. Sobald die Schmerzen weg sind, kann der Körper mit der Reparatur der Knorpel beginnen. Jetzt ist es besonders wichtig, unsere Ernährungsempfehlungen zu beachten.

Die Wiedereroberung größerer Gelenkwinkel erweitert das genutzte Bewegungsspektrum. Die Ernährung der Knorpel verbessert sich. Die entstehende Positivspirale intensiviert die Reparaturprozesse. Grundlage der dauerhaften Heilung ist die nicht endende, regelmäßige Ausführung der Faszien-Rollmassage und der Übungen.

Allgemeines zur Liebscher & Bracht Faszien-Rollmassage

Unsere spezielle Faszien-Rollmassage wird durchgeführt, um die Übungen vorzubereiten. Sie wirkt selbst schon positiv auf Ihre Schmerzen und die Verschleißvorgänge, darüber hinaus unterstützt sie den »Anlaufstoffwechsel«. Dieser ist vor allem zu Beginn Ihrer Arthrose-Selbsthilfe wichtig, damit Stoffwechselabfälle so rasch wie möglich in Umlauf kommen, um weiterverarbeitet oder ausgeschieden werden zu können.

Am besten führen Sie die Faszien-Rollmassage mit dem vierteiligen Set durch, das wir speziell für diese Anwendungen entwickelt haben. Sie erhalten so die besten Ergebnisse, da die Weichheit der Rollen und Kugeln, die Größe, die Formen, die Umlaufrille und die Rundungen der Kanten wichtige Funktionen erfüllen. Sie können sich das Set innerhalb von zwei bis drei Tagen von unserem Shop zuschicken lassen. Am Ende des Buches finden Sie die Bezugsmöglichkeiten.

Sollten Sie schon ohne das Set beginnen wollen, dann benutzen Sie einen mittelharten Tennisball, einen weicheren Spielball für Kinder oder Hunde, eine kleinere Rolle, die allerdings nicht hart sein sollte, und eine größere Rolle. Eventuell können Sie eine Teigrolle mit etwas Weichem umwickeln.

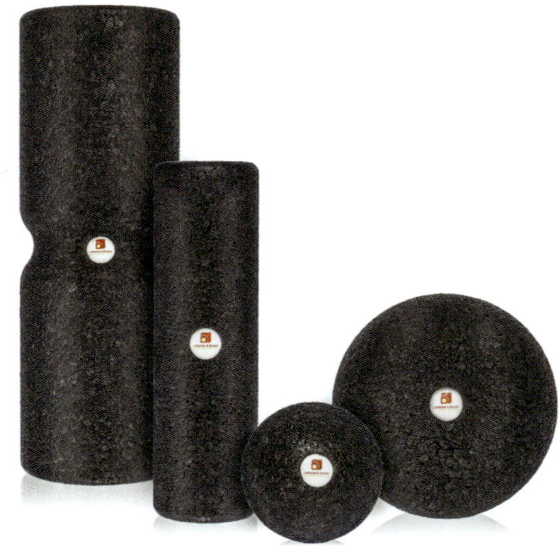

Das vierteilige Faszien-Rollmassageset, das Roland speziell für die Bedürfnisse der Schmerzpatienten entwickelt hat.

Was können Sie mit der Faszien-Rollmassage erreichen?

Die Faszien-Rollmassage hat zwei große Ziele. Das erste besteht darin, so tief wie möglich in den Körper hineinreichend Zwischenzellflüssigkeit zu bewegen, zu verschieben. Damit wollen wir das Fasziengewebe mit neuer Flüssigkeit versorgen, alte Abfallstoffe lösen und die Übersäuerung reduzieren. Das Bewegen der Zwischenzellflüssigkeit ist ein großer Anspruch, denn der Raum zwischen den Zellen und den Faszienfäden ist sehr eng, und gerade wenn Menschen schlecht ernährt sind, ist die Flüssigkeit besonders zäh. Es ist deswegen sehr schwer, dort von außen überhaupt etwas in Bewegung zu setzen. Sie müssen dafür extrem langsam rollen und sehr fest drücken. Daher sind unsere Rollen weicher als die herkömmlichen und kleiner im Durchmesser. So können Sie auch bei empfindlichen Stellen sehr fest drücken. Aufgrund der weichen Oberfläche wird das Gewebe geschont, und Sie können tiefer eindringen, ohne nur darüber hinwegzurollen. Unter der Oberfläche wird das Material härter, wodurch genügend Druck aufgebaut wird, um einen guten Effekt zu haben.

Das zweite Ziel besteht darin, die Flimmerhärchen an den Fibroblasten (das sind die Spinnentierchen, die 24 Stunden am Tag fleißig Ihre Faszien weben) dazu zu bringen, verfilzte Faszienfäden abzubauen. Dadurch erreichen wir, dass die Verfilzungen, die ja das Hauptproblem zu »kurzer« und unflexibel trainierter Faszien sind, gelöst werden. Auch das bewirken wir mit dem sehr langsamen »Schieben« der Zwischenzellflüssigkeit.

Darüber hinaus hat die Rollmassage einen positiven Nebeneffekt: Die Druckmassage der Muskeln, des Bindegewebes und der Knochen wirkt entspannend, was es Ihnen leichter macht, die Positionen der Übungen einzunehmen. Vor allem wenn Ihnen die Übungen zu Beginn sehr schwerfallen, wird Ihnen die Faszien-Rollmassage helfen, deutlich besser in die Positionen hineinzukommen.

Die spezielle Technik unserer Faszien-Rollmassage

Bauen Sie so viel Druck auf, wie es Ihnen möglich ist. Wenn es geht, legen oder stellen Sie sich auf die Rollen und Kugeln. Denn dann können Sie die Schwerkraft nutzen. Bei den Varianten an der Wand lehnen Sie sich so fest wie möglich dagegen. Wenn Sie die Rollen und Kugeln mit den Händen bewegen, benutzen Sie immer beide Hände. Rollen Sie mit Druck etwa 1 bis 2 Zentimeter und halten Sie den Druck, während Sie mit beiden Händen nacheinander umgreifen, sodass Sie weiterrollen können. Nur so wird die erzeugte Schiebewelle während des Umgreifens nicht zurückfluten.

Für das Rollen gibt es zwei Techniken. Die erste wird meistens mit den Rollen angewendet. Die Regel dabei ist, immer in eine Richtung zu rollen, und zwar von den Fingerspitzen entlang der Arme Richtung Herz, von den Fußspitzen entlang der Beine Richtung Herz, vom Schritt entlang des Rumpfes Richtung Herz und vom Scheitelpunkt des Kopfes Richtung Herz. Die zweite Technik wird meistens mit den Kugeln angewendet. Sie besteht aus kleinsten Spiralen, die sich meist an Linien entlangbewegen. Auch bei den Kugeln ist es sehr wichtig, sie immer mit beiden Händen zu greifen, damit eine Hand während des Umgreifens den Druck halten kann.

Wie hoch ist der effizienteste Druck bei der Faszien-Rollmassage?

Wie intensiv ist der effizienteste Druck? Er löst einen Schmerz aus, der auf einer Skala von 1 bis 10 so knapp wie möglich unter der 10 ist. Diese Intensität ist ganz einfach zu definieren. Wenn Sie die Faszien-Rollmassage üben, werden Sie Stellen entdecken, die druckempfindlich sind. Wenn Sie darauf rollen, schmerzt es umso mehr, je fester Sie drücken. 10 tut so weh, dass Sie körperlich oder mental dagegen spannen müssen, um den Schmerz zu ertragen. Sie müssen beispielsweise die Fäuste ballen, um es auszuhalten. Oder Sie können nicht mehr entspannt tief ein- und ausatmen, weil Sie die Luft anhalten müssen. Dieser Druckschmerz besitzt die Intensität 10. Diese 10 wollen wir aber nicht auslösen. Warum? Unser Ziel ist es zu entspannen, daher ist es kontraproduktiv, wenn wir gegenspannen müssen. Wir würden im Gehirn Anspannungsprogramme festigen, die wir eigentlich abbauen wollen. Der effizienteste Druck ist knapp unter 10, also etwa bei 9,5. Falls die Rollmassage in einem Bereich weniger oder überhaupt keine Schmerzen auslöst, auch wenn Sie noch so fest drücken, so heißt das einfach, dass dieser Bereich frei von Verspannungen oder störenden Stoffwechselrückständen ist. Rollen Sie trotzdem auch in diesen Bereichen auf die beschriebene Art mit festem Druck.

Geben Sie der Rollmassage einen festen Platz in Ihrem Alltag. Mit der Zeit wird sie so selbstverständlich wie Zähneputzen.

Achtung: Stellen und Bereiche, die verletzt sind, wo die Haut geschädigt ist, wo Sie Abszesse oder andere Hautveränderungen haben, wo andere Krankheiten sind, sparen Sie bitte aus oder rollen hier sehr viel vorsichtiger. Prinzipiell wird auch und gerade an solchen Stellen der Schmerz davor warnen, wenn Sie zu fest rollen, aber sicher ist sicher.

Wie häufig sollte die Faszien-Rollmassage angewendet werden?

Für die Faszien-Rollmassage gibt es keine zeitliche Obergrenze. Wir empfehlen – vor allem, wenn Sie mit den Übungen beginnen –, sie einmal täglich zu machen und dabei so lange, wie es Ihnen möglich ist. Sie sollten aber mindestens einmal dem beschriebenen Ablauf komplett folgen. Einmal in der Woche legen Sie einen Ruhetag ein, damit der Körper nacharbeiten kann.

Der Zeitpunkt ist flexibel. Sie können die Faszien-Rollmassage morgens machen, bevor Sie die Liebscher & Bracht Übungen absolvieren. Allerdings kann dann – je nach betroffenem Gelenk – das gesamte Übungsprogramm länger als 15 Minuten dauern. Deswegen wird die Faszien-Rollmassage von vielen Patienten am Abend gemacht. Vor allem, wenn man Zeit beim Fernsehen verbringt oder sich im Kreis der Familie unterhält, kann man sie wunderbar nebenbei erledigen – und benötigt dann keine zusätzliche Zeit. Sie werden im Alltag immer mehr Gelegenheiten entdecken, bei denen Sie das Rollen ohne zusätzlichen Zeitaufwand parallel erledigen können. Beispielsweise wenn Sie am Schreibtisch arbeiten und sich auf die Kugel setzen. Es ist also nicht so wichtig wann, Sie sollten aber einmal täglich rollen.

Allgemeines zu den Liebscher & Bracht Übungen

Wir haben unsere Übungen speziell für die Anwendung bei Arthrose angepasst. Sie sollen in möglichst kurzer Zeit Ihr betroffenes Gelenk aus der Sackgasse der Negativspirale befreien. Wichtig ist, dass Sie die Übungen exakt so machen, wie sie hier beschrieben sind. Ändern Sie bitte keine Winkel und Positionen, weil Sie solche Übungen vielleicht so ähnlich aus anderen Zusammenhängen kennen. Wir erleben immer wieder, dass unsere Übungen von anderen Therapeuten gut gemeint »optimiert« werden und für die Patienten dann der von uns gewollte Effekt teilweise oder ganz verloren geht.

Überall auf der Welt werden Dehnübungen gemacht. Es gibt fast unendlich viele Möglichkeiten und die unterschiedlichsten Gründe, den Körper zu dehnen. Und obwohl so viele Menschen irgendwelche Dehnübungen praktizieren, entwickeln sie Arthrosen und Schmerzen. Sogar

Dehnungsprofis wie Yoga-Übende oder Balletttänzer. Dies liegt an den unterschiedlichen Motiven. Man kann sich dehnen, um sich beweglich zu machen (Ballett), um in bestimmten Körperpositionen energetische Meridiane kurzzuschließen und so seine Bewusstseinsentwicklung zu unterstützen (Yoga) oder um seine Muskelfunktion zu verbessern (sportliches Dehnen). Das alles ist wertvoll für den Körper.

Die spezielle Absicht unserer Übungen

Unsere Übungen haben eine ganz bestimmte Absicht. Wir möchten damit nicht nur spezielle Muskeln, Faszien oder Meridiane dehnen, wir möchten alle Körperbestandteile dehnen, deren Unnachgiebigkeit uns daran hindert, bestimmte Gelenkwinkel einzunehmen. So stellen wir die verloren gegangenen physiologischen Winkelfunktionen wieder her, beseitigen die Schmerzen dauerhaft, normalisieren die Gelenkkräfte, damit der zu hohe Verschleiß schnellstmöglich gestoppt wird, und optimieren die Muskeltätigkeit in allen Gelenkwinkeln. Das alles soll dazu führen, dass Sie bis ans Lebensende keine Schmerzen haben und die Gelenke und Knorpel sich regenerieren, bis sie wieder voll funktionsfähig sind und Sie mit Ihren Enkeln und Urenkeln Fußball oder Tennis spielen können.

Es gibt also nur einen Grund, von unseren Winkeln abzuweichen: Sie schaffen es in Ihrem Zustand ZUNÄCHST noch nicht, in bestimmte Positionen zu kommen. Wenn das so ist, dann finden Sie sich bitte keinesfalls damit ab, dass Sie diese Position NOCH nicht erreichen. Diese Übungen einfach wegzulassen würde die Wirksamkeit des gesamten Trainings mindern. Wir kennen zur Genüge Aussagen wie »Diese Übung ist nichts für mich« oder »Diese Übung werde ich nie schaffen«. Bitte lassen Sie solche Ausreden sich selbst gegenüber nicht zu. Bleiben Sie dran. Machen Sie die Position, die Sie bisher gerade so schaffen, zu Ihrer Ausgangsposition. Von dort aus steigern Sie sich jeden Tag. Und wenn es nur eine winzige Steigerung von einem Millimeter ist, so macht das nach zehn Tagen einen Zentimeter. Nur so müssen und dürfen Sie vorgehen, wenn Sie sich ein neues – dann wirklich ein neues – Gelenk bauen wollen.

Zum effizienteren Üben: die Liebscher & Bracht Übungsschlaufe

Damit Sie in allen körperlichen Verfassungen dazu in der Lage sind, mit den Übungen möglichst gute Ergebnisse zu erreichen, haben wir eine spezielle Schlaufe entwickelt. Sie ist sehr zugfest, weil sie möglichst gar nicht nachgeben soll, und besteht aus drei Feldern unterschiedlicher Größe. Diese drei Felder sind so eingeteilt, dass die Gesamtlänge der Schlaufe, aber auch die jeweils kombinierbaren Felder, genau die Längen ergeben, die Arthrose- und Schmerzpatienten meist benötigen, um bei Bewegungseinschränkungen bestimmte Positionen besser einnehmen zu können. Da es bei unseren Übungen sehr auf die möglichst genaue Durchführung ankommt, erhöhen Sie mit der Schlaufe ihre Wirksamkeit.

Welche Ziele haben unsere Übungen?

Das erste Ziel unserer Übungen besteht darin, so schnell wie irgend möglich Ihre Schmerzen zu lindern und die Reizung im Gelenk zum Abklingen zu bringen. Bitte denken Sie daran, was wir am Anfang des Kapitels zu den Übungen und eventuellen Gegenreaktionen geschrieben haben. Scheuen Sie sich nicht, einen unserer Schmerztherapeuten aufzusuchen, wenn Sie irgendwelche Zweifel haben. Wenn Sie nach der ersten Akut-Behandlung gespürt ha-

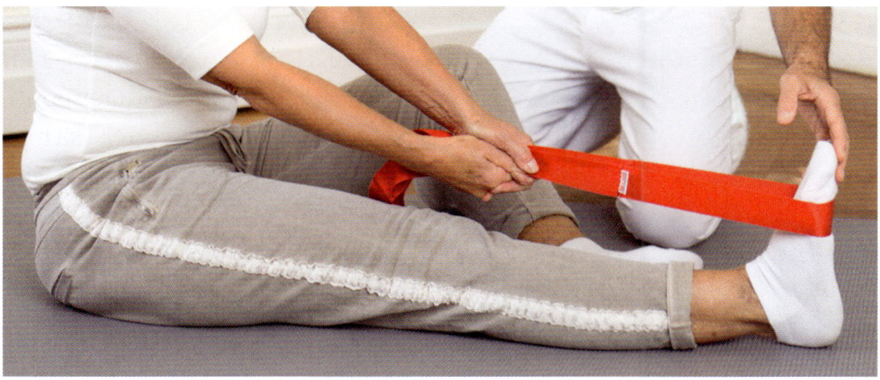

Die von Roland entwickelte Übungsschlaufe.

ben, wie überraschend schnell der Schmerz abklingen kann, ist Ihre Sicherheit viel größer, und Sie werden die Übungen voll motiviert und überzeugt langfristig und regelmäßig machen.

Das zweite Ziel besteht darin, die Überlastung Ihres Gelenks und der Knorpel auf das Normalmaß zu reduzieren. Das stoppt den mechanischen Verschleiß der Knorpelflächen.

Das dritte Ziel hängt direkt damit zusammen: Es ist die »Zurückgewinnung« neuer Bewegungswinkel und damit neuer Berührungsflächen der Knorpel, die durch den wechselnden Druck wieder ernährt werden. Mit jedem Tag werden die Gelenkwinkel größer und werden weitere Teilflächen der Knorpel ernährt.

Suchen Sie sich die Übungen, die zu Ihren Beschwerden passen. Dann legen Sie los – und freuen sich darauf, Ihre Beweglichkeit zurückzugewinnen.

Das vierte Ziel besteht darin, vor allem im »neu eroberten« Knorpelbereich maximalen Druck zu erzeugen. Dieser möglichst hohe Druck soll Stammzellen »locken« und die Reparaturmaßnahmen am Knochen und am Knorpel in Gang setzen. Bitte machen Sie sich keine Sorgen, dass es negative Folgen haben könnte, wenn Sie Druck aufbauen. Der Verschleiß unter Überdruck passiert, wenn die Gelenkknorpel sich gegeneinander verschieben, und nicht, wenn der Druck ohne Bewegung passiert. Stellen Sie sich vor, Sie möchten mit einem Bogen sehr feinkörnigem Schleifpapier Holz abschleifen: Sie müssen das Papier hin und her bewegen, und je schneller Sie es bewegen, desto mehr schleifen Sie ab. Wenn Sie hingegen das Schleifpapier mit Druck gegen das Holz pressen, passiert gar nichts, auch wenn Sie noch so sehr drücken. Deswegen ist der Druck auf das Gelenk auch nicht schädigend, sondern im Gegenteil hilfreich.

Das fünfte Ziel besteht darin, dass Sie Ihr Gelenk wieder völlig normal zu 100 Prozent bewegen und diesen Zustand dauerhaft halten können. Alle Prozesse, die in Ihrem Körper »eingebaut« sind, wie zum Beispiel die optimale Stoffwechselaktivierung, können dann wie genetisch vorgesehen ablaufen. Dann kann der Körper Stück für Stück auch die knöchernen Veränderungen, die er in Reaktion auf die zu hohen Spannungen initiiert hat, wieder in den ursprünglichen Zustand zurückentwickeln. Natürlich dauert das viel länger, als »nur« die Schmerzen zu beseitigen und den Verschleiß zu stoppen. Und sicherlich gibt es auch Veränderungen, die nicht mehr rückgängig zu machen sind. Aber halten Sie sich mit solchen Überlegungen gar nicht auf, denn es gibt nur einen Weg, es herauszufinden: Ausprobieren. Bleiben Sie also stetig bei den Übungen und beobachten Sie einfach, was passiert. Die Fähigkeit zur Selbstheilung ist in Ihrem Körper fest eingebaut.

Machen Sie bitte niemals den Fehler, intellektuell zu entscheiden, was möglich ist und was nicht. In aller Deutlichkeit: Das wissen weder Sie noch der behandelnde Professor oder Arzt noch Ihr Physiotherapeut oder Osteopath oder Heilpraktiker. Das weiß nur Ihr Körper. Stellen Sie deswegen bitte niemals Ihre Bemühungen ein, nur weil Ihnen jemand erzählt, das würde sowieso nicht funktionieren. Denken Sie an den jahrzehntelangen Streit, ob sich Knorpel regenerieren kann oder nicht. Der Streit hält immer noch an, obwohl es längst klar ist, dass es möglich ist.

Nach den Übungen ist vor den Übungen

Im Zusammenhang mit diesem Buch konzentrieren sich die Übungen natürlich auf die jeweilige Arthrose. Aber Sie haben mittlerweile verstanden, dass es letztlich darum geht, alle Gelenke unseres Körpers mit den notwendigen Bewegungsreizen zu versorgen. Wenn also Ihr von Arthrose betroffenes Gelenk schmerzfrei und wieder beweglich ist, dann geht es im nächsten Schritt darum, diesen Zustand bei den Gelenken herzustellen, die zwar noch nicht schmerzen, aber vielleicht schon »klemmen«. Wenn Sie auch diese Gelenke dazu gebracht haben, dass sie wieder gut funktionieren, geht es darum, dass die Bewegungen des ganzen Körpers immer leichtgängiger werden. Dies ist die Voraussetzung dafür, dass Sie Ihre individuell bestmögliche Gesundheit erreichen können. Das ist eine lebenslange Aufgabe für uns alle. Nur dann können wir dieses eine Leben, das wir in diesem Körper haben, voll ausschöpfen. Und dabei helfen wir Ihnen, so gut wir können. Darin sehen wir unsere Aufgabe.

Der Ablauf unserer Übungen gegen Arthrose und Schmerzen

Der Ablauf dieser Übungen ist genau festgelegt, auch zeitlich. Eine Übung dauert etwas länger als zwei Minuten, so erreichen wir mit einem geringen zeitlichen Einsatz einen hohen Prozentsatz des theoretisch möglichen Effektes. Diese Effizienz ist sehr wichtig, wegen ihr müssen Sie durchschnittlich nicht mehr als 15 Minuten lang üben. Wenn Sie Zeit und Lust haben, können Sie die Übungen aber auch länger machen. Sie werden dann noch schneller vorankommen.

Achten Sie aber darauf, dass Sie es nicht übertreiben und dem Körper so viele Wachstums- beziehungsweise Änderungsimpulse geben, dass er nicht mehr mit dem Umbau nachkommt. Wobei das natürlich auch davon abhängt, wie gut Sie sich ernähren. Für all das sollten Sie nach und nach ein Gefühl entwickeln. Ein Warnzeichen ist aber immer, wenn Sie müde werden und wenn sich trotz der Übungen die Winkel nicht verändern. Gönnen Sie sich in solchen Fällen ruhig eine Auszeit von einer Woche oder auch länger. Danach wird es wieder viel schneller vorangehen.

Jede Übung besteht aus drei einfachen Schritten:

1. Schritt: Sie gehen in die Position und dehnen langsam immer mehr hinein.
2. Schritt: Sie spannen gegen diese Position an.
3. Schritt: Sie dehnen weiter in die Dehnposition hinein.

Sehr wichtig: die Dosierung der Dehnungsintensität

Im ersten Schritt gehen Sie in die Position und dehnen langsam immer mehr hinein. Die Fibroblasten, die ununterbrochen an unserem Faszienetz arbeiten, lernen so wieder, auf welche Länge die Faszie nachgeben muss und wie sie diese neu zu weben haben. Beachten Sie dabei immer, dass Sie auf der Schmerzskala die 10 nicht überschreiten, wie es schon für die Faszien-Rollmassage erklärt wurde. Allerdings sollten Sie hier auch eine Untergrenze des Dehnschmerzes beachten: Damit die Übungen effizient sind, müssen Sie über den Wert 8 hinausgehen. Die 8 können Sie mit ein wenig Erfahrung erfühlen. Als Anhaltspunkt: Die 0 bedeutet nur leichte beginnende Spannung, kein Schmerz; die 10 bedeutet, der Schmerz ist so groß, dass Sie mental oder körperlich dagegen spannen müssen, um ihn auszuhalten. Die besten Ergebnisse in der kürzesten Zeit erzielen Sie in dem Bereich von größer 8 bis kleiner 10.

Die Dehnungsintensitäten gemäß einer Schmerzskala

Als Hilfe gerade für den Anfang geben wir Ihnen hier einen Überblick über die Intensitäten. Bitte beachten Sie nicht nur den Dehnungsschmerz, sondern auch ein Gefühl des Unwohlseins, des Stresses oder Ähnliches, wenn es in einer hohen Intensität auftaucht.

Intensität 1: beginnende leichte Spannung, kein Schmerz
Intensität 2: leichte Spannung, kein Schmerz
Intensität 3: gut fühlbare Spannung, kein Schmerz
Intensität 4: deutliche Spannung, kein Schmerz
Intensität 5: größere Spannung, beginnender Schmerz
Intensität 6: leichter Schmerz
Intensität 7: gut fühlbarer Schmerz, der sich leicht ertragen lässt
Intensität 8: deutlicher Schmerz, der erträglich ist
Intensität 9: sehr deutlicher Schmerz, der sich gerade noch positiv ertragen lässt
Intensität 10: belastender Schmerz, der nur auszuhalten ist, wenn man mental oder körperlich anfängt, dagegen zu spannen
Intensitäten größer als 10: Man muss immer mehr dagegen spannen, um ihn aushalten zu können, irgendwann kann man ihn gar nicht mehr aushalten

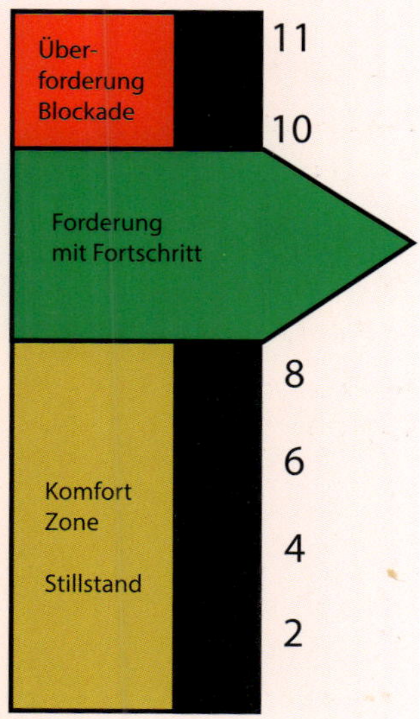

In der Effizienz-Zone größer 8 kleiner 10 erzielen Sie die besten Ergebnisse in der kürzesten Zeit

Vor allem wenn Sie neu mit den Übungen starten, sollten Sie sich immer wieder fragen: In welcher Intensität übe ich momentan? Die Übersicht im Kasten hilft Ihnen dabei, den Schmerzgrad einzuschätzen. Es kann übrigens sein, dass Sie schon einen Schmerz spüren, obwohl Sie keine oder wenig Spannung gefühlt haben. Lassen Sie sich davon nicht irritieren und beachten Sie auch hier den Bereich größer 8, kleiner 10.

Unser flexibilisierendes Krafttraining der anderen Art

Im zweiten Schritt spannen Sie exakt die Muskeln, die in der Dehnung angesprochen werden, an: langsam, aber stetig steigernd so fest, wie Sie können.

Das Gegenspannen in der Dehnung macht Sie gleichzeitig kräftiger und flexibler, es senkt Entzündungen und optimiert die Gelenkführung.

Dieses Gegenspannen ist ein Krafttraining der anderen Art. Man könnte sagen, es ist ein Maximalkrafttraining. Es macht Sie genau in den Gelenkwinkeln kräftig, die viel zu schwach sind. Es erhöht nicht die unflexibel machenden Anspannungen in den Muskeln wie das übliche Krafttraining an Maschinen, mit Gewichten oder auch dem eigenen Körpergewicht. Diese Anspannungen wollen wir ja loswerden und nicht etwa neu kreieren. Das Anspannen bei unseren Übungen trainiert Ihren Körper so, dass die Gelenkführung optimal wird. Es führt zu dem Druck, der die Stammzellen lockt. Durch die dabei erhöhte Zugspannung in den Sehnen sinkt die Muskelspannung, sodass die Dehnung anschließend gesteigert werden kann.

Auch beim Gegenspannen gilt, dass ein auftretender Schmerz unter 10 bleiben muss. Normalerweise überschreiten wir diese Grenze nicht, da der Körper sich damit selbst schädigen würde und das Gehirn die Kraft daher begrenzt.

Im dritten Schritt stoppen wir das Gegenspannen und dehnen wie im ersten Schritt so weit wie möglich weiter in die Position hinein. Wir halten den Dehnungsschmerz wieder größer 8, aber kleiner 10.

Grundsätzlich gilt: Damit Sie sich nicht überfordern oder verletzen, bewegen Sie sich immer langsam und bewusst. Stellen Sie sicher, dass Sie nicht abrutschen oder stolpern können. Bleiben Sie immer unter 10.

Wie häufig und für welchen Zeitraum sollten die Übungen gemacht werden?

Normalerweise empfehlen wir, diese Übungen sechsmal pro Woche einmal täglich zu machen und einen Tag in der Woche zu pausieren. Es gibt aber individuell unterschiedliche Ober- und Untergrenzen, die von verschiedenen Faktoren abhängen. Grundsätzlich gilt: Sie sollten häufig genug üben, sodass Sie einen möglichst guten Fortschritt sehen, aber nicht so viel, dass Ihr Körper überfordert wird und er mit den Umbauarbeiten nicht nachkommt. Gerade zu Beginn ist es sehr wichtig, die Überlastung des Gelenks schnellstmöglich zu reduzieren, damit der Verschleißvorgang gestoppt wird. Dann kann die Regeneration beginnen. Wird der Körper immer wieder neu überlastet, dann hat er keine Chance dazu.

Jede Übung ist exakt 2 Minuten und 15 Sekunden lang. Der erste Schritt dauert 1 Minute, das Gegenspannen 15 Sekunden und das abschließende Hineindehnen noch einmal 1 Minute.

Zu welcher Tageszeit sollten die Übungen gemacht werden?

Prinzipiell ist es egal, um welche Tageszeit die Übungen gemacht werden. Wichtig ist, dass Sie zumindest einmal im Verlauf eines Tages üben. Denken Sie bitte daran: Die Bewegungen, die in Ihrem Alltag die Arthrose- und Schmerzprogrammierungen erzeugen, laufen ja weiter. Sie müssen daher regelmäßig ausgeglichen werden.

Wenn Sie die Übungen am Morgen machen, haben Sie den Vorteil, dass die Verkürzungen und Einschränkungen wesentlich deutlicher zu fühlen sind, doch der Nachteil ist, dass die Übungen Ihnen aus diesem Grund schwererfallen. Doch nach den Übungen wird Ihr Tag leichter sein. Am Abend sind die Muskeln beweglicher, Sie kommen viel leichter in die Dehnpositionen hinein. Der Nachteil besteht darin, dass Sie sich abends wahrscheinlich weniger Mühe geben, die Grenzen zu erweitern, da Sie sowieso schon »gut« sind.

Wir empfehlen, die Übungen morgens zu absolvieren. Die Erfahrung zeigt, dass im Laufe des Tages immer so viel zu erledigen ist, dass man nicht mehr dazu kommt.

Ihr Vier-Wochen-Optimierungsplan: Heilen Sie sich von Schmerzen und starten Sie die Knorpelregeneration

1. Nutzen Sie den Theorieteil, um eine starke Motivation für die Praxis aufzubauen.

2. Machen Sie sich mit der jeweiligen Faszien-Rollmassage für Ihre Arthrose vertraut, besorgen Sie sich das Viererset und behelfen Sie sich vorab mit entsprechenden Ersatzgegenständen.

3. Machen Sie sich mit den Positionen der Übungen vertraut, besorgen Sie sich die Übungsschlaufe und behelfen Sie sich vorab mit einem Gürtel oder Handtuch.

4. Fragen Sie sich: Wie kann ich meine Ernährung optimieren? Welche für meinen Zustand schädlichen Lebensmittel kann ich minimieren? Welche, die helfen diesen zu verbessern, kann ich maximieren?

5. Machen Sie sich einen festen Plan für montags bis samstags: Wann absolviere ich die Übungen, wann die Faszien-Rollmassage? Wie gestalte ich meine Ernährung? Überfordern und unterfordern Sie sich nicht.

6. Testen Sie eine Woche die Umsetzung dieses Plans. Notieren Sie: Das schaffe ich, das noch nicht, dort geht mehr.

7. Blicken Sie am Sonntag zurück und gehen Sie Ihre Notizen durch. Erhöhen oder mindern Sie die Anforderungen. Halten Sie dabei immer den Effizienzbereich größer 8 kleiner 10 ein.

8. Verfahren Sie in den folgenden drei Wochen ebenso und optimieren Sie Ihre Anforderungen größer 8 und kleiner 10.

9. Beobachten Sie Ihre Fortschritte bei der Reduzierung Ihrer Schmerzen und der Verbesserung Ihrer Beweglichkeit. Führen Sie Buch darüber.

10. Holen Sie sich, wenn nötig, Hilfe und Antworten zu den Übungen, der Faszien-Rollmassage oder den Druckpunkten bei einem Liebscher-&-Bracht-Therapeuten in Ihrer Nähe.

11. Nutzen und genießen Sie unser neues Angebot: Führen Sie sowohl die Übungen und die Faszien-Rollmassage als auch die Light-Osteopressur unter Rolands Anleitung durch, kostenfrei per Video im exklusiven Online-Übungsbereich unter: *www.liebscher-bracht.com/AL*

12. Absolvieren Sie die Faszien-Rollmassage und die Übungen dauerhaft, um die Schmerzen dauerhaft abzuschalten, Ihre Beweglichkeit stetig zu erhöhen und so die biomechanischen Voraussetzungen für den Wiederaufbau des Knorpels zu gewährleisten. Ernähren Sie sich dauerhaft Schmerz- und Arthrosebewusst, um die biochemischen Voraussetzungen für die Knorpelregeneration zu gewährleisten.

Und am Abend ist man meistens zu müde und geschafft. Obwohl sie für die Übungen nur ungefähr 15 Minuten brauchen, haben viele Menschen das Gefühl, sie hätten keine Zeit dafür. Sie wissen nicht, wo sie zwischen Kindern, Familie, Job und so weiter diese 15 Minuten unterbekommen sollen. Wir fragen dann immer, wann morgens der Wecker klingelt. Ist das beispielsweise um 6.30 Uhr der Fall, dann raten wir, ihn einfach auf 6.15 Uhr zu stellen. Auf diese Weise holt man sich die Viertelstunde Zeit und erledigt das Trainingsprogramm direkt am Morgen, wenn nichts dazwischenkommen kann.

Falls die Übungen so zahlreich sind, dass die Viertelstunde überschritten wird, dann verteilen Sie sie auf zwei Übungseinheiten. Die eine üben Sie montags, mittwochs und freitags, die andere dienstags, donnerstags und samstags.

Die Liebscher & Bracht Übungen und Faszien-Rollmassage

In diesem Kapitel finden Sie die genauen Anleitungen für die Faszien-Rollmassagen und die Übungen für die am häufigsten auftretenden Arthrosen. Zusätzlich erläutern wir kurz die Gründe für die Entstehung der jeweiligen Arthrose. Viel Spaß beim Üben!

Die wichtigsten Infos zu den Übungen und der Faszien-Rollmassage

Vorab eine wichtige Information zu den Übungen und der Faszien-Rollmassage: Teilweise empfehlen wir dieselben oder sehr ähnliche Übungen und Rollmassagen bei unterschiedlichen Arthrosen. Dies hängt dann damit zusammen, dass dieselben Muskeln und Faszien über verschiedene Gelenke ziehen und dort ihr Zerstörungswerk anrichten können. Für die Übersicht haben wir uns dazu entschlossen, diese Übungen wiederholt darzustellen, damit Sie jeweils einer kompletten Übungsreihe für Ihre Arthrose folgen können. Nur im Bereich der Fingergelenke haben wir zwei Arthrosearten zusammengefasst, weil hier alle Übungen so gut wie identisch sind.

Regeln für die Faszien-Rollmassage

- Immer mit beiden Händen greifen.
- Maximal drücken, aber unter 10 bleiben.
- Sehr langsam und intensiv rollen.
- Immer Richtung Herz rollen.
- Kopf und Rumpf immer beidseitig rollen.
- Bei Schulter-Arm und Becken-Bein nur die betroffene Seite rollen.
- Flächen mit Pfeilen immer mit der Mini-Rolle oder der Medi-Rolle rollen.
- Flächen mit Spirale immer mit der Mini-Kugel oder der Medi-Kugel rollen.
- Am besten morgens jeweils vor den Übungen oder abends getrennt üben – aber das Wichtigste: regelmäßig sechsmal wöchentlich.
- So lange rollen, wie die Lebensweise unverändert bleibt – am besten ein Leben lang.

Regeln für die Übungen

- Wir zeigen immer rechts, bitte entsprechend auf links übertragen.
- Schritt 1: Tief und ruhig atmend 60 Sekunden hineindehnen.
- Schritt 2: Langsam 15 Sekunden steigernd mit maximaler Kraft gegenspannen.
- Schritt 3: Tief und ruhig atmend weitere 60 Sekunden hineindehnen.
- Maximal dehnen und gegenspannen, aber über 8 und unter 10 sein.
- Der Ort des Dehnungsschmerzes oder Schmerzes, der entsteht, ist egal.
- Sehr langsam und bewusst bewegen.
- Kopf und Rumpf immer beidseitig üben.
- Bei Schulter-Arm und Becken-Bein nur die betroffene Seite üben.
- Sobald das Einnehmen der Grundposition schwerfällt, die Schlaufe zu Hilfe nehmen.
- Am besten morgens üben – aber das Wichtigste: regelmäßig sechsmal wöchentlich.
- So lange üben, wie die Lebensweise unverändert bleibt – am besten ein Leben lang.
- Sollten die Übungen zu lange dauern, weil es zu viele sind, auf zwei Tage (Mo, Mi, Fr bzw. Di, Do, Sa) verteilen.

Arthrose des Kiefergelenks

Ursachen für die Kiefergelenksarthrose

Die Kiefergelenksarthrose hat mehrere Ursachen. Die erste ist das fehlende extreme Öffnen des Mundes. Zahnärzte berichten, dass Patienten immer weniger dazu in der Lage sind, den Mund weit zu öffnen oder ihn über längere Zeit möglichst weit offen zu halten. Nahrungsmittel sind so weich, dass sie zum Verzehr sehr flach zusammengedrückt werden können, wie zum Beispiel der Hamburger, oder sie werden portioniert angeboten. Viele Menschen können nicht mehr in einen größeren Apfel beißen, sie müssen ihn zerkleinern, um ihn essen zu können. In unserem Alltag fehlen also die weit geöffneten Winkel.

Eine weitere Ursache ist der verbreitete Stress und Erfolgsdruck. Die Menschen müssen die »Zähne zusammenbeißen«, um durchzuhalten. Das ist biomechanisch fatal, denn es bedeutet, dass der Muskel im kürzesten Zustand seine Kraft entfaltet. Die Bewegungsprogramme im Gehirn passen sich an diese Verkürzung an, die Faszien verfilzen und werden immer unnachgiebiger gegen das weite Öffnen des Mundes. Der Gelenkkopf wird viel zu fest und in der falschen Position in die Pfanne gezogen, der Knorpel wird überlastet und verschleißt wegen des zu großen Drucks, die anderen Knorpelflächen, die nicht belastet werden, bauen ab, weil sie nicht ernährt werden.

Begleitende Schmerzen und Missempfindungen

Durch eine solch fehltrainierte Muskulatur können Kiefergelenkschmerzen, Kieferschmerzen, Zahnschmerzen, Kopfschmerzen, Ohrenschmerzen, Schläfenschmerzen, Trigeminusneuralgie oder Augenschmerzen entstehen. Sie können begleitend zur Kiefergelenksarthrose auftreten. Auch Fehlfunktionen wie ein Hörsturz oder Tinnitus können ausgelöst werden.

Machen Sie die Faszien-Rollmassage und die Übungen bei dieser Arthrose immer beidseitig.

Die Faszien-Rollmassage bei Kiefergelenksarthrose

In diesen Bereichen wenden Sie die Faszien-Rollmassage an

Sie brauchen: Mini-Kugel, Mini-Rolle

1 Bearbeiten Sie den Bereich der Schläfe mit der Mini-Rolle und den Bereich des Unterkiefers mit der Mini-Kugel.

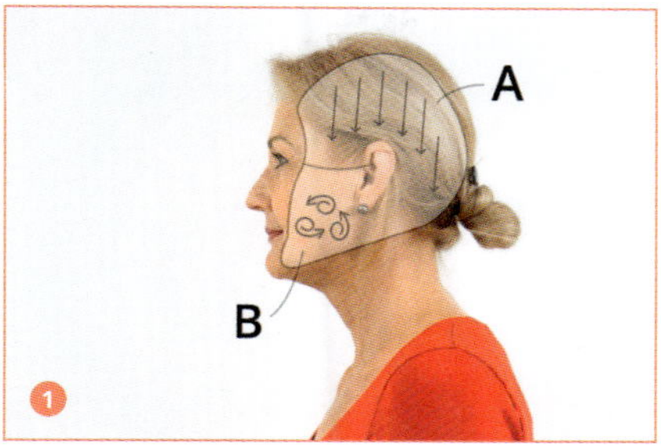

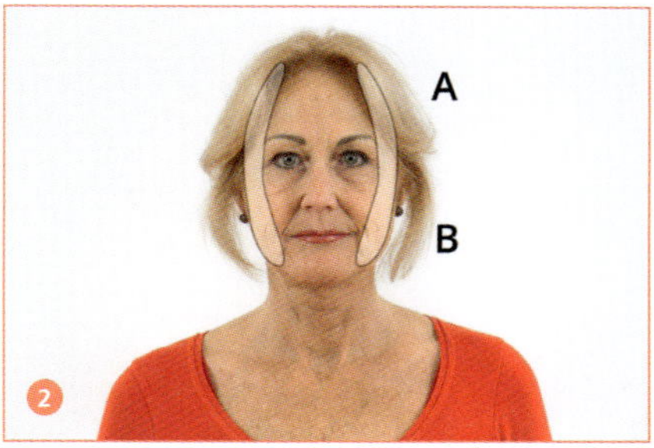

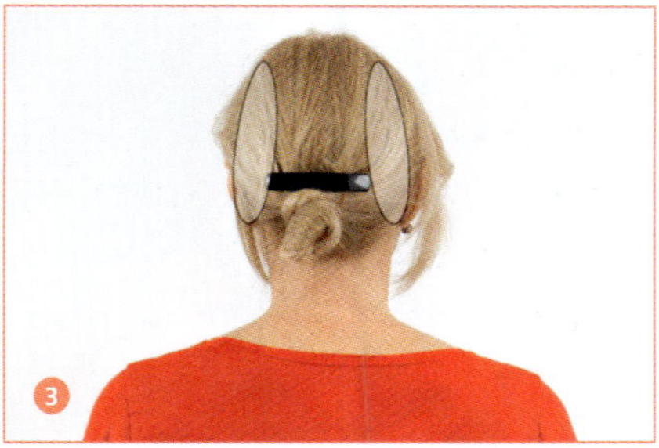

2 und 3 Nutzen Sie für diesen Bereich die Mini-Rolle

So führen Sie die Faszien-Rollmassage durch

Halten Sie die Mini-Rolle mit beiden Händen und rollen Sie in Richtung der Pfeile einmal vom oberen seitlichen Kopf eher vorn nach unten, vom oberen seitlichen Kopf eher in der Mitte nach unten und vom oberen hinteren seitlichen Kopf nach unten bis in Höhe des Jochbeins oder des Ohres (Bild 1 A, Bild 2 A, Bild 3).

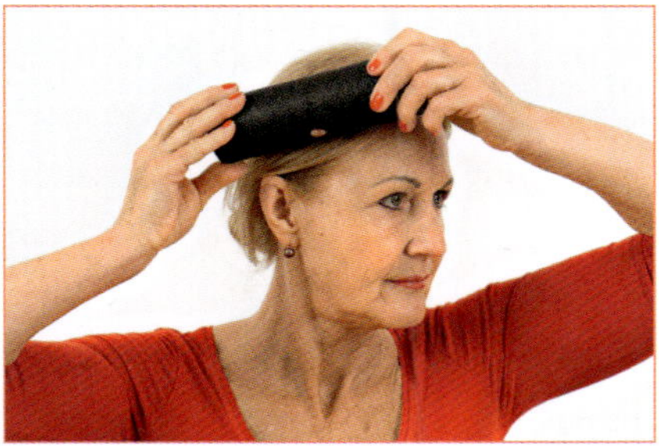

Halten Sie die Mini-Kugel mit den Fingern beider Hände und ziehen Sie, wie in Bild 1 B und 2 B zu sehen, kleine Spiralen im Bereich der seitlichen Wange.

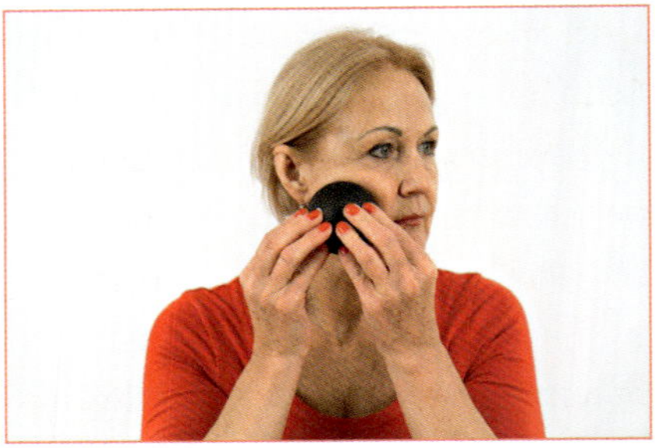

Die Übungen bei Kiefergelenksarthrose

Unterkiefer öffnen

Schritt 1

Legen Sie Ihren Kopf etwas nach hinten. Öffnen Sie Ihren Mund so weit wie möglich und ziehen Sie den Unterkiefer mit der Hand immer weiter nach unten. Sie spüren den Dehnungsschmerz im Bereich des Wangenknochens, der Schläfe oder im Kiefergelenk selbst.

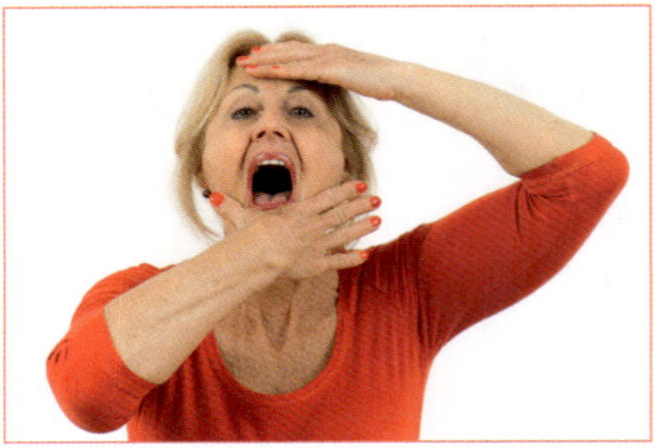

Schritt 2

Halten Sie mit der Hand den Unterkiefer im erreichten Öffnungswinkel, während Sie mit zunehmender und dann mit maximaler Kraft versuchen, den Mund zu schließen. Sie dürfen aber nur so viel Kraft mit dem Unterkiefer aufbauen, dass der Öffnungswinkel nicht kleiner wird. Stoppen Sie diese Kraft behutsam.

Schritt 3

Ziehen Sie Ihren Unterkiefer noch einmal zunehmend so weit wie möglich nach unten.

Sie wollen die Faszien-Rollmassage, die Übung und die Druckpunkte für die Kiefergelenksarthrose unter Anleitung durchführen? *www.liebscher-bracht.com/AL*

Unterkiefer seitlich ziehen

Schritt 1

Öffnen Sie Ihren Mund leicht und ziehen Sie Ihren Unterkiefer mit der Hand so weit wie möglich und dann immer weiter nach links. Sie spüren den Dehnungsschmerz meist rechts, teilweise aber auch links im Bereich der Wange oder des Kiefergelenks.

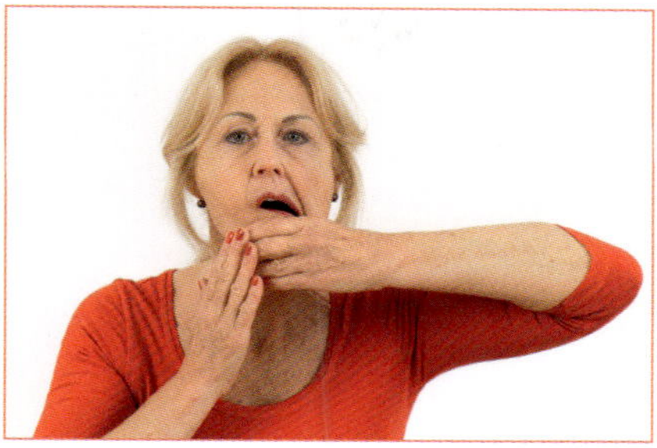

Schritt 2

Halten Sie mit der Hand den Unterkiefer im erreichten Winkel nach links, während Sie mit zunehmender und dann maximaler Kraft versuchen, den Unterkiefer nach rechts zu ziehen. Sie dürfen aber nur so viel Kraft mit dem Unterkiefer aufbauen, dass der Winkel nach links nicht kleiner wird. Stoppen Sie diese Kraft behutsam.

Schritt 3

Ziehen Sie Ihren Unterkiefer noch einmal zunehmend so weit wie möglich nach links.

Unterkiefer vorziehen

Schritt 1

Öffnen Sie Ihren Mund leicht und ziehen Sie Ihren Unterkiefer mit den Händen so weit wie möglich und dann immer weiter nach vorne. Greifen Sie dabei mit den Fingern im Mund so weit nach unten, dass Ihre Zähne möglichst wenig belastet werden. Sie spüren den Dehnungsschmerz im Großraum Kiefergelenk, es können aber auch Zahnschmerzen ausgelöst werden.

Schritt 2

Halten Sie mit den Händen den Unterkiefer in der erreichten Position, während Sie mit zunehmender und dann maximaler Kraft versuchen, den Unterkiefer nach hinten zu ziehen. Sie dürfen aber nur so viel Kraft mit dem Unterkiefer aufbauen, dass die Position vorn nicht verändert wird. Stoppen Sie diese Kraft behutsam.

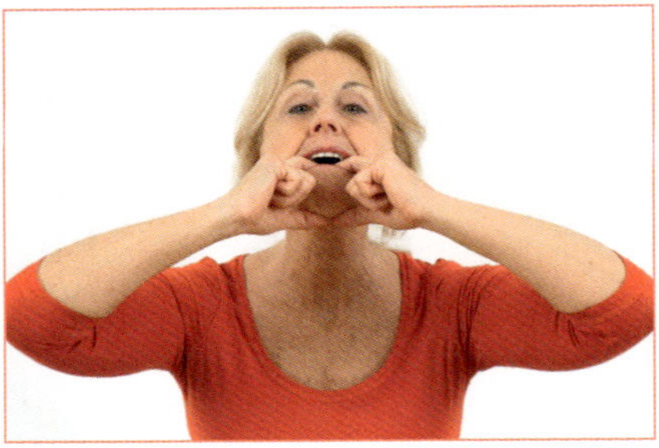

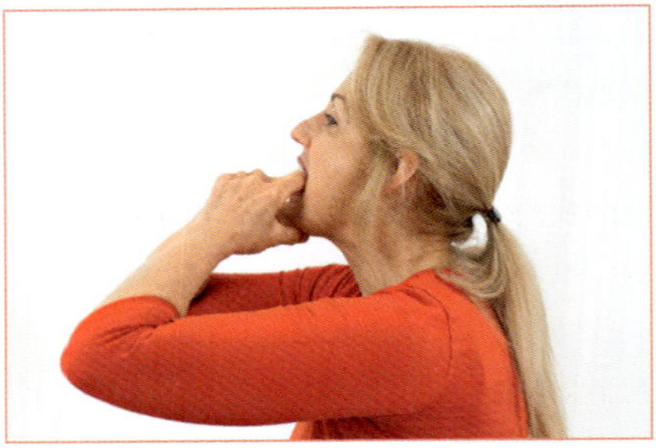

Schritt 3

Ziehen Sie Ihren Unterkiefer noch einmal zunehmend so weit wie möglich nach vorne.

Unterkiefer zurückschieben

Schritt 1

Öffnen Sie Ihren Mund leicht und schieben Sie Ihren Unterkiefer mit den Händen so weit wie möglich und dann immer weiter nach hinten. Sie spüren den Dehnungsschmerz meist im Bereich des Wangenknochens oder an anderen Stellen der Wange.

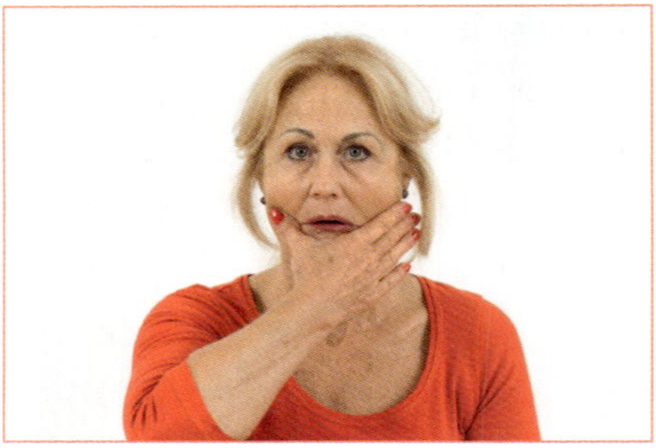

Schritt 2

Halten Sie mit den Händen den Unterkiefer in der erreichten Position, während Sie mit zunehmender und dann maximaler Kraft versuchen, den Unterkiefer nach vorn zu schieben. Sie dürfen aber nur so viel Kraft mit dem Unterkiefer aufbauen, dass die Position hinten nicht verändert wird. Stoppen Sie diese Kraft behutsam.

Schritt 3

Schieben Sie Ihren Unterkiefer noch einmal zunehmend so weit wie möglich nach hinten.

Arthrose der Wirbelgelenke der Halswirbelsäule

Ursachen für die Spondylarthrose der Halswirbelsäule

Die wichtigste Ursache der Spondylarthrose der Halswirbelsäule ist unsere Haltung, vor allem beim Sitzen am Schreibtisch oder an einer anderen Arbeitsfläche. Die meisten Menschen, die am Schreibtisch arbeiten, beugen ständig die Brustwirbelsäule und entwickeln einen Rundrücken. Um wieder geradeaus schauen zu können, überstrecken sie gezwungenermaßen ihre Halswirbelsäule, und daraus entwickelt sich eine massive Krümmung der Wirbelsäule nach vorne. Das kann so weit gehen, dass im Alter der obere Bereich der Brustwirbelsäule fast horizontal steht und dann die Halswirbelsäule extrem überstreckt werden muss, damit der Kopf aufrecht gehalten werden kann. Durch diese Fehlhaltung verspannen die Nackenmuskeln über die Jahre immer mehr. Bei vielen Menschen – eigentlich bei den meisten, die in solchen Berufen tätig sind – wird der Nacken mit der Zeit bretthart.

Die Faszien folgen wie immer den Muskeln und verfilzen zunehmend, bis sie kaum noch in der Lage sind, nachzugeben. Dadurch werden die Wirbelgelenke immer fester aufeinander gedrückt und verschleißen. Da die Halswirbelsäule selten oder nie gebeugt wird – was aufgrund der völlig verfilzten Strecker-Faszien ohnehin meist nur noch eingeschränkt möglich ist – und der Kopf über die Brustwirbelsäule geneigt wird, werden die Knorpel einseitig belastet, weniger ernährt und bauen ab.

Begleitende Schmerzen und Missempfindungen

Die Schmerzen, die durch solch eine fehltrainierte Muskulatur entstehen können, sind vielfältig. Der Nacken ist verspannt und brennt, der seitliche und vordere Hals kann schmerzen, das Schlucken kann wehtun. All dies kann begleitend zur Kiefergelenksarthrose auftreten. Auch Fehlfunktionen wie Schwindel, ein Hörsturz oder Tinnitus können ausgelöst werden. Ebenso kann es zu nächtlichem Kribbeln kommen, oder die Finger können einschlafen, weil die entsprechenden Nerven und Gefäße im Bereich des Nackens und der Schulter abgedrückt werden.

Machen Sie die Faszien-Rollmassage und die Übungen bei dieser Arthrose immer beidseitig, auch wenn die Schmerzen eher einseitig sind.

Faszien-Rollmassage bei Spondylarthrose der Halswirbelsäule

In diesen Bereichen wenden Sie die Faszien-Rollmassage an

Sie brauchen: Mini-Kugel, Mini-Rolle, Medi-Rolle

❶ Nutzen Sie für diesen Bereich die Mini-Rolle.

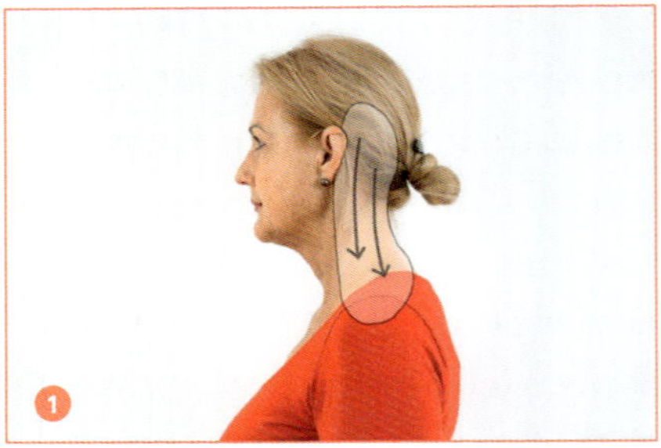

❷ Nutzen Sie für diesen Bereich die Medi-Rolle.

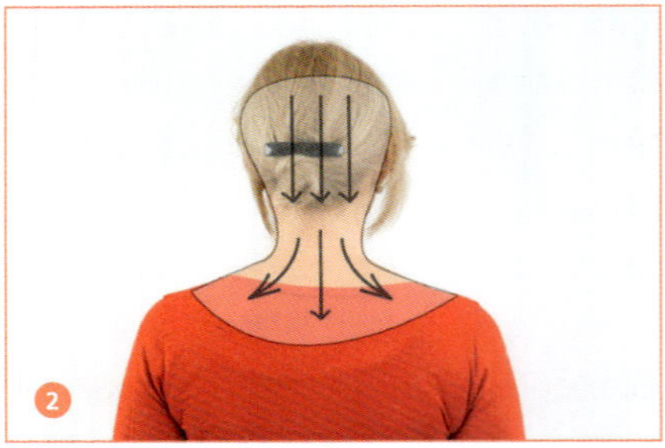

❸ Nutzen Sie für diesen Bereich die Mini-Kugel.

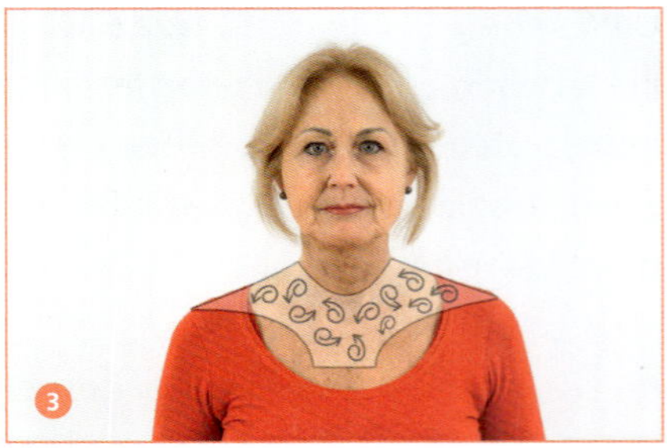

So führen Sie die Faszien-Rollmassage durch

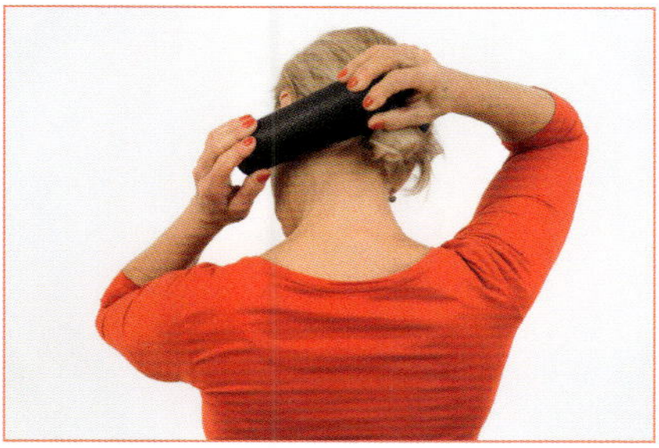

Fassen Sie die Mini-Rolle mit beiden Händen und setzen Sie diese an dem fühlbaren Knochenvorsprung hinter Ihrem Ohr an. Von oben gesehen liegt die Rolle in einem Winkel von 45° (sie wird also von links und hinten angesetzt). So können Sie genau in der mittleren Position zwischen »von der Seite« und »von hinten« rollen. Rollen Sie so weit in Richtung Schulterblatt, wie Sie die Rolle noch gut greifen können.

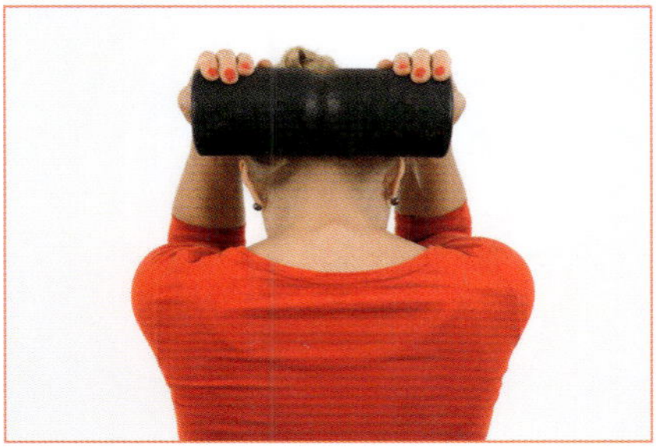

Greifen Sie die Medi-Rolle mit beiden Händen und setzen Sie diese etwa in Höhe der Oberkante der Ohren auf. Sie dürfen Ihren Nacken dabei gerne nach vorn unten in die Dehnung ziehen. Rollen Sie so weit in Richtung Schulterblätter, wie Sie die Rolle noch gut halten können.

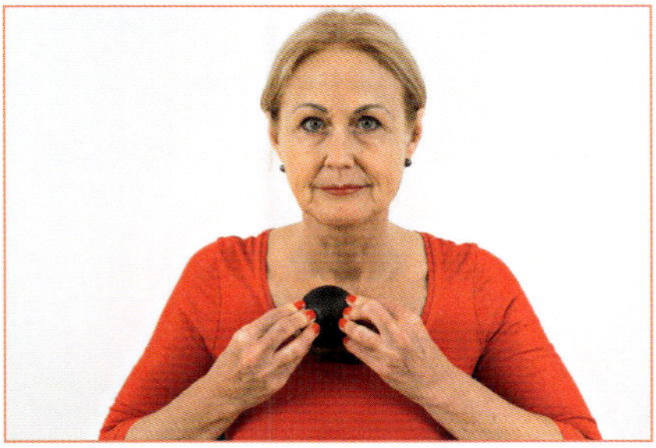

Greifen Sie die Mini-Kugel mit beiden Händen und rollen Sie zunächst die Umrandungslinie und dann die Fläche in kleinen Spiralen ab. Bearbeiten Sie insbesondere die inneren Enden der Schlüsselbeine und den oberen Bereich des Brustbeines.

Übungen bei Spondylarthrose der Halswirbelsäule

Kopf in 45° ziehen

Schritt 1

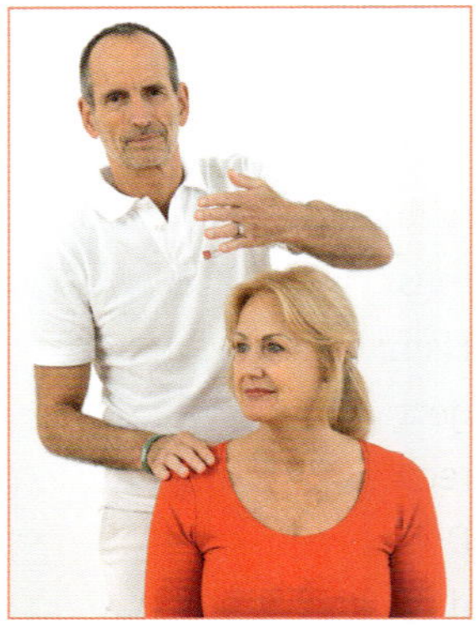

Richten Sie zunächst Ihren Kopf so aus, dass er um 45° nach rechts gedreht ist.

Ziehen Sie dann mit gebeugtem Ellenbogen Ihre rechte Schulter so tief wie möglich nach unten, wobei die Brustwirbelsäule absolut gerade bleiben muss. Greifen Sie nun mit der linken Hand so über Ihren Kopf, dass Ihre Fingerspitzen etwa an der Oberkante des rechten Ohrs anliegen, und weit genug hinten, dass beim Ziehen am Kopf keine Drehung ausgelöst werden kann. Nun ziehen Sie Ihren Kopf so weit wie möglich und dann immer weiter nach vorn links unten. Sie spüren den Dehnungsschmerz hinten rechts im Nacken, eventuell auch auf der linken Seite.

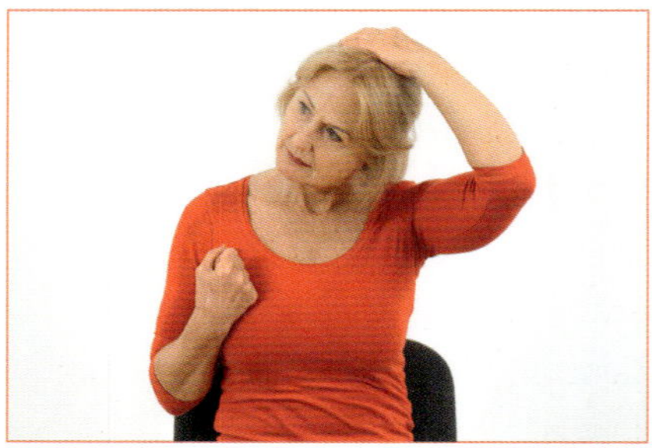

Schritt 2

Halten Sie mit der Hand den Kopf in der erreichten Position, während Sie mit zunehmender und dann maximaler Kraft versuchen, ihn nach hinten rechts oben zu ziehen. Sie dürfen aber nur so viel Kraft mit dem Kopf aufbauen, dass seine erreichte Position nicht verändert wird. Stoppen Sie diese Kraft behutsam.

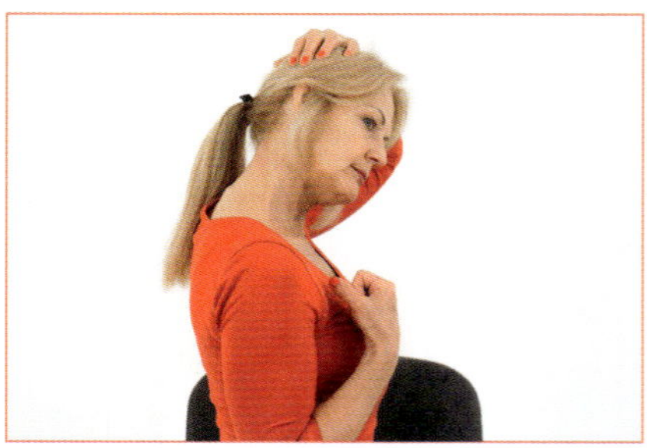

Schritt 3

Ziehen Sie Ihren Kopf noch einmal so weit wie möglich nach vorn links unten.

Kopf seitlich ziehen

Schritt 1

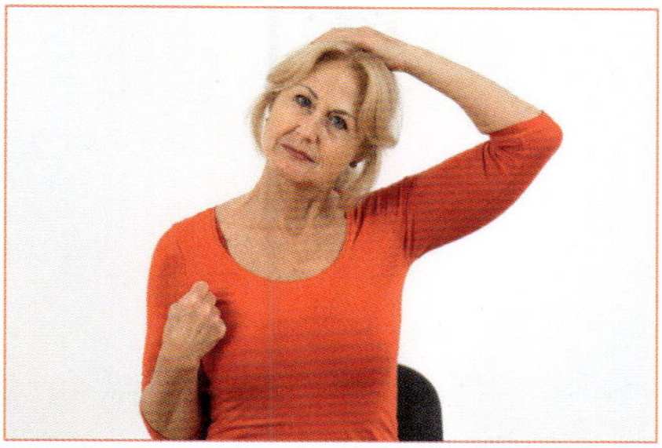

Richten Sie Ihren Kopf und die Brustwirbelsäule auf, der Blick geht nach vorne. Ziehen Sie dann mit gebeugtem Ellenbogen Ihre rechte Schulter so tief wie möglich nach unten, wobei die Brustwirbelsäule absolut gerade bleiben muss. Greifen Sie nun mit der linken Hand so über Ihren Kopf, dass Ihre Fingerspitzen etwa an der Oberkante des rechten Ohrs anliegen, und weit genug hinten, dass beim Ziehen am Kopf keine Drehung ausgelöst werden kann. Ziehen Sie Ihren Kopf so weit wie möglich und dann immer weiter nach links. Sie spüren den Dehnungsschmerz meist am Halsansatz rechts, eventuell auch links.

Schritt 2

Halten Sie mit der Hand den Kopf in der erreichten Position, während Sie mit zunehmender und dann maximaler Kraft versuchen, ihn nach rechts zu ziehen. Sie dürfen aber nur so viel Kraft mit dem Kopf aufbauen, dass seine erreichte Position nicht verändert wird. Stoppen Sie diese Kraft behutsam.

Schritt 3

Ziehen Sie Ihren Kopf noch einmal zunehmend so weit wie möglich nach links.

Kopf drehen

Schritt 1

Richten Sie Ihren Kopf und die Brustwirbelsäule gerade auf. Ziehen Sie dann mit Ihren Händen den Kopf so weit wie möglich und dann immer weiter in eine Drehung nach links. Sie spüren den Dehnungsschmerz meist an der linken Halsseite, es ist aber auch rechts möglich.

Schritt 2

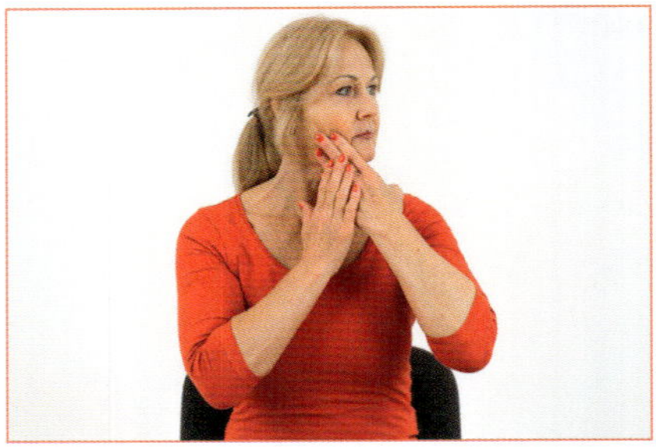

Halten Sie mit der Hand den Kopf in der erreichten Position, während Sie mit zunehmender und dann maximaler Kraft versuchen, ihn wieder nach rechts zu drehen. Sie dürfen aber nur so viel Kraft mit dem Kopf aufbauen, dass seine erreichte Position nicht verändert wird. Stoppen Sie diese Kraft behutsam.

Schritt 3

Ziehen Sie Ihren Kopf noch einmal zunehmend so weit wie möglich nach links.

Kopf vorbeugen

Schritt 1

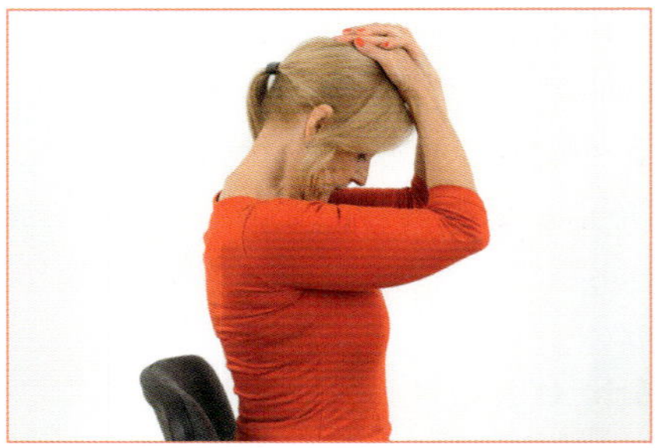

Richten Sie Ihren Kopf und die Brustwirbelsäule gerade auf. Greifen Sie nun mit beiden Händen so über Ihren Kopf, dass Ihre Fingerspitzen weit oben auf dem Hinterkopf liegen. Ziehen Sie Ihren Kopf so weit wie möglich und dann immer weiter nach vorn unten. Dabei ist besonders wichtig, dass die Brustwirbelsäule absolut gerade bleibt. Geben Sie möglichst weit zunächst mit der ganzen Halswirbelsäule und erst zum Schluss mit dem Kopf nach, indem Sie ihn über die obersten Halswirbel nach vorn kippen. Sie spüren den Dehnungsschmerz meist tief innen direkt an der Halswirbelsäule den ganzen Nacken entlang.

Schritt 2

Halten Sie mit den Händen den Kopf in der erreichten Position, während Sie mit zunehmender und dann maximaler Kraft versuchen, ihn nach hinten oben zu ziehen. Sie dürfen aber nur so viel Kraft mit dem Kopf aufbauen, dass seine erreichte Position nicht verändert wird. Stoppen Sie diese Kraft behutsam.

Schritt 3

Ziehen Sie Ihren Kopf noch einmal zunehmend so weit wie möglich nach vorn unten.

Kopf überstrecken

Schritt 1

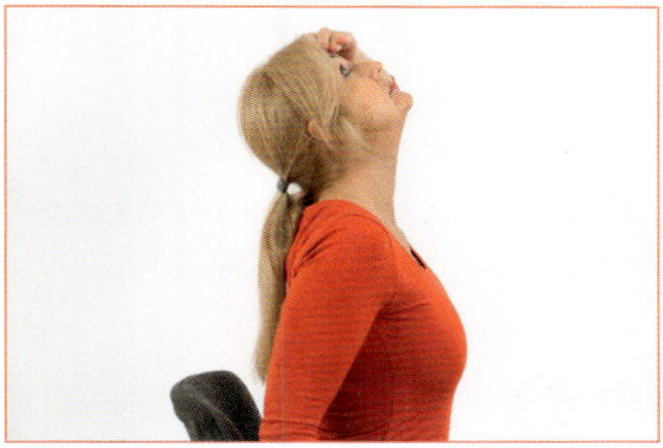

Richten Sie Ihren Kopf und die Brustwirbelsäule gerade auf. Greifen Sie nun mit den Fingerspitzen einer Hand mittig oben auf Ihre Stirn. Drücken Sie Ihren Kopf so weit wie möglich und dann immer weiter nach hinten unten. Geben Sie dabei möglichst weit zunächst mit der ganzen Halswirbelsäule und erst zum Schluss mit dem Kopf nach, indem Sie ihn über die obersten Halswirbel nach hinten kippen. Sie spüren den Dehnungsschmerz meist hinten im Genick oder als starke Zugspannung vorn am Hals.

Schritt 2

Halten Sie mit der Hand den Kopf in der erreichten Position, während Sie mit zunehmender und dann maximaler Kraft versuchen, ihn nach vorn zu ziehen. Sie dürfen aber nur so viel Kraft mit dem Kopf aufbauen, dass seine erreichte Position nicht verändert wird. Stoppen Sie diese Kraft behutsam.

Schritt 3

Ziehen Sie Ihren Kopf noch einmal zunehmend so weit wie möglich nach hinten unten.

Arthrose der Wirbelgelenke der Brustwirbelsäule

Ursachen für die Spondylarthrose der Brustwirbelsäule

Durch den Rundrücken aufgrund einer schlechten Haltung im Sitzen, aber auch im Stehen, werden die Faszien an der Vorderseite des Körpers immer kürzer und verfilzen. Es entwickeln sich immer mehr fasziale Zugkräfte nach vorne, die den oberen Rumpf mehr und mehr nach vorn sacken lassen. Die Streckmuskeln der Brustwirbelsäule müssen jetzt immer kräftiger gegenziehen, wenn die Haltung einigermaßen aufrecht bleiben soll. Die Strukturen, die diese Kräfte übertragen müssen, sind die Bandscheiben und Wirbelgelenke.

Bei einer natürlichen Krümmung der Brustwirbelsäule sind alle Kräfte so verteilt, dass die Bandscheiben und die Knorpel der Wirbelgelenke normal belastet werden und sich durch die Wechsel von Druck und Entlastung gut ernähren können. Da der Rundrücken die Krümmung so verstärkt, dass das System immer einseitiger belastet und immer weniger entlastet wird, bauen die Knorpel der Wirbelgelenke ab.

Begleitende Schmerzen und Missempfindungen

Durch eine solch fehltrainierte Muskulatur entstehen meist brennende Schmerzen zwischen den Schulterblättern. Es können aber auch stechende Schmerzen rund um den Brustkorb auftreten, die oft für eine Intercostalneuralgie gehalten werden. In Wirklichkeit sind es Überspannungsschmerzen des Zwerchfells, das an die Spannungen im Bereich der Brustwirbelsäule ankoppelt. Atemschmerzen können ebenfalls gleichzeitig mit einer Spondylarthrose auftreten.

Machen Sie die Faszien-Rollmassage und die Übungen bei dieser Arthrose immer beidseitig.

Sie wollen die Faszien-Rollmassage, die Übung und die Druckpunkte für die Facettengelenksarthrose der Brustwirbelsäule kostenfrei unter Rolands Anleitung per Video durchführen? *www.liebscher-bracht.com/AL*

Faszien-Rollmassage bei Spondylarthrose der Brustwirbelsäule

In diesen Bereichen wenden Sie die Faszien-Rollmassage an

Sie brauchen: Mini-Kugel, Mini-Rolle, Medi-Rolle

1 *Nutzen Sie für diesen Bereich die Mini-Kugel und die Mini-Rolle.*

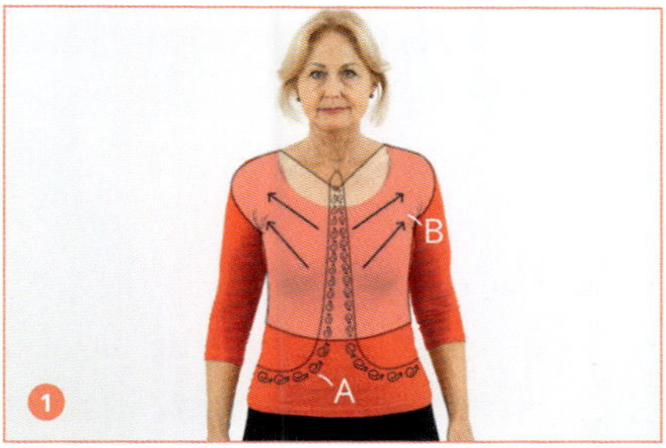

2 *Nutzen Sie für diesen Bereich die Medi-Rolle.*

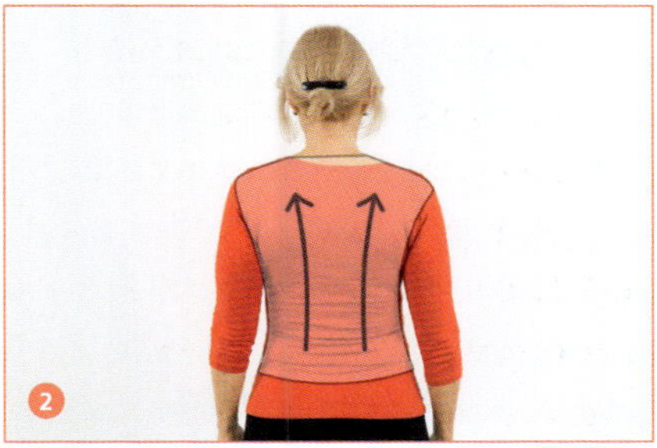

3 *Nutzen Sie für diesen Bereich die Mini-Kugel.*

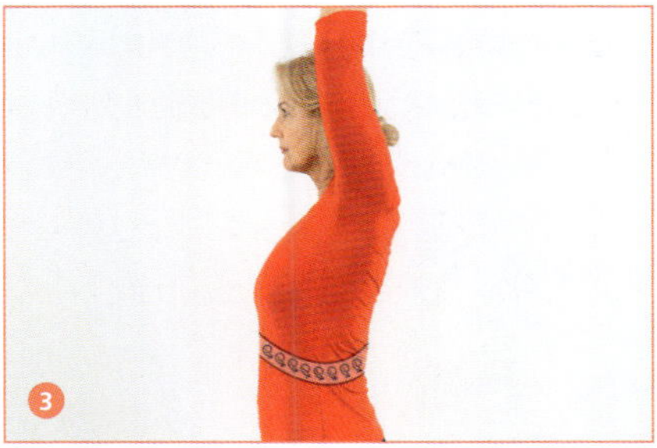

So führen Sie die Faszien-Rollmassage durch

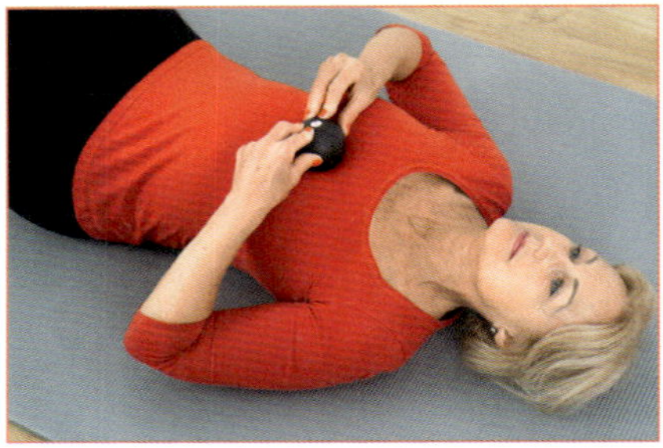

Legen Sie sich auf den Rücken und stellen Sie die Beine auf. Greifen Sie die Mini-Kugel mit beiden Händen und setzen Sie die Kugel auf dem unteren Ende der rechten Brustbeinkante auf. Rollen Sie in kleinen Spiralen entlang dieser Kante bis zum Schlüsselbein (Bild 1 A). Wiederholen Sie das auf der linken Seite.

Setzen Sie die Mini-Kugel an Ihrem Rücken an der Unterkante des rechten Rippenbogens auf. Folgen Sie der Unterkante mit kleinen Spiralen, bis Sie vorn in der Mitte am Schwertfortsatz (Spitze am unteren Ende des Brustbeins) angekommen sind. Kreisen Sie in diesem Dreieck in kleinen Spiralen. Nun folgen Sie der Unterkante des linken Rippenbogens, bis Sie auf Ihrem Rücken an dessen Ende angekommen sind (Bild 3).

Greifen Sie die Mini-Rolle mit beiden Händen und setzen Sie die Rolle entlang der rechten Kante des Brustbeins auf. Rollen Sie bis zur rechten Schulter (Bild 1 B). Für Frauen gilt: Rollen Sie nicht oder nur äußerst vorsichtig über Ihr Brustgewebe. Sie können die Brust aussparen, indem Sie einmal oberhalb und einmal unterhalb rollen. Wiederholen Sie das auf der linken Seite.

Legen Sie die Medi-Rolle unter die Mitte Ihrer Lendenwirbelsäule und rollen Sie bis zum oberen Ende der Brustwirbelsäule (Bild 2). Wenn Ihnen das Rollen in Rückenlage auf dem Boden noch nicht möglich ist, dann machen Sie die Übung

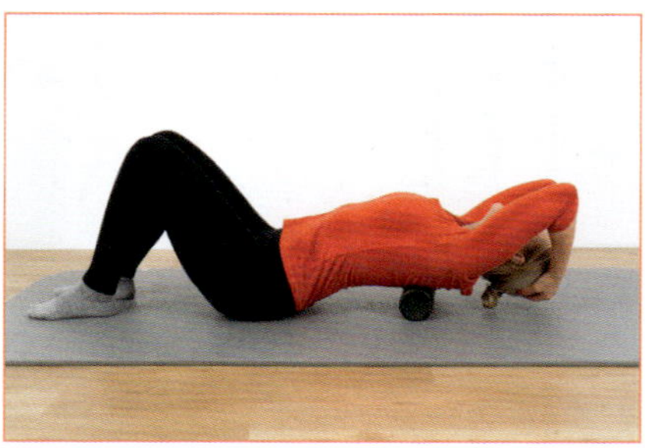

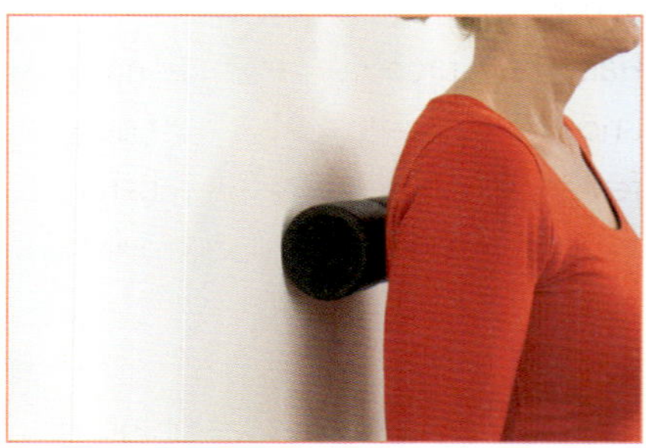

an einer Wand: Lehnen Sie sich an die Wand, setzen Sie die Rolle auf die Mitte Ihrer Lendenwirbelsäule, und gehen Sie in die Knie, soweit es Ihnen möglich ist. Dann greifen Sie die Rolle und lassen sie an der Wand mit nach oben rutschen, während Sie die Beine strecken. Dies wiederholen Sie, bis Sie am oberen Ende der Brustwirbelsäule angekommen sind.

Die Übungen bei Spondylarthrose der Brustwirbelsäule

Arme 10° aufwärts nach hinten ziehen

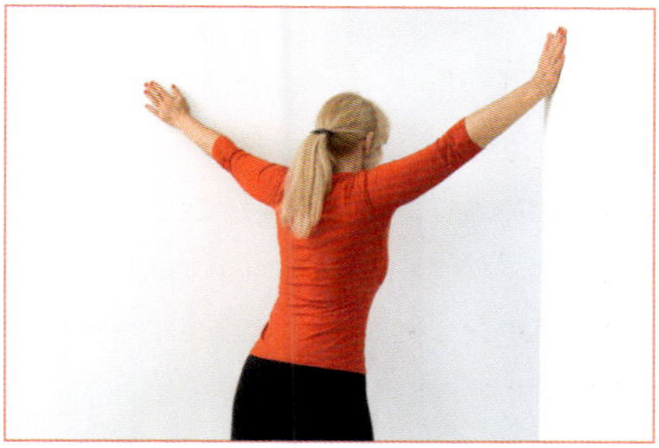

Schritt 1

Stellen Sie sich in leichter Schrittstellung so in eine Ecke, dass Sie sich ein wenig nach vorn lehnen. Strecken Sie Ihre Arme zur Seite und dann etwa 10° über der Horizontalen nach oben und legen Sie die Hände auf die Wände. Lassen Sie Ihre Hände von den Wänden so weit wie möglich und dann immer weiter nach hinten drücken, indem Sie sich zunehmend hineinlehnen beziehungsweise das vordere Knie beugen oder wenn nötig weiter nach vorn gehen. Bleiben Sie dabei in der Wirbelsäule gerade. Sie spüren den Dehnungsschmerz meist in der Schulter, aber auch am Oberarm, am Ellenbogen oder im Brustbereich.

Schritt 2

Halten Sie Ihren Körper in der erreichten Position, während Sie mit zunehmender und dann maximaler Kraft mit den Händen gegen die Wände drücken. Sie dürfen aber nur so viel Kraft mit den Händen aufbauen, dass die erreichte Position der Schultern nicht verändert wird. Stoppen Sie diese Kraft behutsam.

Schritt 3

Gehen Sie noch einmal zunehmend so weit wie möglich weiter nach vorne.

Brustwirbelsäule überstrecken

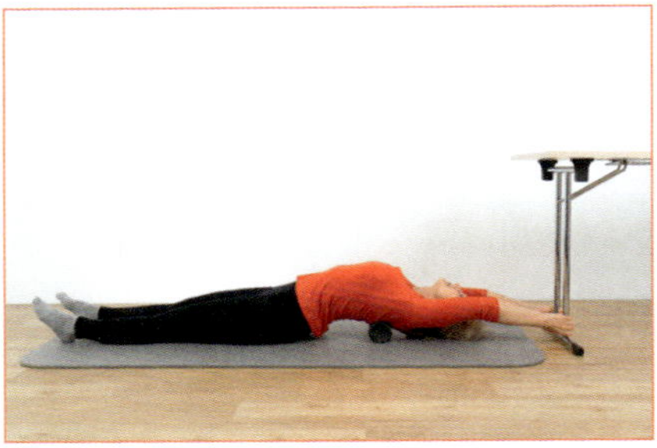 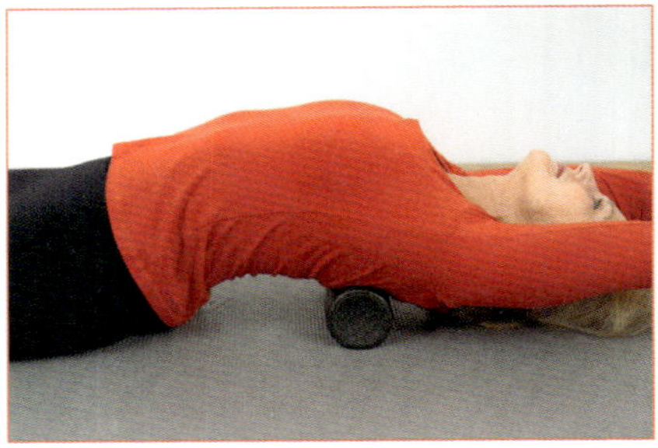

Schritt 1

Legen Sie sich auf den Boden und platzieren Sie unsere Medi- oder Maxi-Rolle, oder eine andere geeignete Rolle so unter der Brustwirbelsäule, dass Sie möglichst viel Dehnspannung spüren. Strecken Sie die Hände nach hinten oben aus und halten Sie sich an etwas Schwerem fest, beispielsweise an zwei Tischbeinen. Nun fassen Sie mit Ihren Händen bei gestreckten Armen so weit wie möglich und dann immer weiter an den Tischbeinen nach unten. Eventuell können Sie zu Beginn das Gesäß abheben (indem Sie Ihre Beine aufstellen und sich hochdrücken), mit den Händen möglichst tief greifen und dann mit Hilfe Ihrer Beine das Gesäß zunehmend weiter absenken. Sie spüren den Dehnungsschmerz vorwiegend in der Schulter und im oberen Rücken.

Schritt 2

Halten Sie Ihren Körper in der erreichten Position, während Sie mit zunehmender und dann maximaler Kraft mit den Händen versuchen, den Tisch nach oben zu drücken. Sie dürfen aber nur so viel Kraft mit den Händen aufbauen, dass die erreichte Position der Schultern und des Rumpfes nicht verändert wird. Stoppen Sie diese Kraft behutsam.

Schritt 3

Gehen Sie noch einmal zunehmend so weit wie möglich mit den Händen oder dem Gesäß weiter nach unten.

Brustwirbelsäule drehen

Schritt 1

Setzen sie sich auf einen Stuhl und haken Sie beide Beine in die Stuhlbeine ein. Greifen Sie links herum an die Lehne und ziehen Sie Ihren Rumpf so weit wie möglich und dann immer weiter nach links. Bleiben Sie dabei im Rumpf möglichst aufrecht. Sie spüren den Dehnungsschmerz rings um die Wirbelsäule und den Brustkorb, vielleicht auch innen.

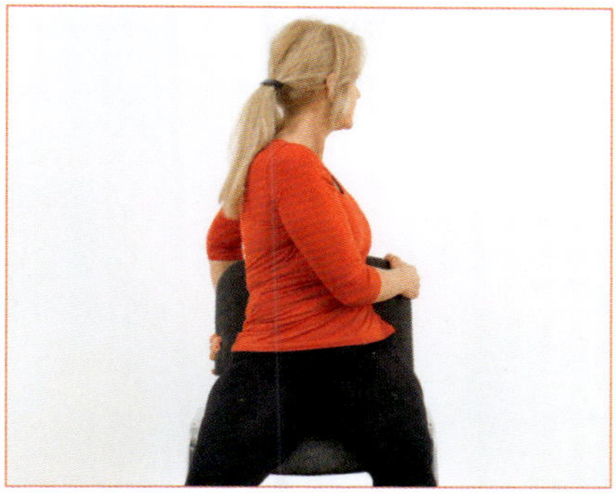

Schritt 2

Halten Sie Ihren Körper in der erreichten Position, während Sie mit zunehmender und dann maximaler Kraft Ihren Körper nach rechts drehen wollen. Sie dürfen aber nur so viel Kraft mit dem Körper aufbauen, dass die erreichte Position der Schultern und des Rumpfes nicht verändert wird. Stoppen Sie diese Kraft behutsam.

Schritt 3

Drehen Sie sich noch einmal zunehmend so weit wie möglich weiter nach links.

Zwerchfell dehnen

Schritt 1

Setzen Sie sich aufrecht auf einen Stuhl. Halten Sie Ihre Nase zu und holen Sie durch den offenen Mund tief Luft. Pusten Sie möglichst viel dieser Luft aus, so als ob Sie viele Geburtstagskerzen auslöschen wollen. Sie spüren den Dehnungsschmerz im Inneren des Körpers, eventuell auch den Hals aufsteigend.

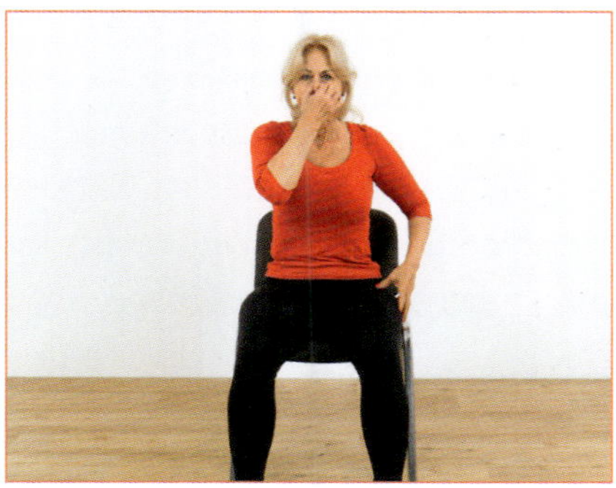

Schritt 2

Schließen Sie Ihren Mund und saugen Sie mit zunehmender Kraft gegen Ihre zugehaltene Nase, als ob Sie Luft holen wollten.

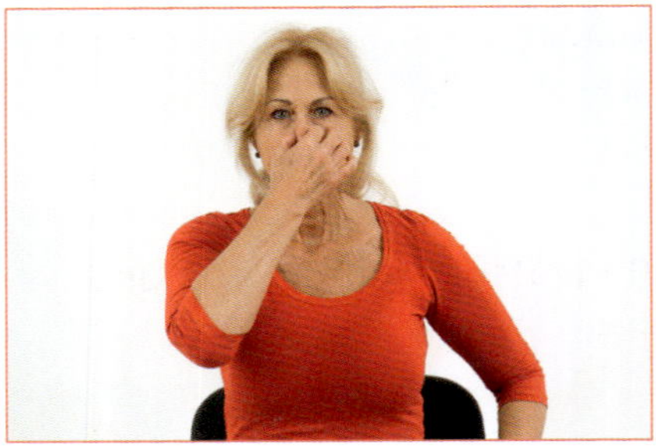

Schritt 3

Pusten Sie noch einmal so viel Luft hinaus wie möglich.

Wiederholen Sie die Schritte 2 und 3 so oft, wie Sie ausreichend Sauerstoff haben.

Arthrose der Wirbelgelenke der Lendenwirbelsäule

Ursachen für die Spondylarthrose der Lendenwirbelsäule

Wir sitzen täglich nicht nur mehrere Stunden am Tisch, im Auto oder auf dem Sofa, die meisten von uns schlafen auch im Sitzen, nämlich in Seitenlage mit einem oder zwei angezogenen Knien. Das Resultat sind drastische Spannungsverschiebungen der Muskeln im Bereich Becken, unterer Rücken und Bauch und damit einhergehende Verfilzungen der Faszien. Die Faszien an der Vorderseite werden immer unflexibler und ziehen nach vorne. Die Muskeln an der Rückseite, vor allem die Rückenstrecker, müssen gegenhalten. Die Wirbelsäule muss diese Spannungen auffangen, die Wirbelgelenke werden dadurch falsch belastet und überlastet. Eigentlich sind sie als Führungsgelenke konstruiert, nun wird ihnen immer mehr eine Tragefunktion aufgezwungen. Deswegen entsteht die Arthrose.

Das Brennen, das die Betroffenen im Rücken spüren, kommt von den überlasteten Muskeln. Es kann sofort »abgeschaltet« werden, wenn der viel zu starke fasziale Zug nach vorn normalisiert wird. Schon wenn Sie sich auf den Rücken legen, spätestens wenn Sie die Knie aufstellen, klingt der Schmerz meist ab. Wäre der Grund für den Schmerz eine Entzündung im Gelenk, könnte er nie so schnell nachlassen.

Begleitende Schmerzen und Missempfindungen

Durch eine solch fehltrainierte Muskulatur entstehen Schmerzen im Bereich der Rückenstrecker direkt an oder in der Lendenwirbelsäule sowie seitlich daneben bis zu den Lenden. Sind Schädigungen an den Bandscheiben, Arthrose an den Knorpeln der Wirbelgelenke, Osteophyten oder andere Veränderungen an den Wirbelkörpern zu finden, dann werden meist diese strukturellen Veränderungen für die Ursachen der Schmerzen gehalten. An der Vorderseite können Schmerzen durch Schambeinentzündungen auftreten, die oft chronisch sind. Sie haben in diesem Buch gelernt, warum: weil die Spannung der Faszien vorn so hoch ist, dass es am Schambein zu Überlastungen der Knochenhaut kommen kann. Das verursacht quasi einen Tennisellenbogen am Schambein.

Machen Sie die Faszien-Rollmassage und die Übungen bei dieser Arthrose immer beidseitig.

Faszien-Rollmassage bei Spondylarthrose der Lendenwirbelsäule

In diesen Bereichen wenden Sie die Faszien-Rollmassage an

Sie brauchen: Mini-Kugel, Medi-Kugel, Medi-Rolle

1 *Nutzen Sie für diesen Bereich die Mini-Kugel.*

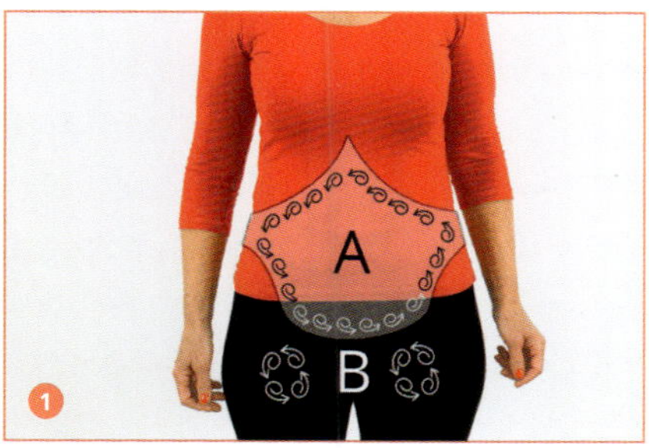

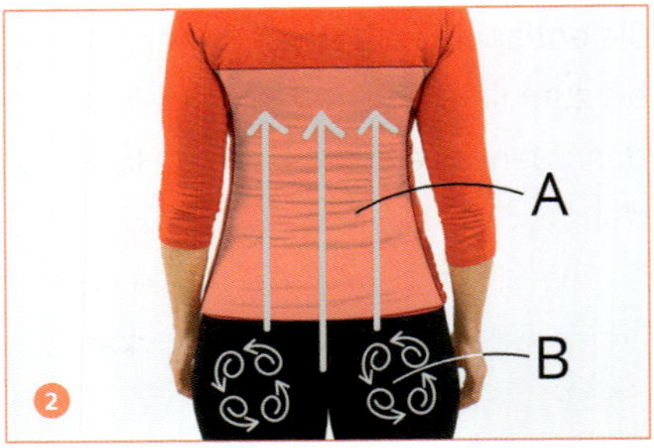

❷ *Nutzen Sie für diesen Bereich die Medi-Rolle und die Medi-Kugel.*

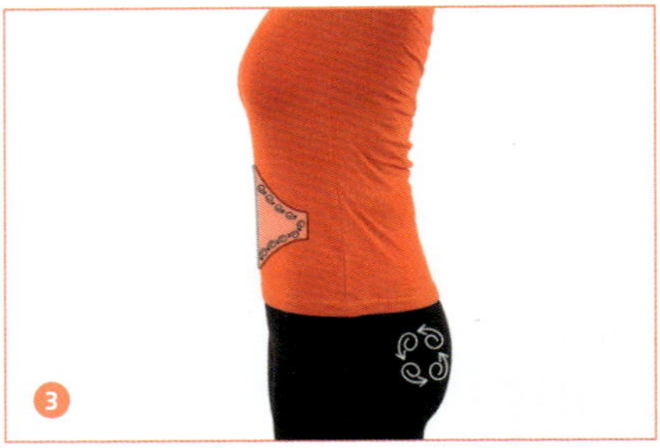

❸ *Nutzen Sie für diesen Bereich die Mini-Kugel und die Medi-Kugel.*

So führen Sie die Faszien-Rollmassage durch

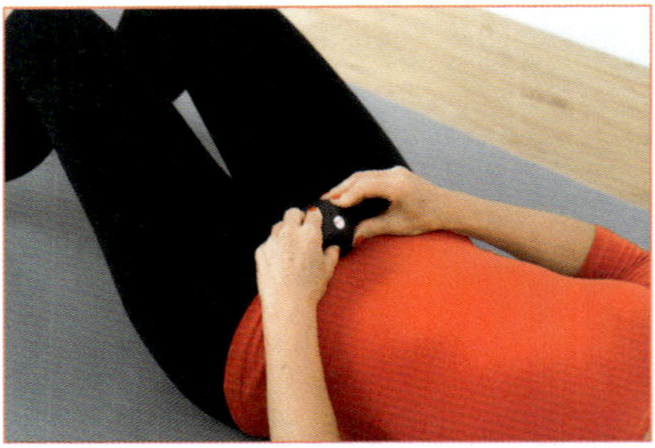

Legen Sie sich auf den Rücken und stellen Sie die Beine auf. Greifen Sie die Mini-Kugel mit beiden Händen und platzieren Sie die Kugel auf dem linken Ende der Schambeinkante. Rollen Sie dann mit kleinen Spiralen entlang der Kante bis zum rechten Schambeinende. Rollen Sie mit kleinen Spiralen weiter bis unter den rechten Hüftstachel, dann über diesen hinweg entlang der Darmbeinkante (Hüftknochen) immer weiter nach rechts. An der rechten Seite wechseln Sie von der Oberkante des Darmbeins zur Unterkante des Rippenbogens. Rollen Sie diesen entlang bis zum Schwertfortsatz (der unteren Spitze des Brustbeins) und dann am linken Rippenbogen entlang bis zur linken Seite. Dort wechseln Sie von der Unterkante des Rippenbogens auf die Oberkante des linken Darmbeins (Hüftknochens). Rollen

Sie entlang des Darmbeins nach vorn bis zum linken Hüftstachel. Rollen Sie dann den Bereich unter dem Hüftstachel und auf die Kante des linken Endes des Schambeins. Rollen Sie noch einmal wie zu Beginn die Oberkante des Schambeins bis zum rechten Ende. Diesen Ablauf sehen Sie auf Bild 1 A.

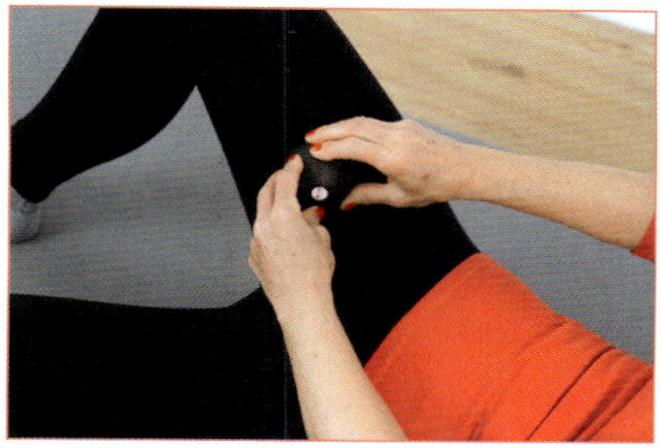

Greifen Sie die Mini-Kugel mit beiden Händen und rollen Sie ein Stück unter der Leiste in die Tiefe in den Spalt zwischen vorderem Oberschenkelmuskel und den Muskeln an der Innenseite der Oberschenkel. Dort finden Sie eine meist sehr druckempfindliche Stelle (Bild 1 B).

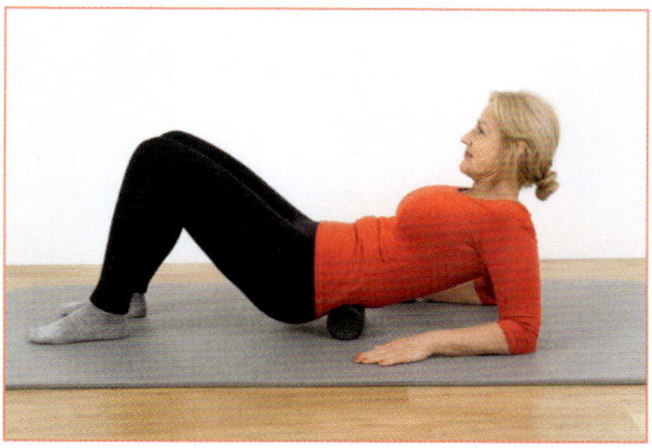

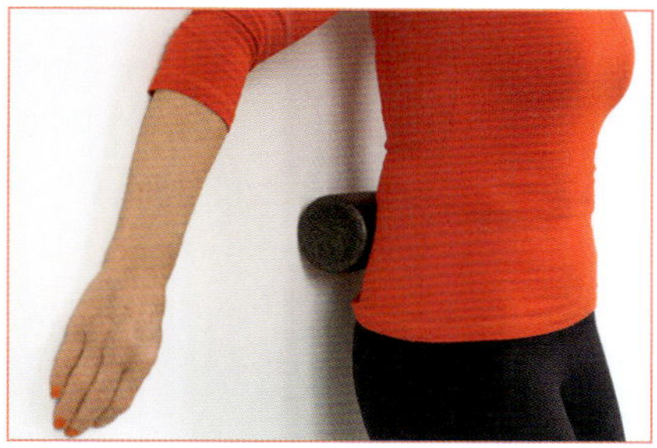

Rollen Sie mit der Medi-Rolle beginnend vom Kreuzbein bis zur Mitte der Brustwirbelsäule (Bild 2 A). Wenn Ihnen das Rollen in Rückenlage auf dem Boden noch nicht möglich ist, dann machen Sie die Übung an der Wand. Lehnen Sie sich an eine Wand, setzen Sie die Rolle auf das Kreuzbein und gehen Sie in die Knie, soweit es geht. Dann greifen Sie die Rolle und lassen sie an der Wand mit nach oben rutschen, während Sie die Beine strecken. Dies wiederholen Sie, bis Sie in der Mitte der Brustwirbelsäule angekommen sind.

Setzen Sie sich auf die Medi-Kugel oder lehnen Sie sich mit dem Gesäß an der Wand gegen sie und rollen Sie das Gesäß in Spiralen (Bild 2 B + 3).

Die Übungen bei Spondylarthrose der Lendenwirbelsäule

Lendenwirbelsäule vorbeugen

Schritt 1

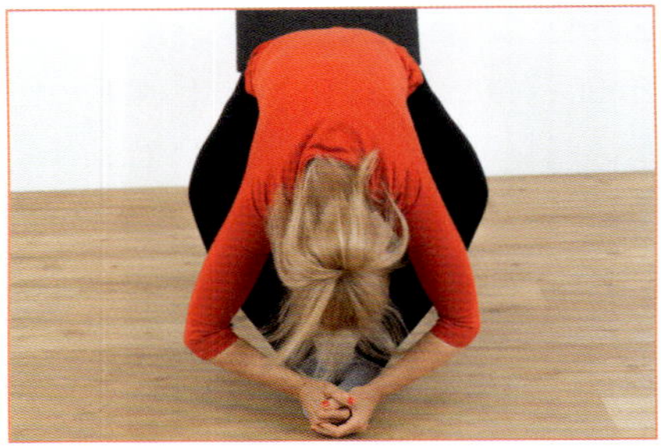

Setzen Sie sich auf einen Stuhl. Lassen Sie sich nach vorn sinken und ziehen Sie Ihren Rumpf so weit wie möglich und dann immer weiter nach unten. Bleiben Sie dabei in der Brustwirbelsäule möglichst gerade. Sie spüren den Dehnungsschmerz im unteren Rücken oder in der Hüfte oder Leiste.

Schritt 2

Halten Sie mit den Händen Ihren Körper in der erreichten Position, während Sie mit zunehmender und dann maximaler Kraft Ihren Körper nach oben ziehen wollen. Sie dürfen aber nur so viel Kraft mit den Rückenmuskeln aufbauen, dass die erreichte Position des Rumpfes nicht verändert wird. Stoppen Sie diese Kraft behutsam.

Schritt 3

Gehen Sie noch einmal zunehmend so weit wie möglich in die Beugung der Lendenwirbelsäule.

Hüftgelenke überstrecken

Schritt 1

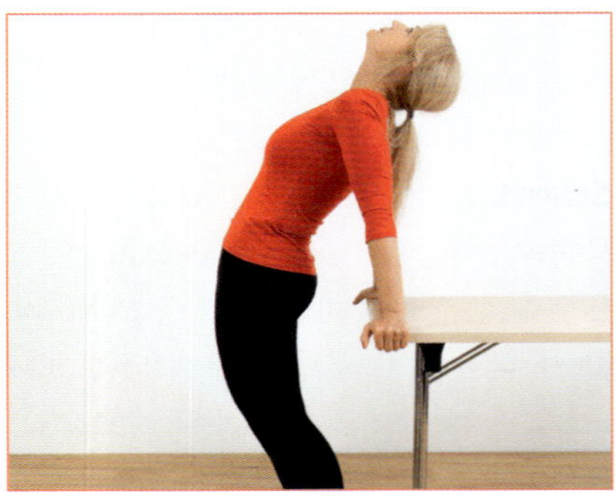

Sie stehen aufrecht mit dem Rücken zu einem Tisch oder einer Kommode. Die Füße stehen hüftbreit auseinander. Führen Sie die Arme nach hinten und halten Sie sich sicher fest. Nun schieben Sie Ihre Leiste so weit wie möglich und dann immer weiter nach vorne. Bleiben

Sie dabei in der Lendenwirbelsäule möglichst gerade, indem Sie den Bauch so anspannen, als wollten Sie das Schambein nach oben ziehen. Sie spüren den Dehnungsschmerz im unteren Rücken, in der Leiste, in der Hüfte oder im Bauch.

Schritt 2

Halten Sie sich in der erreichten Position, während Sie mit zunehmender und dann maximaler Kraft Ihr Brustbein nach vorn oben ziehen wollen. Sie dürfen aber nur so viel Kraft mit den Bauchmuskeln aufbauen, dass die erreichte Position des Rumpfes nicht verändert wird. Je weniger Sie in der Überstreckung sind, desto schwieriger wird es, diese Anspannung anzusteuern. Stoppen Sie diese Kraft behutsam.

Schritt 3

Schieben Sie noch einmal zunehmend so weit wie möglich die Leiste nach vorne.

Lendenwirbelsäule drehen

Schritt 1

Setzen Sie sich auf einen Stuhl und haken Sie beide Beine in die Stuhlbeine ein. Nun greifen Sie links herum an die Lehne und ziehen Ihren Rumpf so weit wie möglich und dann immer weiter nach links. Bleiben Sie dabei im Rumpf möglichst gerade. Sie spüren den Dehnungsschmerz am Rücken oder im Bereich der Lende oder Taille.

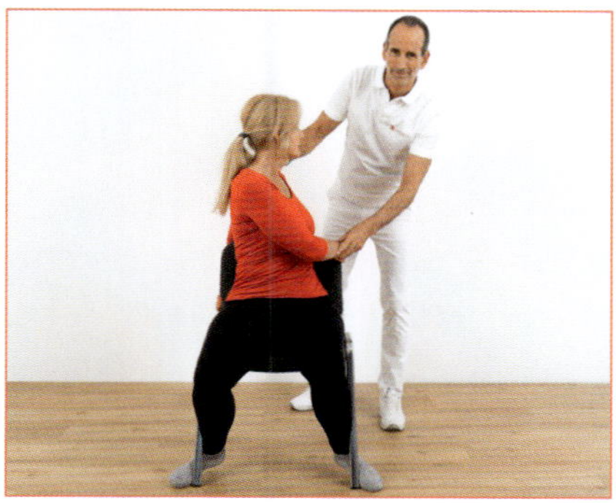

Schritt 2

Halten Sie Ihren Körper in der erreichten Position, während Sie mit zunehmender und dann maximaler Kraft Ihren Körper nach rechts drehen wollen. Sie dürfen aber nur so viel Kraft mit dem Körper aufbauen, dass die erreichte Position der Schultern und des Rumpfes nicht verändert wird. Stoppen Sie diese Kraft behutsam.

Schritt 3

Drehen Sie noch einmal zunehmend so weit wie möglich nach links.

Lendenwirbelsäule seitlich beugen

Für diese Übung brauchen Sie unsere Übungsschlaufe, ersatzweise ein festes Handtuch oder einen Gürtel.

Schritt 1

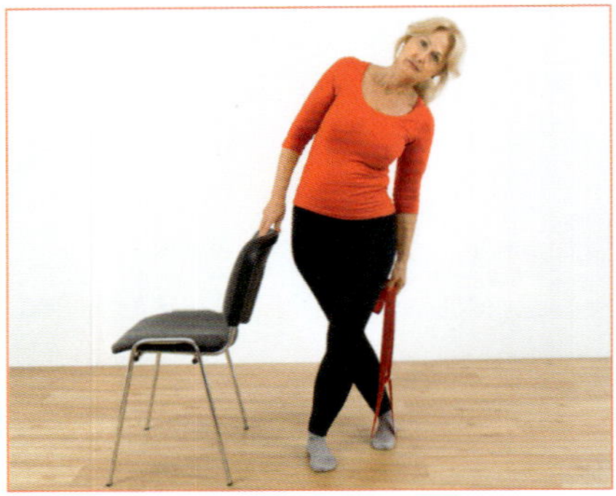

Sie stehen aufrecht neben einem Stuhl oder einem Tisch, an dem Sie sich festhalten können. In der linken Hand halten Sie die Schlaufe oder ein entsprechend positioniertes, zusammengerafftes Handtuch. Auch ein fester Gürtel, den Sie auf die richtige Länge eingestellt haben, funktioniert. Halten Sie sich sicher fest, führen Sie Ihr linkes Bein hinter dem rechten vorbei und steigen Sie mit dem linken Fuß in die Schlaufe. Beugen Sie sich nach links, schieben Sie Ihre rechte Hüfte nach rechts und ziehen Sie sich an der Schlaufe so weit wie möglich und dann immer weiter nach links unten. Drehen Sie Ihre Hüfte und suchen Sie dabei den Winkel, in dem Sie links unter dem Darmbein (dem Hüftknochen) am meisten Dehnungsschmerz fühlen können. Sie spüren ihn meist dort, aber auch in der Hüfte, der rechten Körperseite oder rechts das Bein hinunter.

Schritt 2

Halten Sie sich in der erreichten Position, während Sie mit zunehmender und dann maximaler Kraft Ihren Körper wieder aufrichten wollen. Sie dürfen aber nur so viel Kraft mit den Rumpfmuskeln aufbauen, dass die erreichte seitliche Dehnung des Rumpfes nicht verändert wird. Je weniger Sie in der Seitbeuge sind, desto schwieriger wird es, diese Anspannung anzusteuern. Stoppen Sie diese Kraft behutsam.

Schritt 3

Schieben Sie noch einmal zunehmend so weit wie möglich die rechte Hüfte nach außen und ziehen Sie sich an der Schlaufe links nach unten.

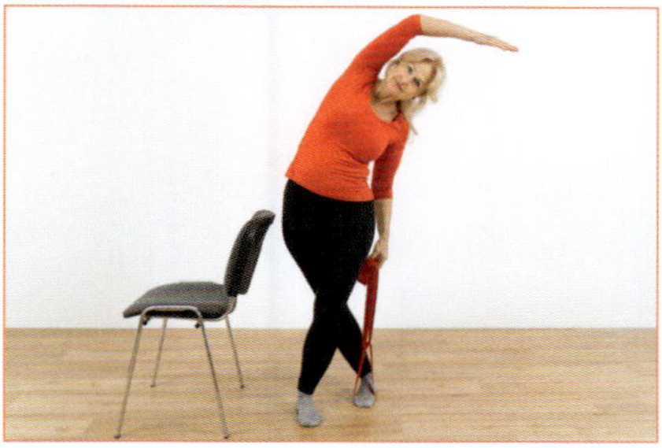

Variante: Wenn Sie die rechte Rumpfseite in die Dehnung integrieren möchten, nehmen Sie zusätzlich den Arm nach oben zur Seite über den Kopf.

Ferse ans Gesäß ziehen

Für diese Übung brauchen Sie eine Übungsschlaufe, ersatzweise ein festes Handtuch oder einen Gürtel.

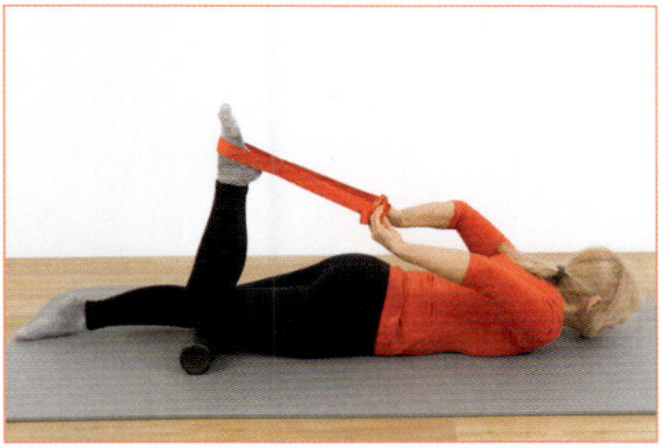

Schritt 1

Legen Sie sich auf den Bauch, winkeln Sie das rechte Bein an und legen Sie den rechten Fuß in die Schlaufe oder in ein entsprechend gelegtes Handtuch bzw. einen Gürtel. Bringen Sie Ihre Leiste so nah wie möglich an den Boden und ziehen Sie Ihren Fuß so weit wie möglich und dann immer weiter Richtung Gesäß. Wenn Sie nicht genug Dehnung verspüren, legen Sie eine Rolle oder ein paar Bücher unter Ihr rechtes Knie. Sie spüren den Dehnungsschmerz am vorderen Oberschenkel, in der Leiste oder im Knie.

Schritt 2

Halten Sie sich in der erreichten Position, während Sie mit zunehmender und dann maximaler Kraft Ihr rechtes Bein strecken wollen. Drücken Sie gleichzeitig die rechte Leiste fest zum Boden. Sie dürfen aber nur so viel Kraft aufbauen, dass die erreichte Dehnung des vorderen Oberschenkels nicht verändert wird. Vor allem achten Sie bitte darauf, dass die Leiste nicht nach oben kommt.

Schritt 3
Ziehen Sie noch einmal zunehmend so weit wie möglich den rechten Fuß Richtung Gesäß.

Arthrose des Kreuzbein-Darmbein-Gelenks

Ursachen der Arthrose des Iliosakralgelenks

Auch bei der Arthrose des Iliosakralgelenks ist die wichtigste Ursache die Tatsache, dass wir viel zu viel sitzen. Diesmal geht es lediglich um die Auswirkungen eine Etage tiefer. Da uns die muskulär-fasziale Struktur der Hüftbeuger immer mehr nach vorn zieht, muss die Gesäßmuskulatur als stärkste hüftstreckende Kraft massiv dagegen spannen. Würde sie das nicht tun, müssten wir schon viel früher nach vorn gebeugt am Rollator laufen.

Irgendwann schafft es die rückwärtige Muskulatur jedoch immer weniger, dem Zug nach vorn standzuhalten. Die Kräfte nach vorn und nach hinten werden immer größer, und mittendrin liegt das Iliosakralgelenk als Übergang vom Kreuzbein in das Becken und muss diese Kräfte auffangen. Kein Wunder, dass es Arthrose entwickelt, denn es wird immer mehr zusammengedrückt, ohne »Luft holen« oder besser »Nährstoffe holen« zu können. Die Schmerzen im Bereich des Iliosakralgelenks hängen mit diesen viel zu hohen Kräften zusammen, nicht mit der Arthrose des Gelenks.

Begleitende Schmerzen und Missempfindungen

Schmerzen im Bereich des Iliosakralgelenks können begleitet werden durch Schmerzen im umliegenden Gesäß, im Hüftgelenk und in den Leisten sowie entlang des Ischiasnervs. Irritationen des Ischiasnervs können sich auch weiter am Bein entlang Richtung Fuß bemerkbar machen. Ebenso können im Gesäß Kribbeln und Missempfindungen an den Füßen ausgelöst werden, indem Gefäße und Nerven abgeklemmt werden.

Wenn Sie nicht genügend Zeit haben, machen Sie die Faszien-Rollmassage und die Übungen bei dieser Arthrose nur auf der betroffenen Seite. Das beidseitige Üben ist natürlich besser für Ihren Gesamtzustand und kann die Arthrose auf der noch nicht betroffenen Seite verhindern.

Faszien-Rollmassage bei Arthrose des Iliosakralgelenks

In diesen Bereichen wenden Sie die Faszien-Rollmassage an

Sie brauchen: Medi-Kugel, Mini-Kugel, Medi-Rolle

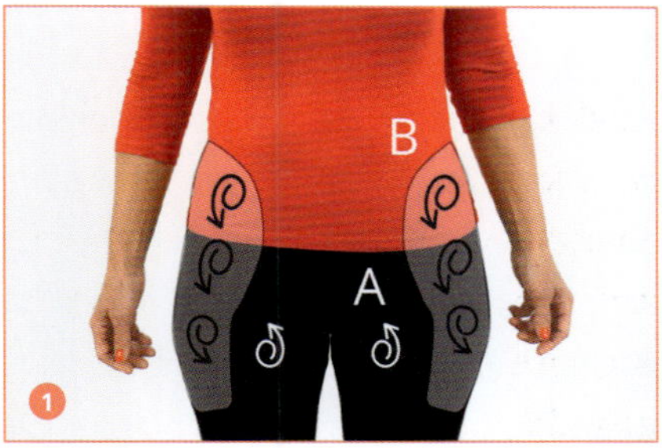

❶ Nutzen Sie in diesem Bereich die Mini-Kugel.

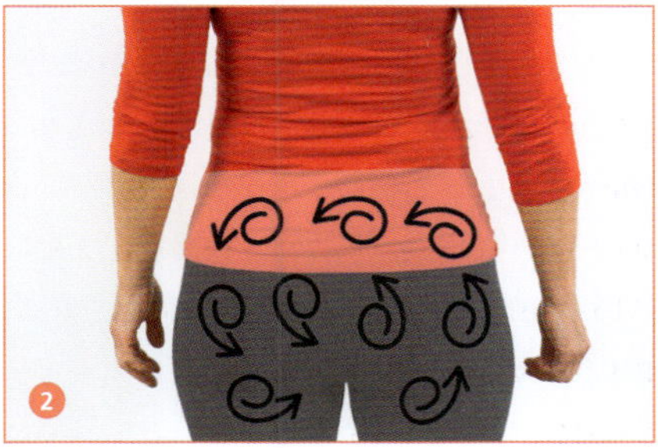

❷ Nutzen Sie für diesen Bereich die Medi-Kugel.

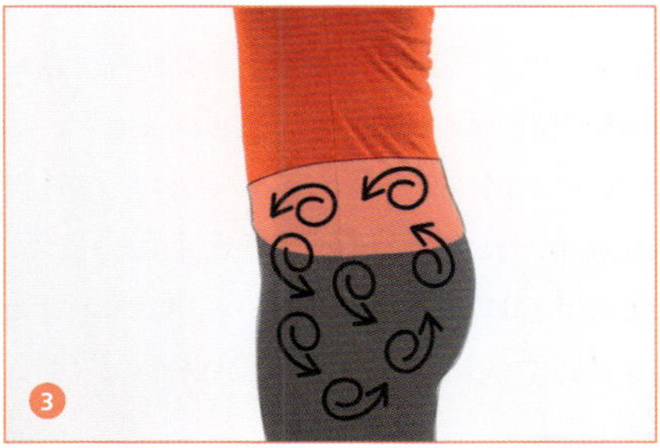

❸ Nutzen Sie für diesen Bereich die Medi-Rolle.

So führen Sie die Faszien-Rollmassage durch

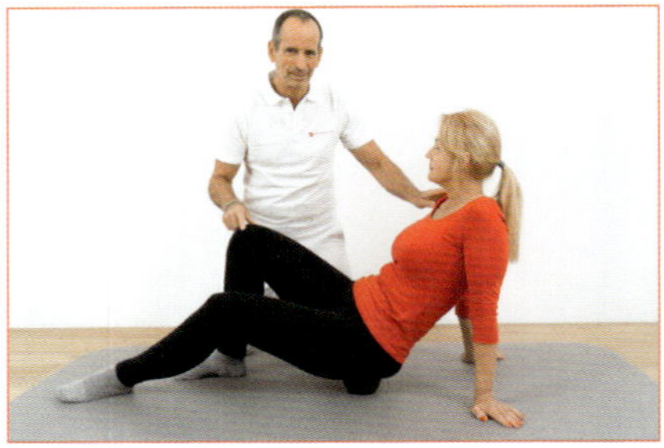

Setzen Sie sich mit dem Gesäß auf die Medi-Kugel und rollen Sie mit kleinen Spiralen das Gesäß vom Kreuzbein bis zu der Seite der Hüfte wie in Bild 2 zu sehen.

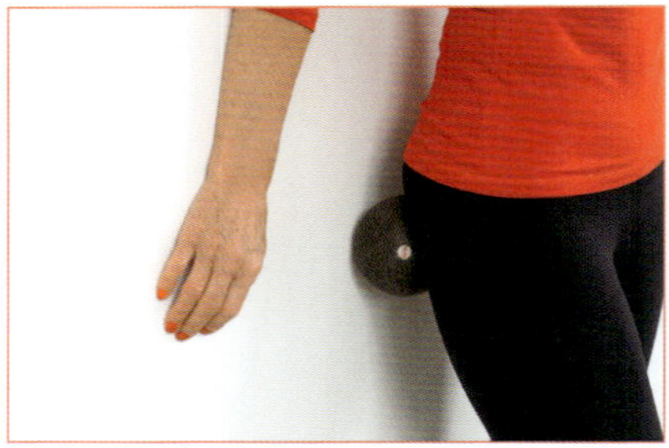

Wenn es Ihnen nicht möglich ist, diese Übung am Boden zu machen, dann lehnen Sie sich an die Wand und rollen mit Spiralen, indem Sie die Knie beugen und seitlich Hin- und Hergehen, damit die Kugel Spiralen auf Ihrem Gesäß beschreibt.

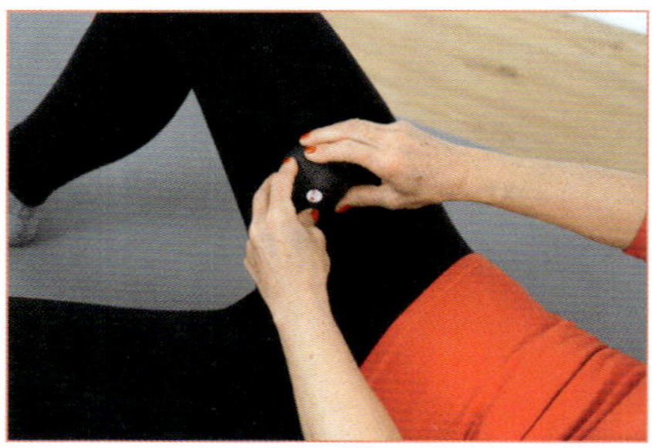

Greifen Sie die Mini-Kugel mit beiden Händen und rollen Sie in Höhe des Schritts den oberen Oberschenkel – dort, wo Sie eine Lücke zwischen dem vorderen Oberschenkelmuskel und den Muskel an der Innenseite der Oberschenkel spüren (Bild 1 A). Rollen Sie auch den Bereich unterhalb und seitlich des Hüftstachels (Bild 1 B).

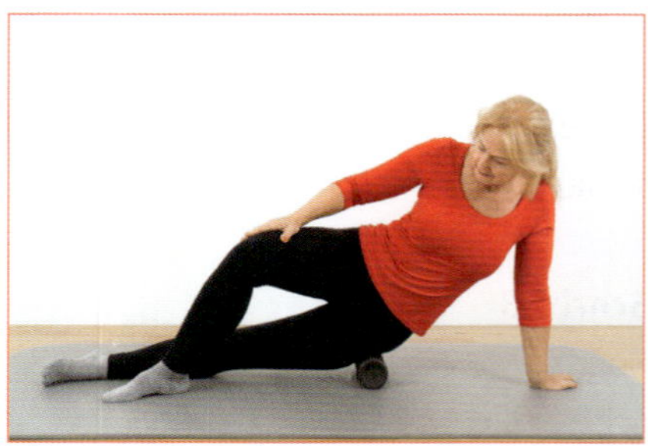

Rollen Sie mit der Medi-Rolle den Bereich des oberen seitlichen Oberschenkels bis hoch zum Darmbeinrand (Bild 3). Variieren Sie dabei auch den Winkel, sodass Sie nicht nur von der Seite, sondern auch von seitlich vorn sowie von seitlich hinten rollen.

Die Übungen für die Arthrose des Iliosakralgelenks

Gesäß dehnen 90°

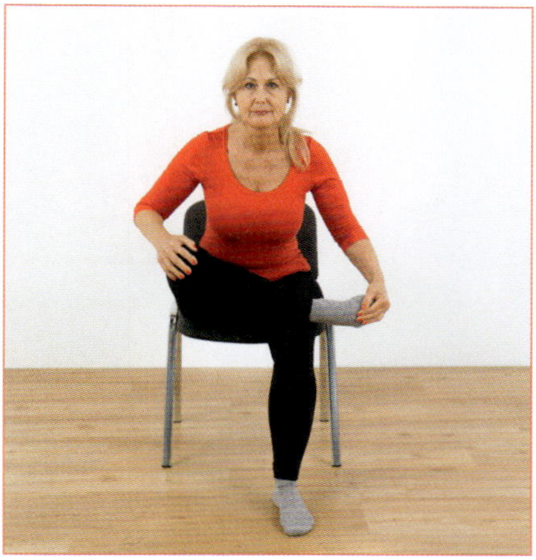

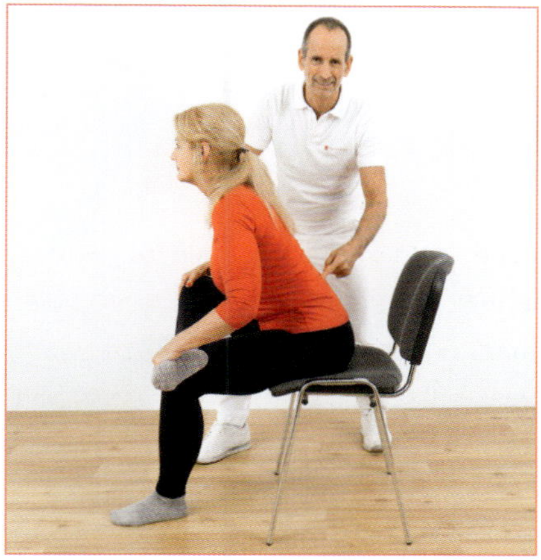

Schritt 1

Setzen Sie sich auf einen Stuhl und legen Sie Ihr rechtes Bein in einem Winkel von 90° auf das linke Bein. Sitzen Sie absolut gerade und gehen Sie dabei maximal ins Hohlkreuz. Beugen Sie sich nun ausschließlich im Hüftgelenk – Rumpf und Becken bleiben dabei absolut unbewegt – so weit wie möglich und dann immer weiter nach vorne. Sie spüren den Dehnungsschmerz im Gesäß, am Oberschenkel oder in der Leiste.

Schritt 2

Halten Sie sich in der erreichten Position, während Sie mit zunehmender und dann maximaler Kraft Ihren rechten Fuß oder Unterschenkel mit der Kraft Ihres Beines nach unten gegen den linken Oberschenkel drücken. Sie dürfen aber nur so viel Kraft aufbauen, dass der erreichte Hüftwinkel nicht verändert wird.

Schritt 3

Beugen Sie die Einheit Becken-Rumpf noch einmal zunehmend so weit wie möglich nach vorne. Bleiben Sie dabei unbedingt im Hohlkreuz.

Gesäß dehnen 45°

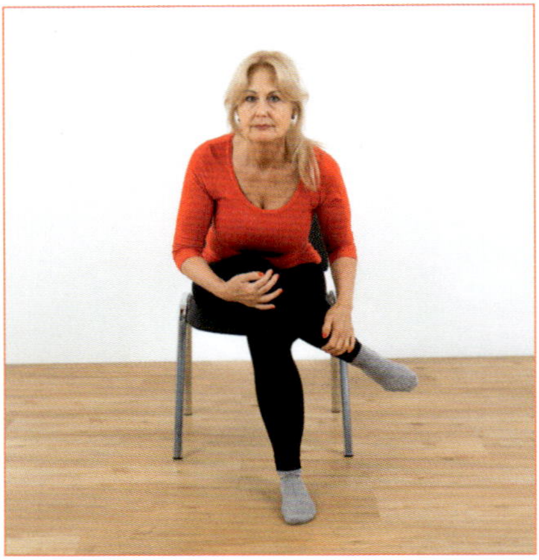

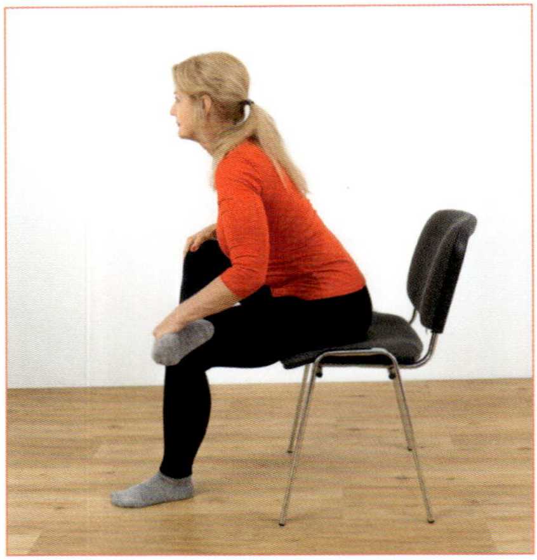

Schritt 1

Sie sitzen auf dem Stuhl und schlagen wieder Ihr rechtes Bein über das linke. Ziehen Sie dann mit der linken Hand Ihren Fuß so weit nach hinten, bis das Knie um 45° gebeugt ist. Sitzen Sie absolut gerade und gehen Sie dabei maximal ins Hohlkreuz. Beugen Sie sich nun ausschließlich im Hüftgelenk – Rumpf und Becken bleiben dabei absolut unbewegt – so weit wie möglich und dann immer weiter nach vorne. Sie spüren den Dehnungsschmerz im Gesäß, am Oberschenkel oder in der Leiste.

Schritt 2

Halten Sie sich in der erreichten Position, während Sie mit zunehmender und dann maximaler Kraft Ihren rechten Oberschenkel mit der Kraft Ihres Beines nach unten gegen den linken Oberschenkel drücken. Sie dürfen aber nur so viel Kraft aufbauen, dass der erreichte Hüftwinkel nicht verändert wird.

Schritt 3

Beugen Sie die Einheit Becken-Rumpf noch einmal zunehmend so weit wie möglich nach vorne. Bleiben Sie dabei unbedingt im Hohlkreuz.

Gesäß dehnen 135°

Für diese Übung brauchen Sie eine Übungsschlaufe, ersatzweise ein festes Handtuch oder einen Gürtel.

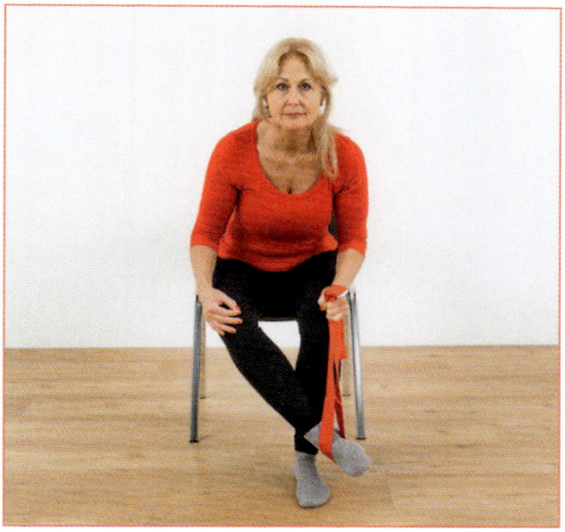

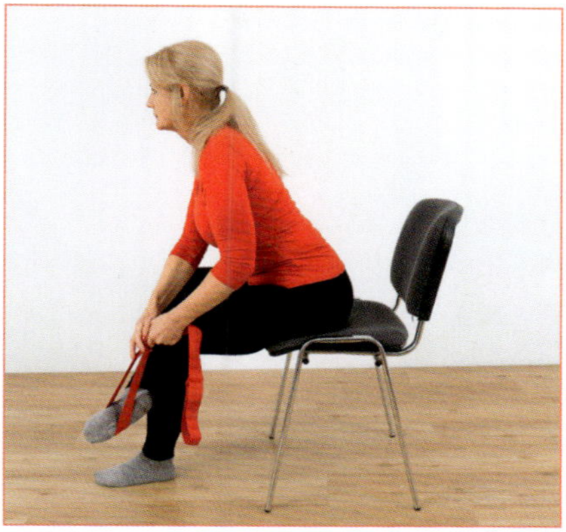

Schritt 1

Sie sitzen auf dem Stuhl und legen Ihren rechten Fuß in die Schlaufe oder in ein entsprechend gelegtes Handtuch bzw. einen Gürtel. Ziehen Sie ihn dann so weit nach oben, bis das Knie um 135° gebeugt ist. Sitzen Sie absolut gerade und gehen Sie dabei maximal ins Hohlkreuz. Beugen Sie sich nun ausschließlich im Hüftgelenk – Rumpf und Becken bleiben dabei absolut unbewegt – so weit wie möglich und dann immer weiter nach vorne. Sie spüren den Dehnungsschmerz im Gesäß, am Oberschenkel oder in der Leiste.

Schritt 2

Halten Sie sich in der erreichten Position, während Sie mit zunehmender und dann maximaler Kraft Ihren rechten Unterschenkel mit der Kraft Ihres Beines nach unten hinten gegen den linken Unterschenkel drücken. Sie dürfen aber nur so viel Kraft aufbauen, dass der erreichte Hüftwinkel nicht verändert wird.

Schritt 3

Beugen Sie die Einheit Becken-Rumpf noch einmal zunehmend so weit wie möglich nach vorne. Bleiben Sie dabei unbedingt im Hohlkreuz.

Hüfte strecken

Schritt 1

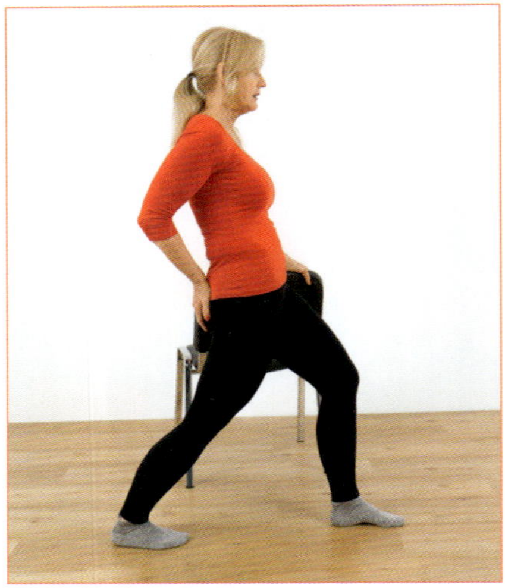

Sie stehen aufrecht, die Füße stehen hüftbreit auseinander, die Fußspitzen zeigen nach vorne. Ziehen Sie den rechten Fuß etwa eine Schrittlänge nach hinten. Der Rumpf ist absolut gerade. Kippen Sie nun Ihren Rumpf ausschließlich im Hüftgelenk – Rumpf und Becken bleiben dabei eine absolut unbewegliche Einheit – so weit wie möglich und dann immer weiter nach hinten. Am besten schieben Sie dafür Ihre Leiste nach vorne. Sie spüren den Dehnungsschmerz in der Leiste oder am oberen Ende des Oberschenkels, eventuell auch im Hüftgelenk.

Schritt 2

Halten Sie sich in der erreichten Position, während Sie mit zunehmender und dann maximaler Kraft Ihren rechten Fuß mit der Kraft Ihres gestreckten Beines nach vorn ziehen. Sie dürfen aber nur so viel Kraft aufbauen, dass der erreichte Hüftwinkel nicht verändert wird.

Schritt 3

Kippen Sie die Einheit Becken-Rumpf noch einmal zunehmend so weit wie möglich nach hinten. Vermeiden Sie dabei unbedingt, ins Hohlkreuz zu gehen.

Sie wollen die Faszien-Rollmassage, die Übung und die Druckpunkte für die Arthrose des Iliosakralgelenks kostenfrei unter Rolands Anleitung per Video durchführen? ***www.liebscher-bracht.com/AL***

Arthrose des Schultergelenks

Ursachen für die Omarthrose

Das größte Problem für unser Schultergelenk ist, dass wir es kaum benutzen. Dabei ermöglicht es besonders viele Bewegungen, da die Gelenkpfanne viel kleiner ist als der Gelenkkopf des Oberarmes. Das Schultergelenk ist sogar das beweglichste Gelenk des ganzen Körpers. Daher ist es verheerend für dieses Gelenk, dass wir durchschnittlich nur rund 2 Prozent dieser vielen möglichen Winkelstellungen nutzen. Weiter vorn hatten wir das bereits beschrieben.

Wir lassen die Arme herabhängen oder bewegen sie in einem Winkel bis etwa 45 Grad nach vorne, wenn wir zum Beispiel am Schreibtisch sitzen. Dadurch verkürzen und verfilzen vor allem die Faszien im Brustbereich. Da die Berührungsfläche der Knorpel durch die kleine Pfanne sehr klein ist, ist die Belastung dieser Fläche relativ hoch. Zu hohe Anpresskräfte wirken sich daher sofort auf das Gelenk aus. Gleichzeitig hat die größte Fläche des Gelenkkopfknorpels viel weniger Kontakt mit der Pfanne und kann nicht gut ernährt werden, da Druck und Entlastung fehlen. Nicht zuletzt können über die Muskeln der Rotatorenmanschette auf verschiedene Weise Schmerzen entstehen.

Begleitende Schmerzen und Missempfindungen

Bei einer Arthrose im Schultergelenk können Schmerzen rund um die Schulter ausgelöst werden, die auch in Brust, Schulterblatt und Arme ausstrahlen. Zusätzlich können Missempfindungen, Kribbeln und Taubheitsgefühle an den Fingern entstehen, und nachts können die Arme einschlafen, weil Nerven und Gefäße abgedrückt werden.

Wenn Sie nicht genug Zeit haben, machen Sie die Faszien-Rollmassage und die Übungen bei dieser Arthrose nur auf der betroffenen Seite. Das beidseitige Üben ist natürlich besser für Ihren Gesamtzustand und kann die Arthrose auf der noch nicht betroffenen Seite verhindern.

Faszien-Rollmassage bei Schultergelenksarthrose

In diesen Bereichen wenden Sie die Faszien-Rollmassage an

Sie brauchen: Mini-Kugel, Mini-Rolle, Medi-Rolle

❶ *In diesen Bereichen nutzen Sie die Mini-Rolle, die Mini-Kugel und die Medi-Rolle.*

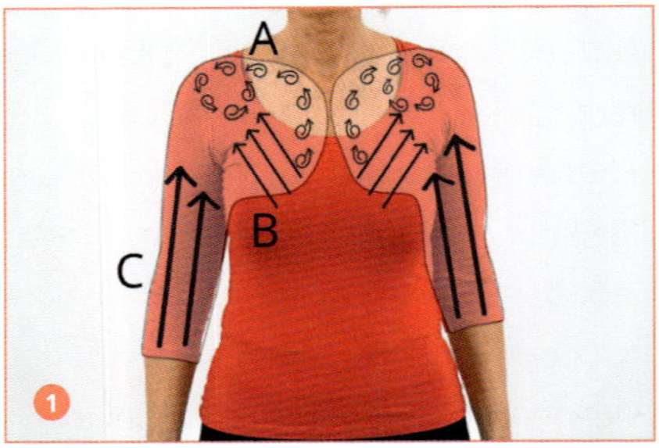

❷ *In diesen Bereichen nutzen Sie die Medi-Kugel, die Mini-Kugel und die Medi-Rolle.*

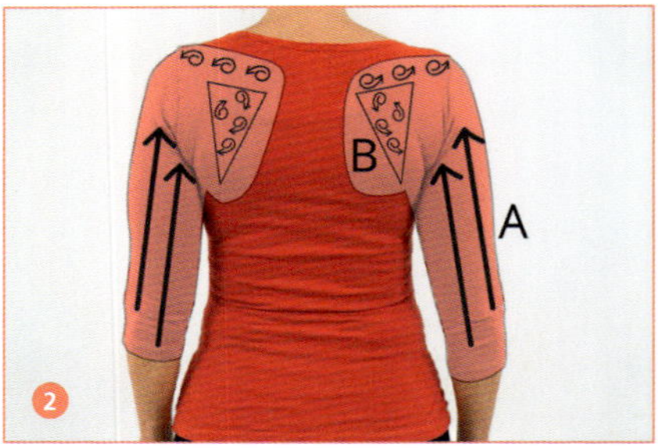

❸ *In diesen Bereichen nutzen Sie die Mini-Kugel und die Medi-Rolle.*

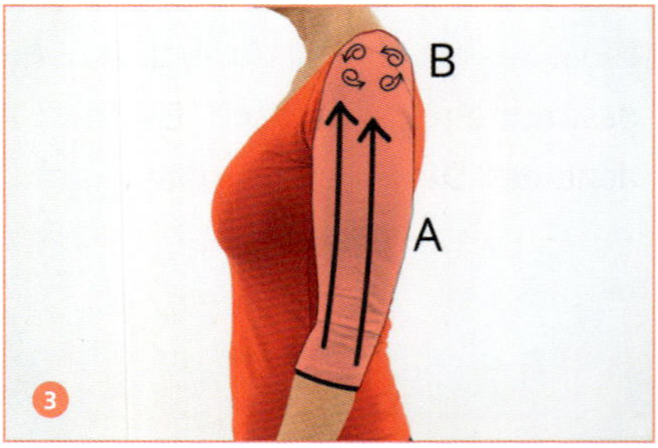

So führen Sie die Faszien-Rollmassage durch

Greifen Sie die Mini-Kugel mit beiden Händen und beginnen Sie am unteren rechten Rand des Brustbeins. Rollen Sie mit kleinen Spiralen über den Brustbeinrand hinaus bis an die Unterkante des Schlüsselbeins. Rollen Sie dann am Rand des Schlüsselbeins weiter nach außen bis in die Kuhle vor dem Gelenk (Bild 1 A).

Nun nehmen Sie die Mini-Rolle mit beiden Händen und setzen diese entlang der rechten Kante des Brustbeins auf. Rollen Sie bis zur rechten Schulter (Bild 1 B). Für Frauen gilt: Rollen Sie nicht oder nur äußerst vorsichtig über Ihr Brustgewebe. Sie können die Brust aussparen, indem Sie einmal oberhalb und einmal unterhalb rollen.

Wiederholen Sie das auf der linken Seite.

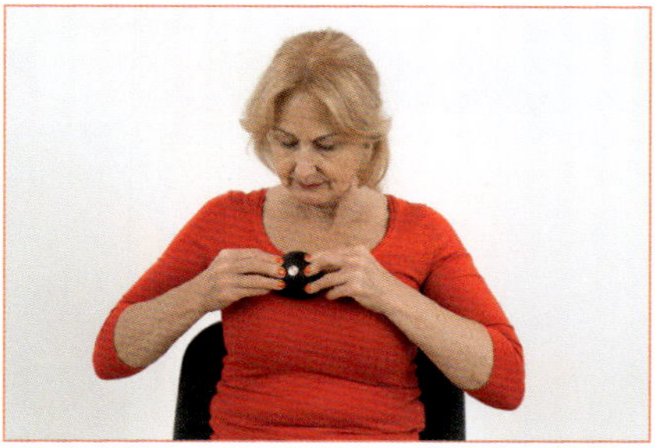

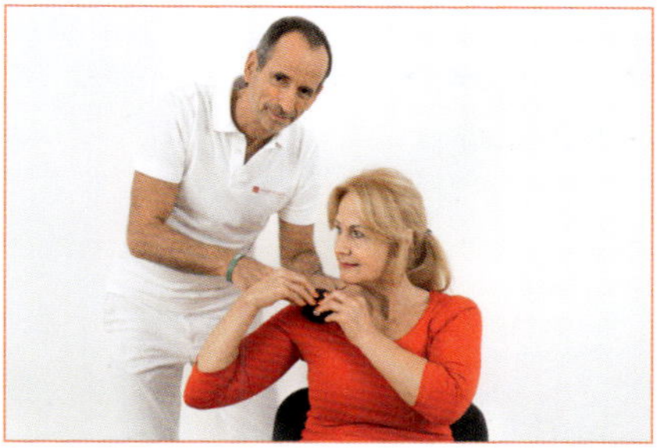

Legen Sie die Medi-Rolle senkrecht an eine Wand und rollen Sie mit nach oben gestrecktem Daumen vom Ellenbogen bis zur Schulter (Bild 3 A). Drehen Sie dann den Daumen nach unten und wiederholen das Rollen (Bild 2 A).

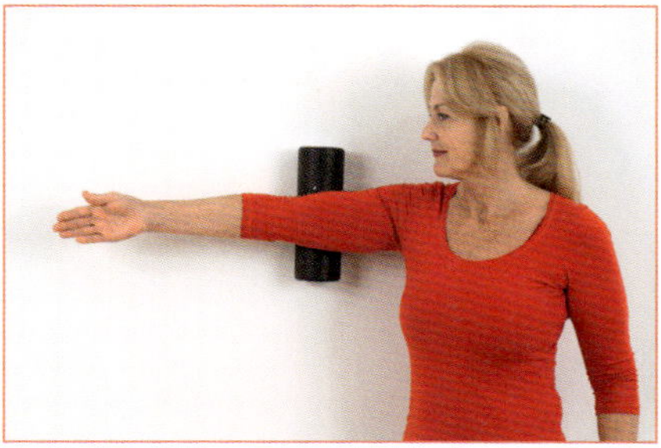

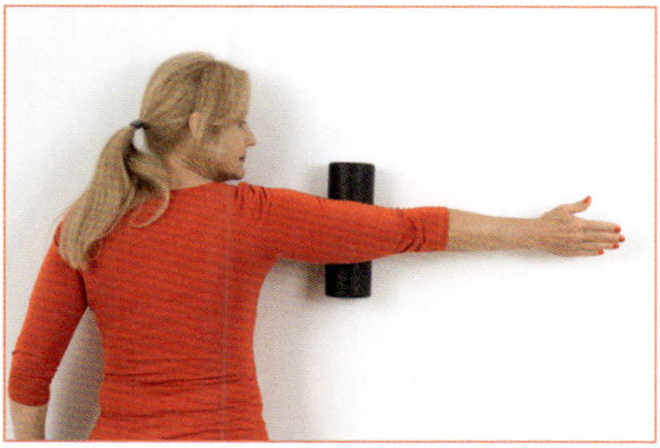

Dann rollen Sie von der Ellenbogenbeuge bis zur Achsel (Bild 1 C).

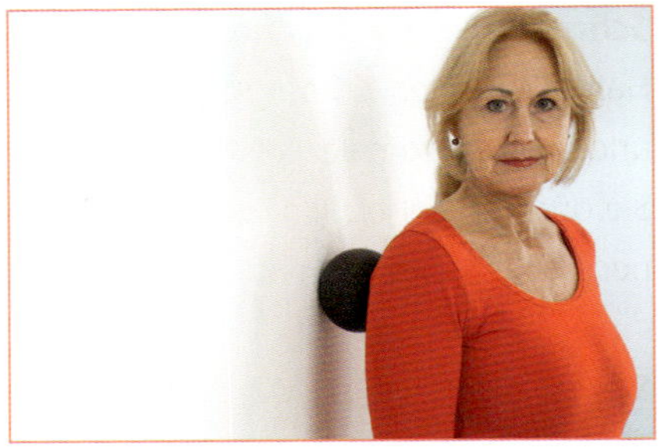

Nun stellen Sie sich mit dem Rücken vor die Wand und platzieren die Medi-Kugel auf Ihrem Schulterblatt. Bewegen Sie sich so gegen die Wand, dass Ihr Schulterblatt in Spiralen abgerollt wird (Bild 2 B).

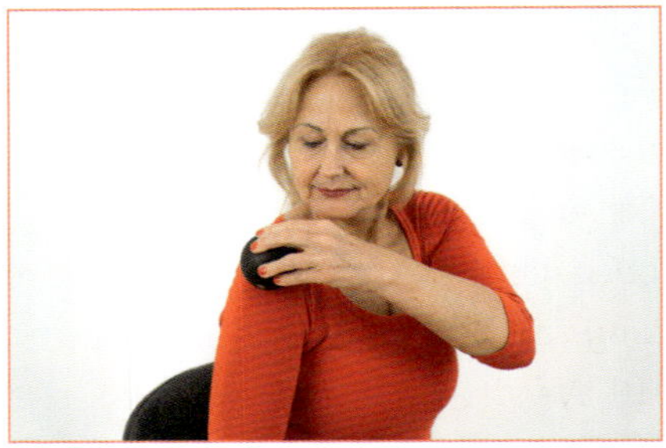

Zum Schluss greifen Sie die Mini-Kugel ausnahmsweise mit nur einer Hand und rollen den oberen Schulterbereich (Bild 3 B).

Die Übungen bei Schultergelenksarthrose

Arm 45° nach hinten ziehen

Schritt 1

Stellen Sie sich an eine Wand und strecken Sie Ihren rechten Arm nach hinten oben aus. Legen Sie den Arm in einem Winkel etwa 45° über der Horizontalen an der Wand an. Drehen Sie sich nach links und drücken Sie Ihren Arm so weit wie möglich und dann immer weiter nach hinten. Bleiben Sie dabei in der Wirbelsäule gerade. Sie spüren den Dehnungsschmerz meist in der Schulter, aber auch am Oberarm, Ellenbogen oder im Brustbereich.

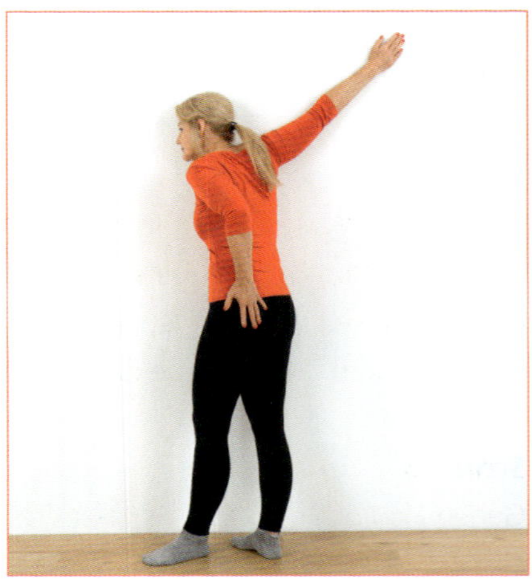

Schritt 2

Halten Sie Ihren Körper in der erreichten Position, während Sie mit zunehmender und dann maximaler Kraft mit dem Arm und der Hand gegen die Wand drücken. Sie dürfen aber nur so viel Kraft aufbauen, dass die erreichte Position des Körpers nicht verändert wird. Stoppen Sie diese Kraft behutsam.

Schritt 3

Drehen Sie sich noch einmal zunehmend so weit wie möglich nach links.

Arm oben nach hinten ziehen

Schritt 1

Stellen Sie sich mit senkrecht nach oben gestrecktem Arm in Schrittstellung vor eine Wand. Ihre Hand liegt an der Wand. Lassen Sie Ihren Arm so weit wie möglich und dann immer weiter nach oben hinten drücken, indem Sie zunehmend näher an die Wand gehen. Bleiben Sie dabei in der Wirbelsäule gerade. Sie spüren den Dehnungsschmerz meist in der Schulter, aber auch am Oberarm, Ellenbogen oder im Brustbereich.

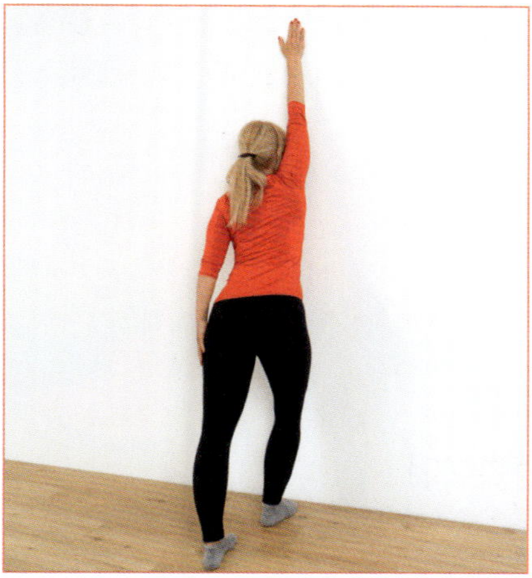

Schritt 2

Halten Sie Ihren Körper in der erreichten Position, während Sie mit zunehmender und dann maximaler Kraft mit der Hand gegen die Wand drücken. Sie dürfen aber nur so viel Kraft aufbauen, dass die erreichte Position des Körpers nicht verändert wird. Stoppen Sie diese Kraft behutsam.

Schritt 3

Gehen Sie noch einmal zunehmend so weit wie möglich mit der Schulter näher an die Wand, sodass der Arm noch mehr nach oben hinten gedrückt wird.

Arme unten nach hinten ziehen

Schritt 1

Stellen Sie sich mit dem Rücken vor einen Tisch oder eine Kommode. Greifen Sie mit einer Hand nach hinten, legen Sie diese mit der Handfläche auf und halten Sie sich so am Tisch fest. Nun gehen Sie mit dem ganzen Körper und dadurch mit der Schulter so weit wie möglich und dann immer weiter nach vorne. Sie spüren den Dehnungsschmerz in der Schulter oder im Bereich des Oberarms bis hin zum Ellenbogen.

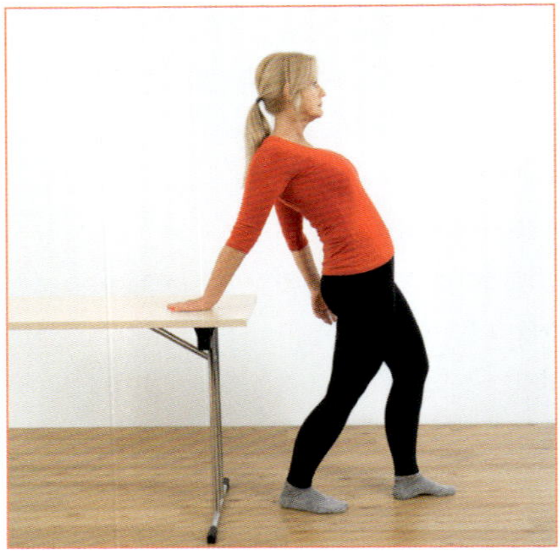

Schritt 2

Halten Sie sich in der erreichten Position, während Sie mit zunehmender und dann maximaler Kraft Ihre Hand nach vorn unten ziehen wollen. Sie dürfen aber nur so viel Kraft aufbauen, dass die erreichte Position des Rumpfes und der Schulter nicht verändert wird. Stoppen Sie diese Kraft behutsam.

Schritt 3

Gehen Sie noch einmal zunehmend so weit wie möglich nach vorne.

Arm oben gebeugt nach hinten ziehen

Schritt 1

Stellen Sie sich mit senkrecht nach oben gestrecktem Arm leicht seitlich vor eine Wand. Beugen Sie den Arm im Ellenbogen und nehmen Sie die Hand zur Schulter. Lassen Sie Ihren Ellenbogen so weit wie möglich und dann immer weiter von der Wand nach hinten drücken, indem Sie zunehmend

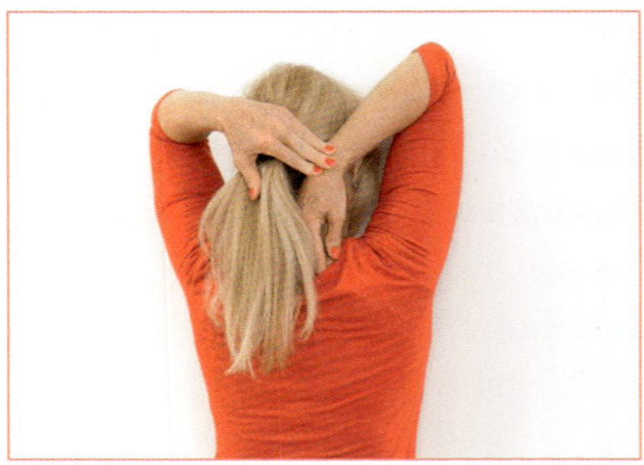

näher an die Wand gehen oder, wenn Sie schon dicht davor stehen, sich etwas nach vorn beugen. Drücken Sie dann Ihre Hand immer näher zur Schulter. Bleiben Sie dabei in der Wirbelsäule gerade. Sie spüren den Dehnungsschmerz meist in der Schulter, aber auch am Oberarm oder dem Ellenbogen.

Schritt 2
Halten Sie Ihren Körper in der erreichten Position, während Sie mit zunehmender und dann maximaler Kraft mit dem Ellenbogen gegen die Wand drücken. Gleichzeitig drücken Sie mit der Hand, als ob Sie Ihren Arm strecken wollten. Sie dürfen aber nur so viel Kraft aufbauen, dass die erreichte Position des Körpers und des Arms nicht verändert wird. Stoppen Sie diese Kraft behutsam.

Schritt 3
Lassen Sie Ihren Ellenbogen noch einmal so weit wie möglich nach hinten drücken und versuchen Sie den Ellenbogen noch mehr in die Beugung zu drücken.

Arthrose des Ellenbogengelenks

Ursachen für die Cubitalarthrose

Das Ellenbogengelenk ist aus drei Teilgelenken zusammengesetzt. Wie unsere anderen Gelenke leidet es ebenfalls darunter, dass viele mögliche Gelenkwinkel nicht genutzt werden. Gleichzeitig werden die benutzten Gelenkwinkel meist sehr einseitig belastet, insbesondere bei körperlich anstrengenden Berufen wie zum Beispiel Bauberufen. Wir gehen davon aus, dass es gerade im Bereich des Ellenbogengelenks sehr viele unbemerkte Arthrosen gibt, insbesondere bei Menschen, die viel am Schreibtisch arbeiten. Sie fallen nicht auf, weil die Betroffenen keine einseitigen muskulären Spannungen haben, die Alarmschmerzen auslösen könnten.

Begleitende Schmerzen und Missempfindungen

Eine Arthrose des Ellenbogengelenks geht mit vielerlei Schmerzen einher, zum Beispiel Schmerzen im

Ellenbogengelenk, an der Außenseite des Gelenks (Tennisellenbogen) oder an der Innenseite des Gelenks (Golfellenbogens). Auch Krampfschmerzen im Bereich der Strecker und Beuger des Unterarms, Überbeine im Handwurzelbereich, Karpaltunnelsyndrom sowie Sehnenscheidenentzündung können begleitend auftreten. Denn die Spannungen der Muskeln und Faszien, die eine Arthrose des Ellenbogengelenks verursachen, wirken sich auf den gesamten Unterarm aus.

Wenn Sie nicht genügend Zeit haben, machen Sie die Faszien-Rollmassage und die Übungen bei dieser Arthrose nur auf der betroffenen Seite. Das beidseitige Üben ist natürlich besser für Ihren Gesamtzustand und kann die Arthrose auf der noch nicht betroffenen Seite verhindern.

Faszien-Rollmassage bei Arthrose des Ellenbogengelenks

In diesen Bereichen wenden Sie die Faszien-Rollmassage an

Sie brauchen: Mini-Kugel, Mini-Rolle, Medi-Rolle, Medi-Kugel

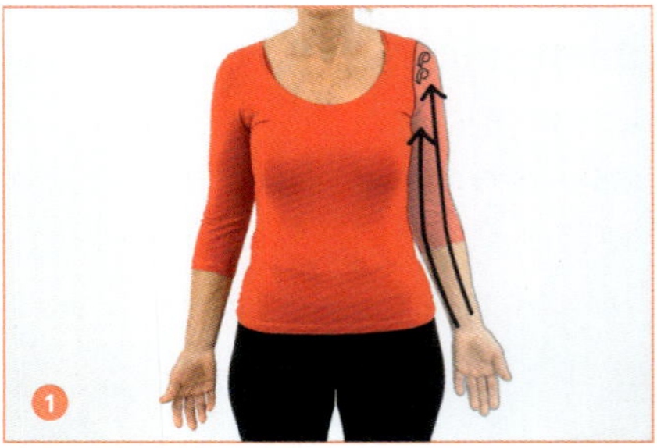

1 *In diesem Bereich nutzen Sie Medi-Rolle, die Mini-Rolle und die Mini-Kugel.*

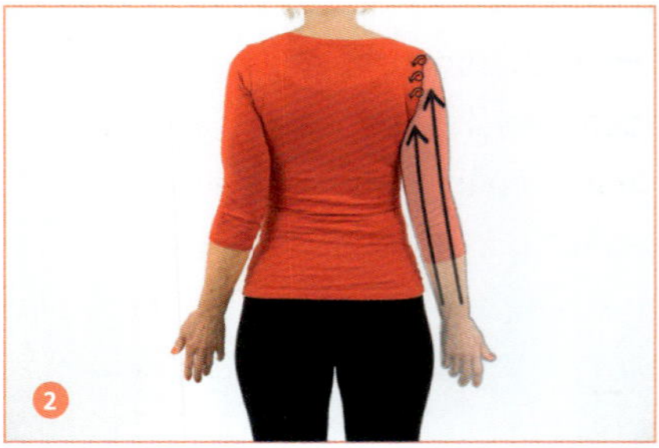

2 *In diesem Bereich nutzen Sie die Medi-Rolle.*

❸ In diesem Bereich nutzen Sie die Medi-Rolle, die Mini-Rolle, die Medi-Kugel und die Mini-Kugel.

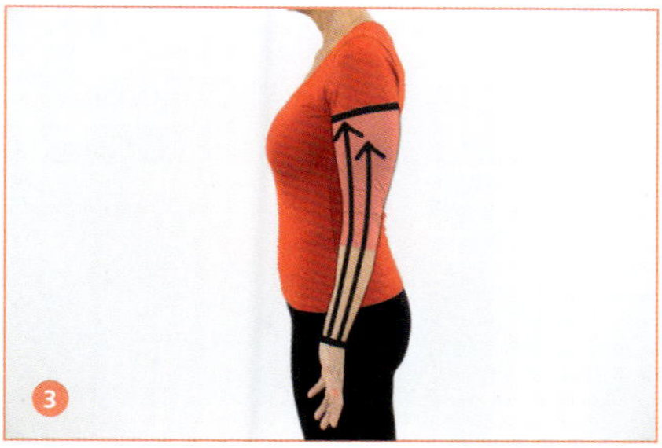

So führen Sie die Faszien-Rollmassage durch

Legen Sie die Medi-Rolle senkrecht an die Wand und rollen Sie vom Handgelenk bis zur Schulter (Bild 2, Bild 3). Drehen Sie dabei den Arm jeweils so, dass Sie möglichst viel Gewebe ausrollen können.

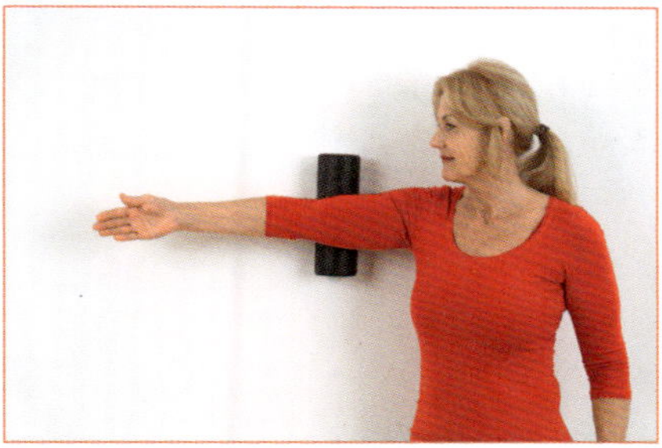

Legen Sie die Medi-Rolle senkrecht an die Wand und rollen Sie vom Handgelenk bis zur Achsel (Bild 1). Drehen Sie dabei den Arm jeweils so, dass Sie möglichst viel Gewebe ausrollen können.

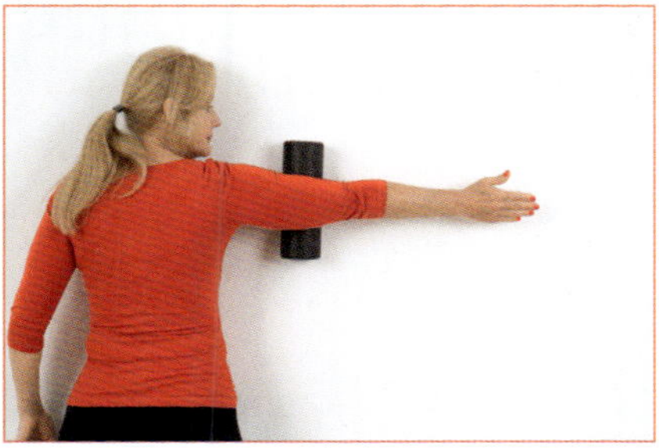

Greifen Sie die Mini-Kugel mit beiden Händen und rollen Sie in der Kuhle vor dem Schultergelenk. Das Bild rechts zeigt den Bereich, den Sie abrollen.

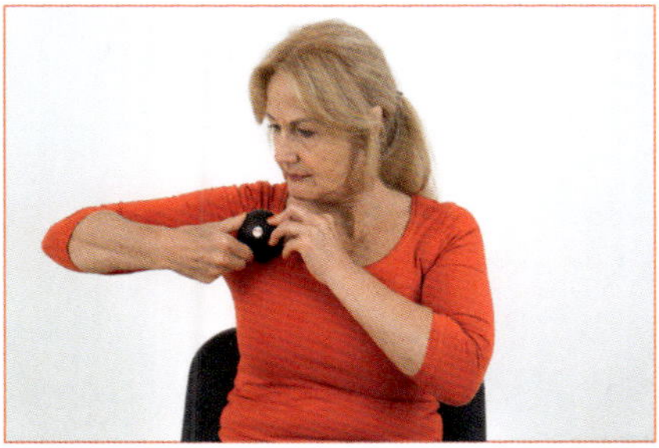

Legen Sie die Medi-Kugel oder die Mini-Kugel an die Wand und rollen Sie den Bereich der Außenkante des Schulterblattes.

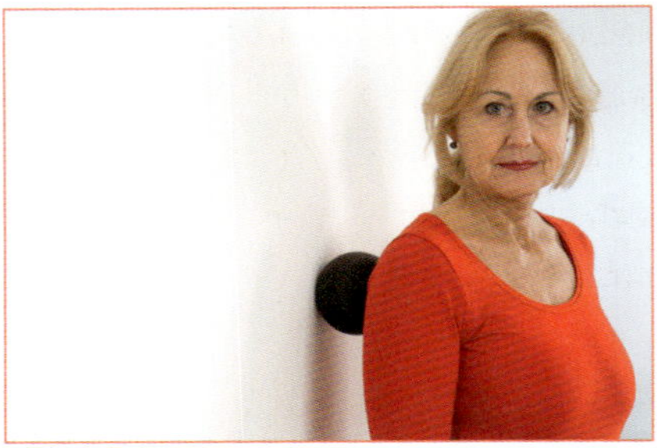

Platzieren Sie die Mini-Rolle auf einem Tisch und rollen Sie Ihren inneren Unterarm bis über den Ellenbogen (Bild 1). Drehen Sie den Unterarm jeweils so, dass Sie möglichst viel Gewebe ausrollen können.

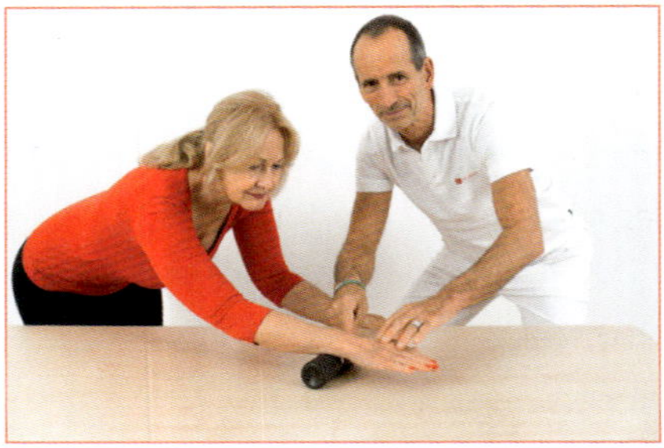

Platzieren Sie die Mini-Rolle auf einem Tisch und rollen Sie Ihren äußeren Unterarm bis über den Ellenbogen (Bild1). Drehen Sie den Unterarm jeweils so, dass Sie möglichst viel Gewebe ausrollen können.

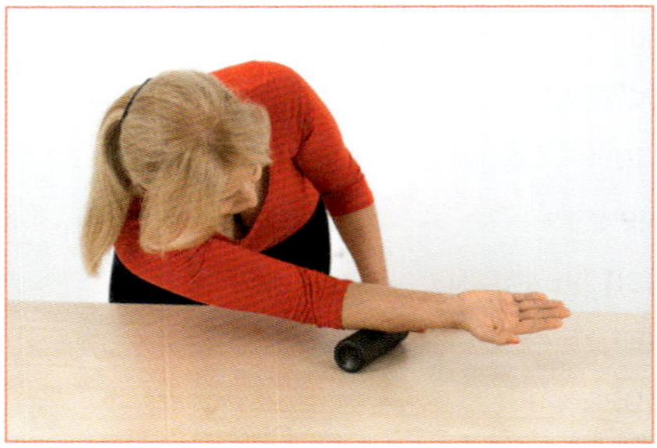

Die Übungen bei Arthrose des Ellenbogengelenks

Arme 10°, außenrotiert, nach hinten

Schritt 1

Stellen Sie sich vor eine Wand, strecken Sie Ihren rechten Arm zur Seite aus und drehen Sie ihn nach außen. Nun heben Sie ihn etwa 10° über die Horizontale nach oben und legen ihn an die Wand. Lassen Sie Ihren Arm so weit wie möglich und dann immer weiter nach hinten drücken, indem Sie sich nach links drehen.

Bleiben Sie dabei in der Wirbelsäule gerade. Sie spüren den Dehnungsschmerz meist in der Schulter, aber auch am Oberarm, Ellenbogen oder im Brustbereich.

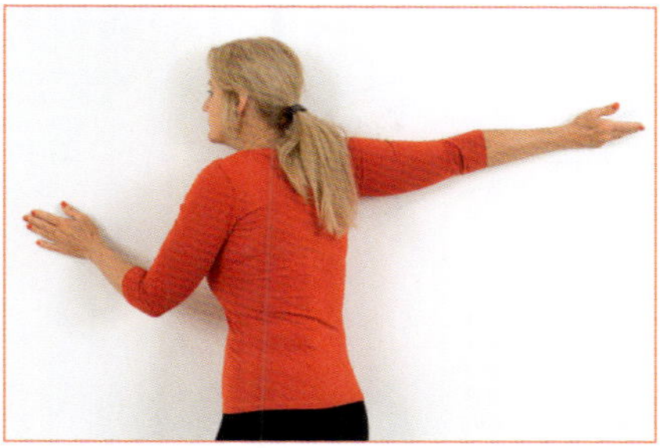

Schritt 2

Halten Sie Ihren Körper in der erreichten Position, während Sie mit zunehmender und dann maximaler Kraft mit dem Arm und der Hand gegen die Wand drücken. Sie dürfen aber nur so viel Kraft aufbauen, dass die erreichte Position des Körpers nicht verändert wird. Stoppen Sie diese Kraft behutsam.

Schritt 3

Drehen Sie sich noch einmal zunehmend so weit wie möglich weiter nach links.

Arm 10°, innenrotiert

Schritt 1

Stellen Sie sich vor eine Wand, strecken Sie Ihren Arm nach hinten aus und drehen Sie ihn nach innen. Nun heben Sie ihn etwa 10° über die Horizontale nach oben und legen ihn an die Wand. Lassen Sie Ihren Arm so weit wie möglich und dann immer weiter nach hinten drücken, indem Sie sich nach links drehen. Bleiben Sie dabei in der Wirbelsäule gerade. Sie spüren den Dehnungsschmerz meist in der Schulter, aber auch am Oberarm, Ellenbogen oder im Brustbereich.

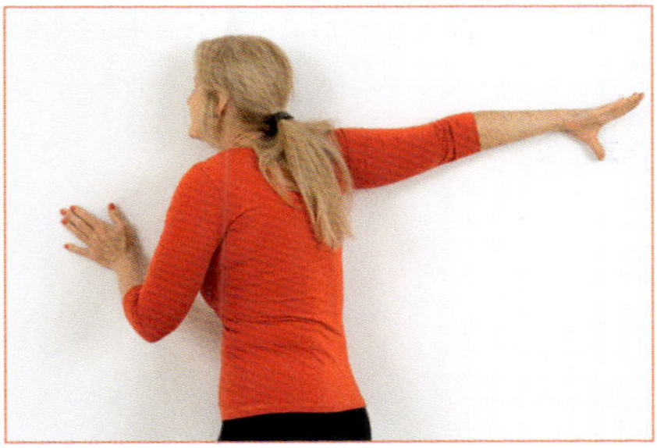

Schritt 2

Halten Sie Ihren Körper in der erreichten Position, während Sie mit zunehmender und dann maximaler Kraft mit dem Arm und der Hand gegen die Wand drücken.

Sie dürfen aber nur so viel Kraft aufbauen, dass die erreichte Position des Körpers nicht verändert wird. Stoppen Sie diese Kraft behutsam.

Schritt 3

Drehen Sie sich noch einmal zunehmend so weit wie möglich nach links.

Arm oben gebeugt nach hinten ziehen

Schritt 1

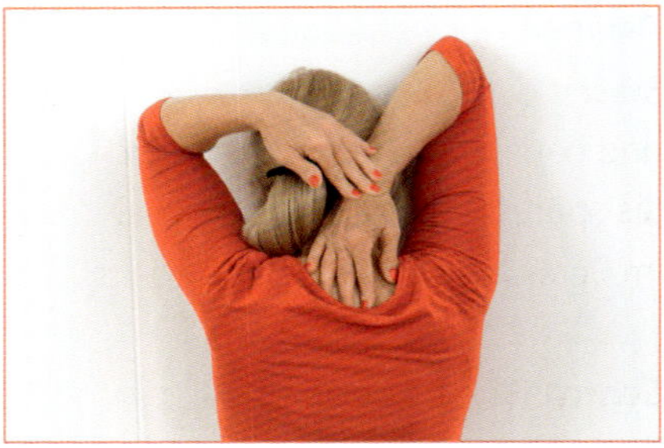

Stellen Sie sich mit senkrecht nach oben gestrecktem Arm leicht seitlich vor eine Wand. Beugen Sie den Arm im Ellenbogen und nehmen Sie die Hand zur Schulter. Lassen Sie Ihren Ellenbogen so weit wie möglich und dann immer weiter von der Wand nach hinten drücken, indem Sie zunehmend näher an die Wand gehen oder, wenn Sie schon dicht davor stehen, sich etwas nach vorn beugen. Drücken Sie dann Ihre Hand immer näher zur Schulter. Bleiben Sie dabei in der Wirbelsäule gerade. Sie spüren den Dehnungsschmerz meist in der Schulter, aber auch am Oberarm oder dem Ellenbogen.

Schritt 2

Halten Sie Ihren Körper in der erreichten Position, während Sie mit zunehmender und dann maximaler Kraft mit dem Ellenbogen gegen die Wand drücken. Gleichzeitig drücken Sie mit der Hand, als ob Sie Ihren Arm strecken wollten. Sie dürfen aber nur so viel Kraft aufbauen, dass die erreichte Position des Körpers und des Arms nicht verändert wird. Stoppen Sie diese Kraft behutsam.

Schritt 3

Lassen Sie Ihren Ellenbogen noch einmal so weit wie möglich nach hinten drücken und versuchen Sie, den Ellenbogen noch mehr in die Beugung zu drücken.

Hand überstrecken

Schritt 1

Stellen Sie sich vor einen Tisch und strecken Sie Ihren Arm nach unten aus, der Ellenbogen ist vollständig gestreckt. Drehen Sie den Arm nach außen und legen Sie die Hand so auf den Tisch, dass die Finger zu Ihnen zeigen. Der Daumen liegt am Zeigefinger an. Gehen Sie mit der Schulter so weit wie möglich und dann immer weiter nach hinten. Sie spüren den Dehnungsschmerz meist im Bereich Ihres Handgelenks.

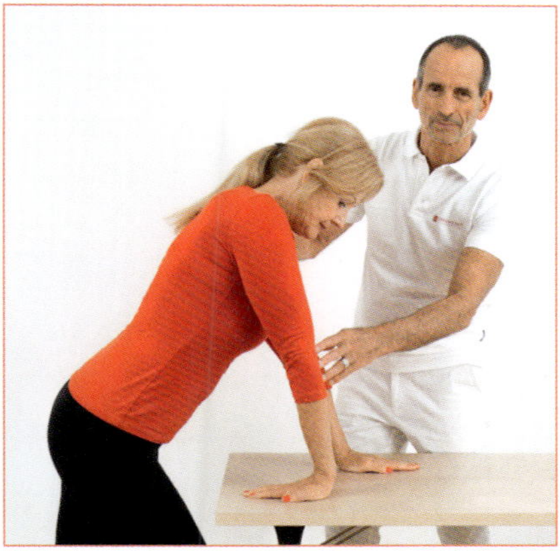

Schritt 2

Halten Sie Ihren Körper in der erreichten Position, während Sie mit zunehmender und dann maximaler Kraft mit der Handfläche und den Fingern gegen den Tisch drücken. Sie dürfen aber nur so viel Kraft aufbauen, dass die erreichte Position des Arms nicht verändert wird. Stoppen Sie diese Kraft behutsam.

Schritt 3

Gehen Sie mit Ihrer Schulter noch einmal zunehmend so weit wie möglich nach hinten.

Faust beugen

Schritt 1

Stellen Sie sich vor einen Tisch, strecken Sie Ihren Arm nach unten aus, der Ellenbogen ist vollständig gestreckt. Legen Sie Ihren Daumen in die Handfläche und machen Sie eine Faust. Beugen Sie Ihr Handgelenk. Drehen Sie Ihren Unterarm so weit wie möglich nach

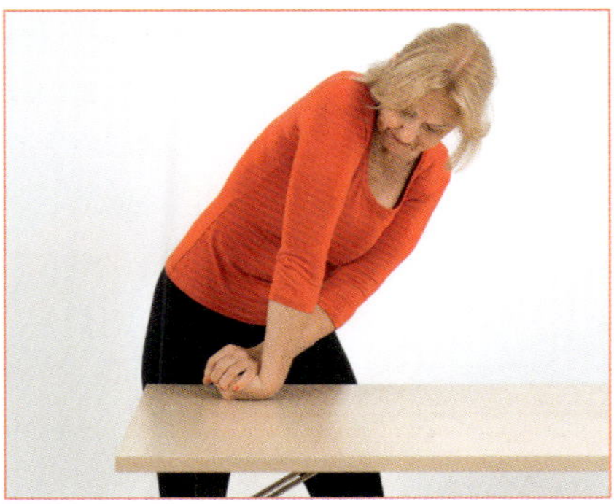

innen und legen Sie den Handrücken auf den Tisch. Falls Ihnen das zu hart ist, legen Sie ein Polster unter. Halten Sie die Finger der Faust mit der anderen Hand, sodass Sie diese nicht öffnen können. Gehen Sie mit der Schulter so weit wie möglich und dann immer weiter nach rechts (immer in die Richtung, wohin die Knöchel zeigen), sodass das Handgelenk mehr gebeugt wird. Sie spüren den Dehnungsschmerz meist im Bereich Ihres Handrückens und Handgelenks.

Schritt 2

Halten Sie Ihren Körper in der erreichten Position, während Sie mit zunehmender und dann maximaler Kraft die Knöchel Ihrer Faust gegen den Tisch drücken. Sie dürfen aber nur so viel Kraft aufbauen, dass die erreichte Position des Arms und Handgelenks nicht verändert wird. Stoppen Sie diese Kraft behutsam.

Schritt 3

Gehen Sie mit Ihrer Schulter noch einmal zunehmend so weit wie möglich nach rechts

Arthrose des Handgelenks

Ursachen für die Radiocarpalarthrose

Die Arthrosen und die Schmerzen im Bereich des Handgelenks und der Finger hängen funktionell zusammen. Die Finger kommen vor allem in der Beugung zum Einsatz, beim Greifen, beim Festhalten des Bestecks oder eines Stifts, beim festen Zupacken, beim Tippen auf der Tastatur und Arbeiten mit der Maus, beim Klavier- oder Gitarrespielen. Immer sind es die Beuger der Finger und auch des Daumens, die sich verkürzen. Sie sind Ausgangspunkt der hohen Primärspannungen und der faszialen Verkürzungen, woraufhin die Gegenspieler gegenspannen müssen. Darunter haben die Fingergelenke, das Daumensattelgelenk und die Handgelenke zu leiden. Die Zugspannung rings um die Unterarme und in der Hand nimmt immer mehr zu.

Begleitende Schmerzen und Missempfindungen

Die einseitig trainierten Muskeln und Faszien führen zum Tennisellenbogen, zu Handgelenk-, Finger- und Daumenschmerzen, zu Arthrosen im Handgelenk, in den verschiedenen Fingergelenken und den Daumensattelgelenken sowie zum Karpaltunnelsyndrom, zur Sehnenscheidenentzündung und zum Golfellenbogen.

Wenn Sie nicht genügend Zeit haben, machen Sie die Faszien-Rollmassage und die Übungen bei dieser Arthrose nur auf der betroffenen Seite. Das beidseitige Üben ist natürlich besser für Ihren Gesamtzustand und kann die Arthrose auf der noch nicht betroffenen Seite verhindern.

Faszien-Rollmassage bei Handgelenksarthrose

In diesen Bereichen wenden Sie die Faszien-Rollmassage an

Sie brauchen: Mini-Rolle

1 In diesem Bereich nutzen Sie die Mini-Rolle.

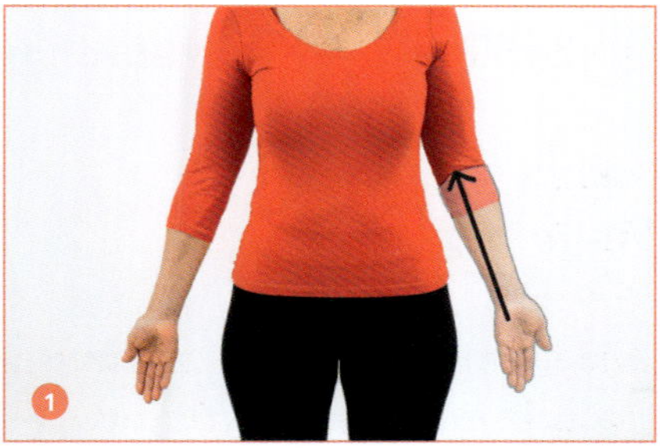

2 In diesem Bereich nutzen Sie die Mini-Rolle.

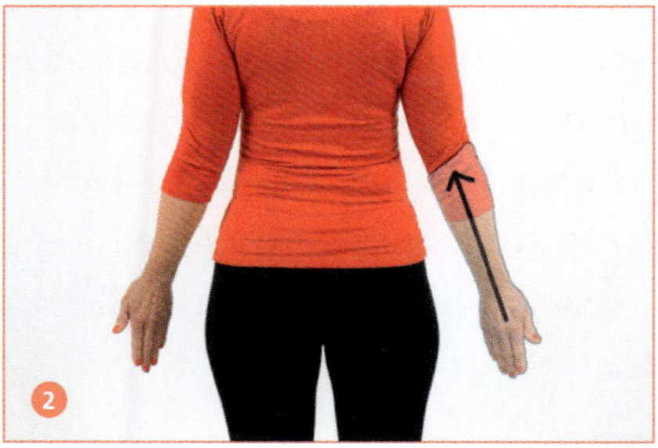

So führen Sie die Faszien-Rollmassage durch

Platzieren Sie die Mini-Rolle auf einem Tisch und rollen Sie Ihren inneren Unterarm vom Daumenballen bis über den Ellenbogen (Bild 1). Drehen Sie den Unterarm jeweils so, dass Sie möglichst viel Gewebe ausrollen können.

Platzieren Sie die Mini-Rolle auf einem Tisch und rollen Sie Ihren äußeren Unterarm vom Handrücken bis über den Ellenbogen (Bild 1 A). Drehen Sie den Unterarm jeweils so, dass Sie möglichst viel Gewebe ausrollen können.

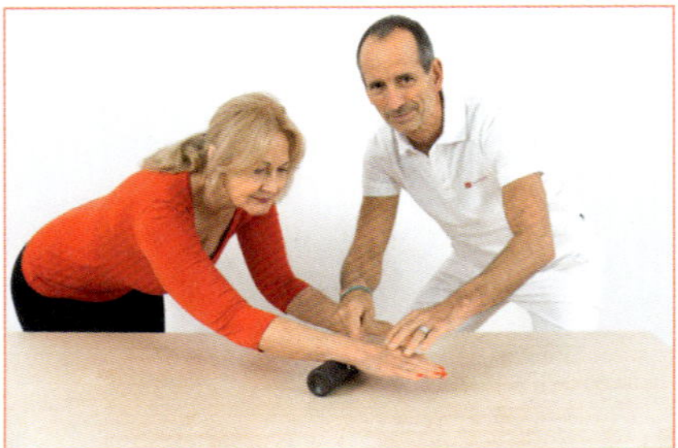

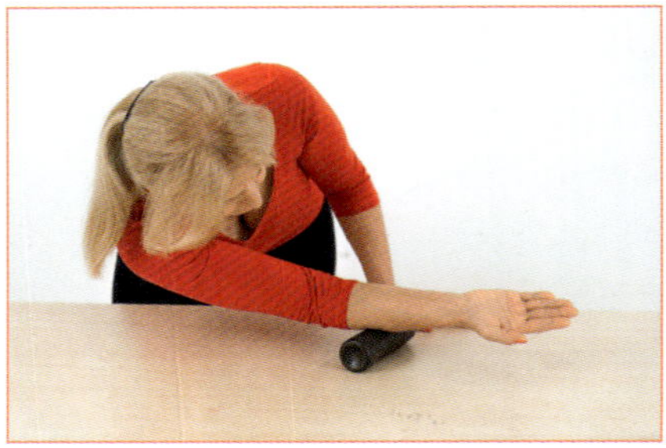

Die Übungen bei Handgelenksarthrose

Handgelenk beugen

Schritt 1

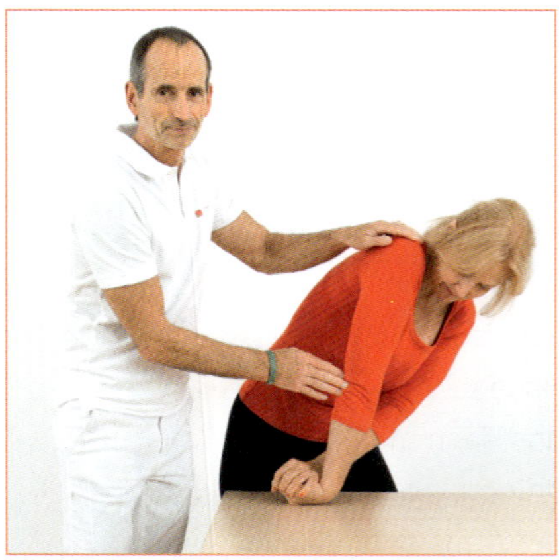

Stellen Sie sich vor einen Tisch, strecken Sie Ihren Arm nach unten aus, der Ellenbogen ist vollständig gestreckt. Legen Sie Ihren Daumen in die Handfläche und machen Sie eine Faust. Beugen Sie Ihr Handgelenk. Drehen Sie Ihren Unterarm so weit wie möglich nach innen und legen Sie den Handrücken auf den Tisch. Falls Ihnen das zu hart ist, legen Sie ein Polster unter. Halten Sie die Finger der Faust mit der anderen

Hand, sodass Sie diese nicht öffnen können. Drücken Sie mit der Schulter so weit wie möglich und dann immer weiter nach rechts (immer in die Richtung, in die die Knöchel zeigen), sodass das Handgelenk mehr gebeugt wird. Sie spüren den Dehnungsschmerz meist im Bereich Ihres Handrückens und Handgelenks.

Schritt 2

Halten Sie Ihren Körper in der erreichten Position, während Sie mit zunehmender und dann maximaler Kraft die Knöchel Ihrer Faust gegen den Tisch drücken. Sie dürfen aber nur so viel Kraft aufbauen, dass die erreichte Position des Arms und Handgelenks nicht verändert wird. Stoppen Sie diese Kraft behutsam.

Schritt 3

Gehen Sie mit Ihrer Schulter noch einmal zunehmend so weit wie möglich nach rechts.

Handgelenk überstrecken

Schritt 1

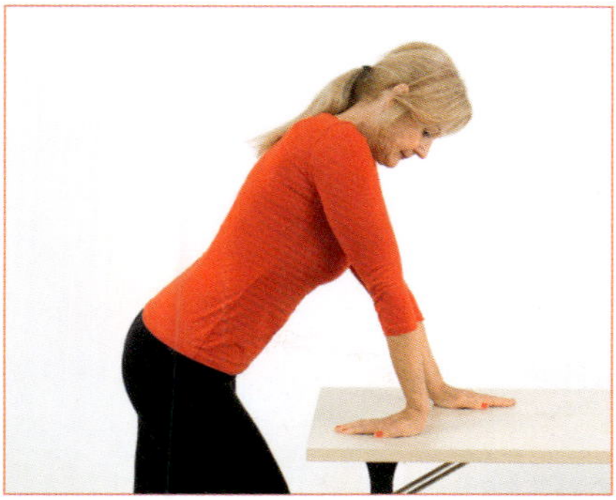

Stellen Sie sich vor einen Tisch und strecken Sie Ihren Arm nach unten aus, der Ellenbogen ist vollständig gestreckt. Drehen Sie den Arm nach außen und legen Sie die Hand so auf den Tisch, dass die Finger zu Ihnen zeigen. Der Daumen liegt am Zeigefinger an. Gehen Sie mit der Schulter so weit wie möglich und dann immer weiter nach hinten. Sie spüren den Dehnungsschmerz meist im Bereich Ihres Handgelenks.

Schritt 2

Halten Sie Ihren Körper in der erreichten Position, während Sie mit zunehmender und dann maximaler Kraft mit der Handfläche und den Fingern gegen den Tisch drücken. Sie dürfen aber nur so viel Kraft aufbauen, dass die erreichte Position des Arms nicht verändert wird. Stoppen Sie diese Kraft behutsam.

Schritt 3

Gehen Sie mit Ihrer Schulter noch einmal zunehmend so weit wie möglich nach hinten.

Arthrose des Daumensattelgelenks

Ursachen für die Rhizarthrose

Das, was bei der Handgelenksarthrose beschrieben wurde, gilt auch für den Daumen. Bei ihm ist vielleicht erwähnenswert, dass es mittlerweile allen Ernstes die Diagnose SMS-Daumen gibt. Wir müssen nicht lange überlegen, warum. Wenn man beobachtet, in welcher Geschwindigkeit manch einer auf dem Smartphone tippt, und weiß, dass jede Kontraktion eine Restkontraktion hinterlässt, muss man nur noch ein bisschen rechnen. Das gilt übrigens ebenso für das Tippen auf der Tastatur. Es sind zwar nur wenige Gramm nötig, um eine Taste zu drücken, doch rechnet man alles zusammen, wurden nach vier Wochen Gewichte im Bereich von Tonnen bewegt. Diese Spannungserhöhungen mit nur geringer Winkelveränderung in beide Richtungen, an denen auch immer das Handgelenk beteiligt ist, belastet jedes Mal den gleichen Knorpelbereich. Dort verschleißt er, und der Rest des Knorpels verhungert. Die Schmerzen sind wie immer das Ergebnis der Spannungserhöhungen durch die Muskeln und Faszien.

Begleitende Schmerzen und Missempfindungen

Es entstehen Schmerzen im Bereich des Daumens, er kann nicht vollständig bewegt werden. Das Greifen fällt schwer. Die Schmerzen können auch in den Unterarm ausstrahlen.

Wenn Sie nicht genügend Zeit haben, machen Sie die Faszien-Rollmassage und die Übungen bei dieser Arthrose nur auf der betroffenen Seite. Das beidseitige Üben ist natürlich besser für Ihren Gesamtzustand und kann die Arthrose auf der noch nicht betroffenen Seite verhindern.

Faszien-Rollmassage bei Arthrose des Daumensattelgelenks

In diesen Bereichen wenden Sie die Faszien-Rollmassage an

Sie brauchen: Mini-Kugel, Mini-Rolle

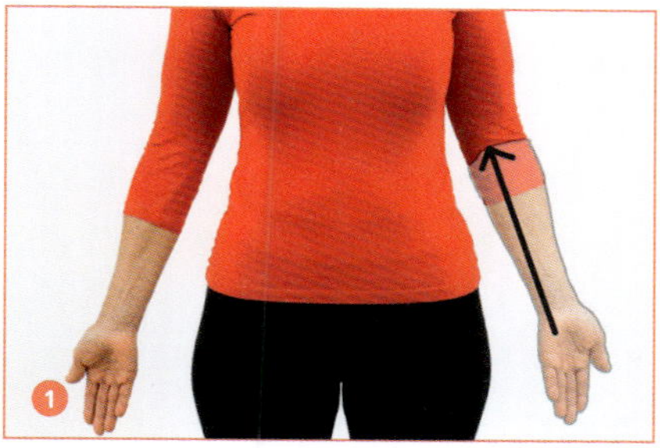

❶ *In diesem Bereich nutzen Sie die Mini-Rolle.*

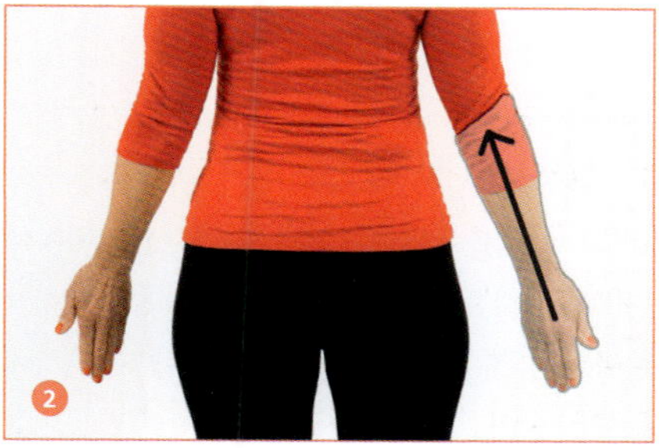

❷ *In diesem Bereich nutzen Sie die Mini-Rolle.*

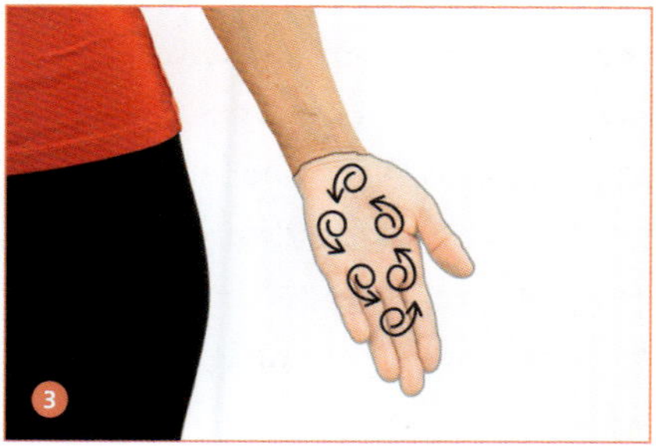

❸ *In diesem Bereich nutzen Sie die Mini-Kugel.*

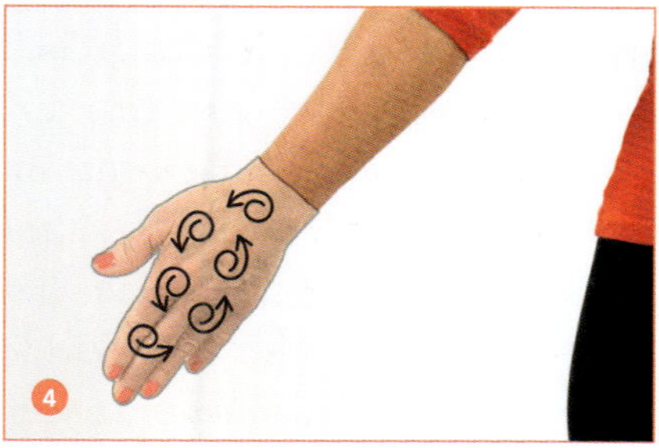

❹ *In diesem Bereich nutzen Sie die Mini-Kugel.*

So führen Sie die Faszien-Rollmassage durch

Platzieren Sie die Mini-Rolle auf einem Tisch und rollen Sie Ihren inneren Unterarm vom Daumen über den Ballen bis über den Ellenbogen (Bild 1). Drehen Sie den Unterarm jeweils so, dass Sie möglichst viel Gewebe ausrollen können.

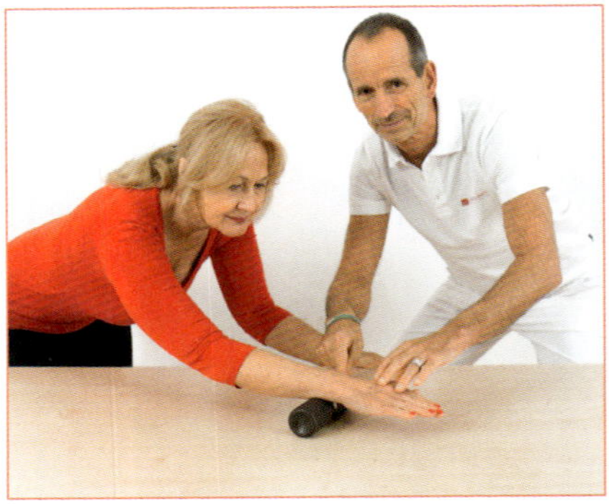

Platzieren Sie die Mini-Rolle auf einem Tisch und rollen Sie Ihren äußeren Unterarm vom Handrücken bis über den Ellenbogen (Bild 2). Drehen Sie den Unterarm jeweils so, dass Sie möglichst viel Gewebe ausrollen können.

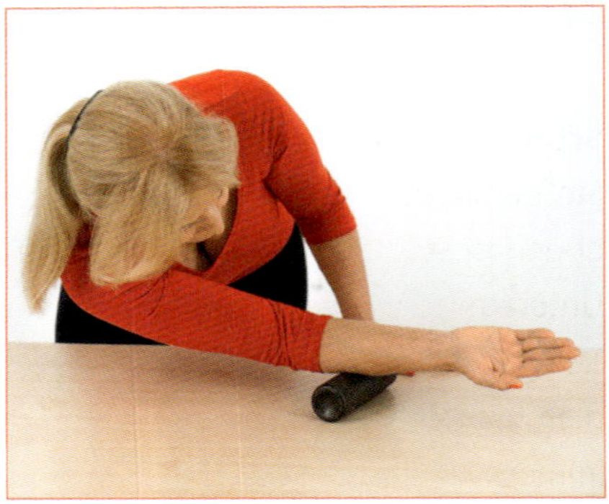

Platzieren Sie die Mini-Kugel auf einem Tisch und rollen Sie Ihren Daumen und den Daumenballen sowie die Handfläche in kleinen Spiralen (Bild 3). Danach legen Sie die Hand mit der Handfläche auf den Tisch, greifen die Mini-Kugel mit der anderen Hand und rollen auf der Handrückenseite den Bereich des Daumengelenks (Bild 4).

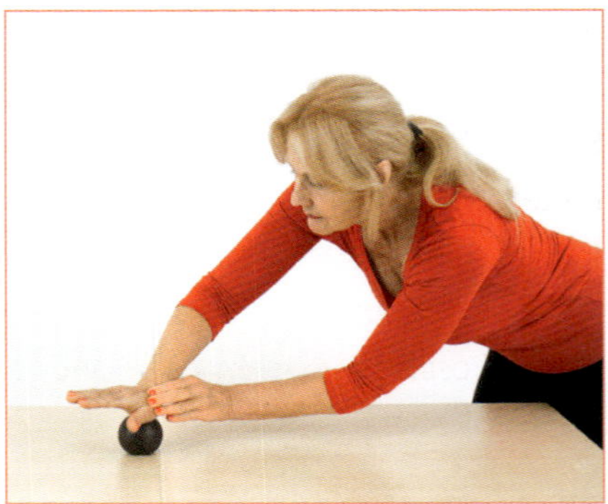

Die Übungen bei Arthrose des Daumensattelgelenks

Daumen und Faust beugen

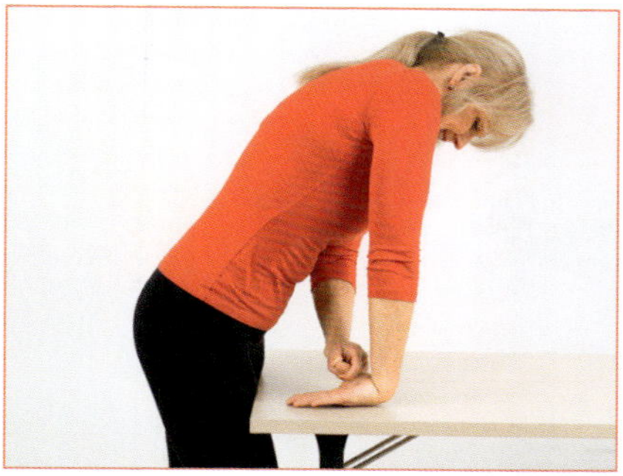

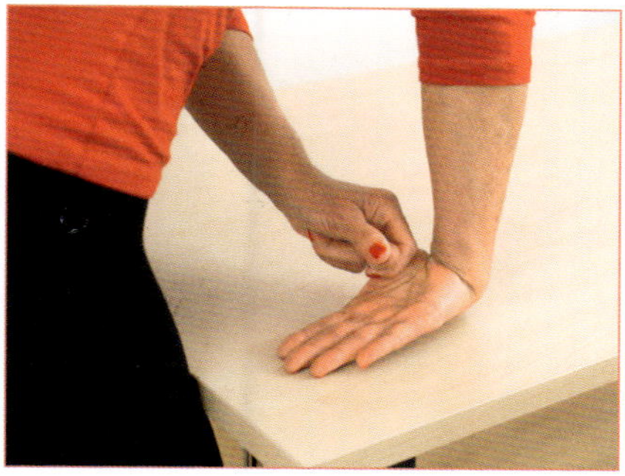

Schritt 1
Stellen Sie sich vor einen Tisch, strecken Sie Ihren Arm nach unten aus, der Ellenbogen ist vollständig gestreckt. Beugen Sie Ihr Handgelenk und drehen Sie den Unterarm so weit wie möglich nach innen. Legen Sie Ihren Handrücken auf den Tisch. Falls Ihnen das zu hart ist, legen Sie ein Polster unter. Halten Sie Ihren Daumen mit der anderen Hand und drücken Sie ihn so weit wie möglich und dann immer weiter in die Beugung. Gehen Sie gleichzeitig mit dem gestreckten Arm nach hinten, sodass das aufliegende Handgelenk mehr gebeugt wird. Sie spüren den Dehnungsschmerz meist im Bereich des Handrückens und des Handgelenks.

Schritt 2
Halten Sie Ihren Körper in der erreichten Position, während Sie mit zunehmender und dann maximaler Kraft Ihren Daumen gegen die haltende Hand drücken, als wolle er sich strecken. Sie dürfen aber nur so viel Kraft aufbauen, dass die erreichte Position des Arms und Handgelenks nicht verändert wird. Stoppen Sie diese Kraft behutsam.

Schritt 3
Drücken Sie Ihren Daumen noch einmal zunehmend so weit wie möglich in die Beugung, während Sie die Handgelenksposition nicht verändern.

Handgelenk und Daumen überstrecken

Schritt 1

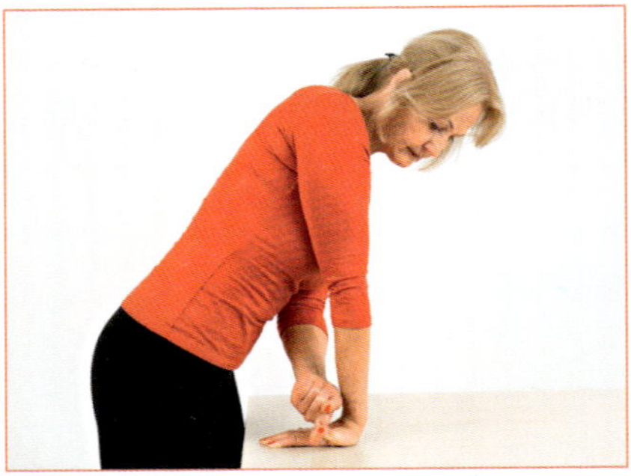

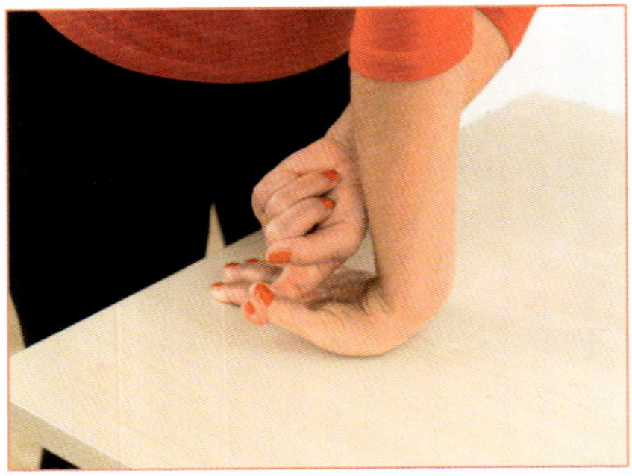

Stellen Sie sich vor einen Tisch, strecken Sie den Arm nach unten aus, der Ellenbogen ist vollständig gestreckt. Drehen Sie den Arm nach außen und legen Sie die Hand mit der Handfläche so auf den Tisch, dass die Finger zu Ihnen zeigen. Der Daumen liegt am Zeigefinger an. Gehen Sie mit der Schulter so weit wie möglich und dann immer weiter nach hinten. Untergreifen Sie mit der anderen Hand Ihren Daumen und ziehen Sie diesen nach oben. Sie spüren den Dehnungsschmerz meist im Bereich Ihres Handgelenks und im Bereich des Daumengelenks.

Schritt 2

Halten Sie Ihren Körper in der erreichten Position, während Sie mit zunehmender und dann maximaler Kraft mit dem Daumen gegen den haltenden Finger drücken. Sie dürfen aber nur so viel Kraft aufbauen, dass die erreichte Position des Arms und des Daumens nicht verändert wird. Stoppen Sie diese Kraft behutsam.

Schritt 3

Gehen Sie mit Ihrer Schulter noch einmal so weit wie möglich in die Richtung, in die Ihre Fingerspitzen zeigen, und heben Sie den Daumen so weit wie möglich weiter an.

Arthrose der Fingermittelgelenke und der Fingerendgelenke

Ursachen für die Bouchard-Arthrose und die Heberden-Arthrose

Die Ursachen für eine Arthrose der Fingergelenke entsprechen denen, die bei der Arthrose des Handgelenks und des Daumensattelgelenks erläutert wurden. Erwähnenswert ist noch, dass die Fingergelenksarthrose viel häufiger Frauen als Männer betrifft.

Begleitende Schmerzen und Missempfindungen

Die betroffenen Finger tun weh, die Schmerzen können auch in die Hand oder bis in den Unterarm strahlen. Das Greifen kann stark eingeschränkt sein, die Finger können oft nicht vollständig gestreckt werden.

Wenn Sie nicht genügend Zeit haben, machen Sie die Faszien-Rollmassage und die Übungen bei dieser Arthrose nur auf der betroffenen Seite. Das beidseitige Üben ist natürlich besser für Ihren Gesamtzustand und kann die Arthrose auf der noch nicht betroffenen Seite verhindern.

Faszien-Rollmassage bei Arthrose der Fingergelenke

In diesen Bereichen wenden Sie die Faszien-Rollmassage an

Sie brauchen: Mini-Kugel, Mini-Rolle

1 *In diesem Bereich nutzen Sie die Mini-Rolle.*

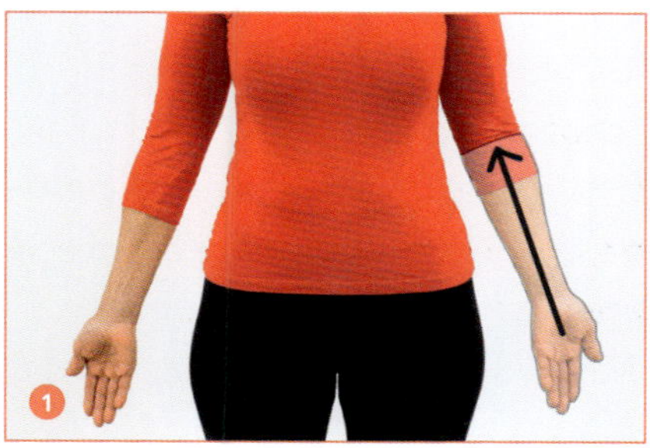

❷ In diesem Bereich nutzen Sie die Mini-Rolle.

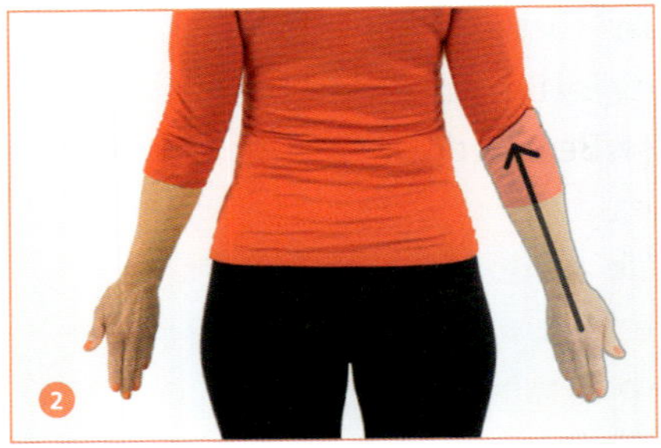

❸ In diesem Bereich nutzen Sie die Mini-Kugel.

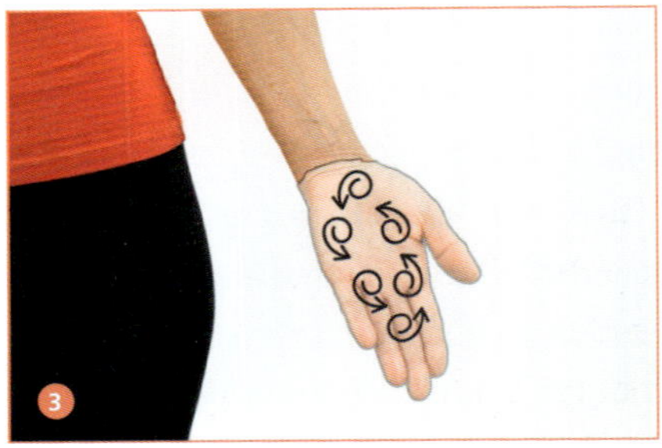

❹ In diesem Bereich nutzen Sie die Mini-Kugel.

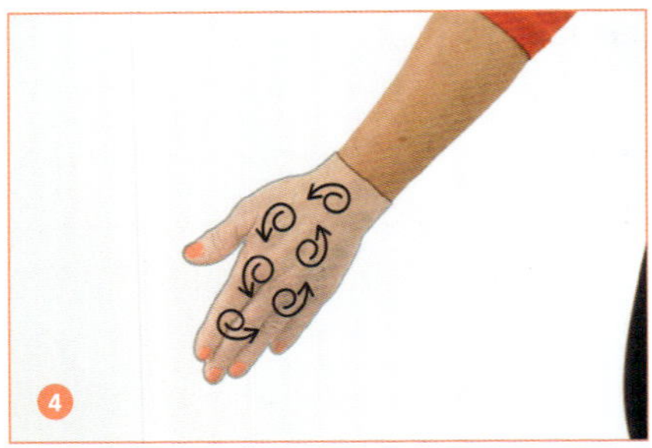

So führen Sie die Faszien-Rollmassage durch

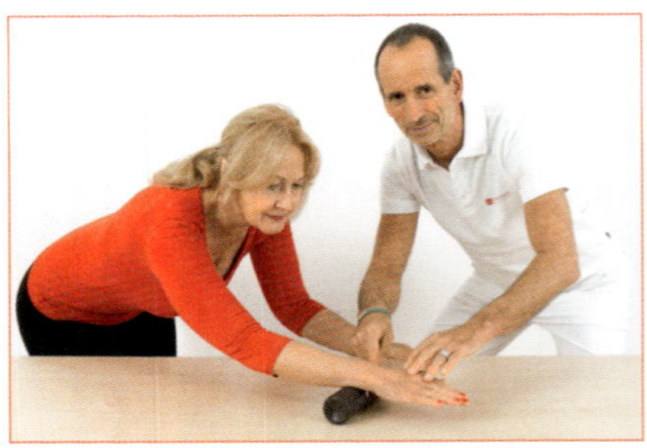

Platzieren Sie die Mini-Rolle auf einem Tisch und rollen Sie die Innenseite der Hand und des Unterarms von den Fingerspitzen bis über den Ellenbogen. Drehen Sie den Unterarm jeweils so, dass Sie möglichst viel Gewebe ausrollen können. Rollen Sie besonders intensiv im Bereich der betroffenen Gelenke. Im Bereich der Hand unterstützen Sie das besonders intensive Ausrollen der kleinen Unebenheiten, indem Sie die andere Hand auflegen. Rollen Sie auf diese Weise die Hand auch mit der Mini-Kugel in kleinen Spiralen.

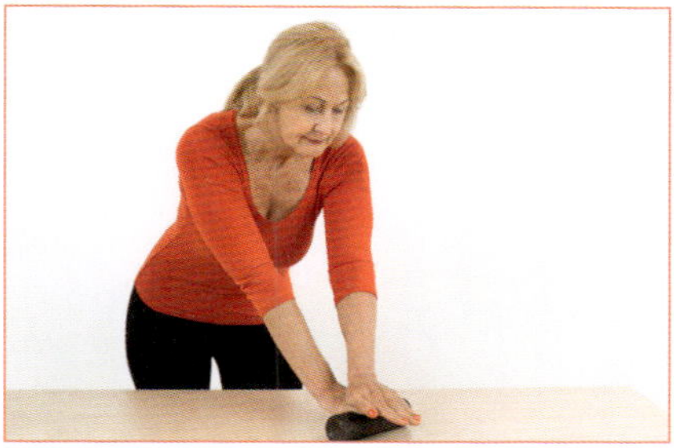

Platzieren Sie die Mini-Rolle auf einem Tisch und rollen Sie Ihren Handrücken, die Außenseiten Ihrer Finger und den äußeren Unterarm bis über den Ellenbogen. Drehen Sie den Unterarm jeweils so, dass Sie möglichst viel Gewebe ausrollen können.

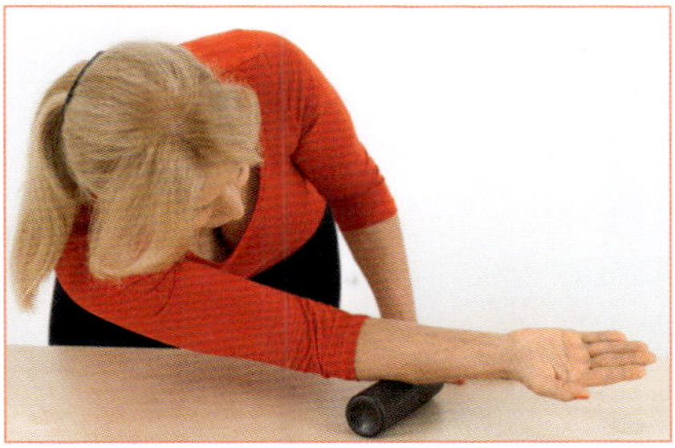

Rollen Sie die Finger besonders intensiv, indem Sie mit der anderen Hand noch unterstützen.

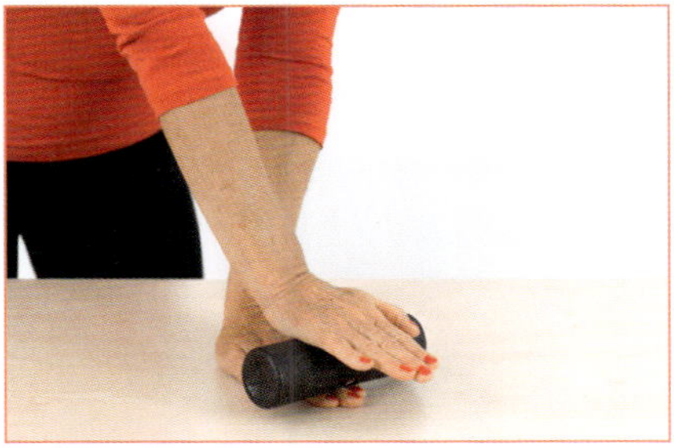

Rollen Sie den Handrücken und Ihre Finger ausgiebig in kleinen Spiralen mit der Mini-Kugel.

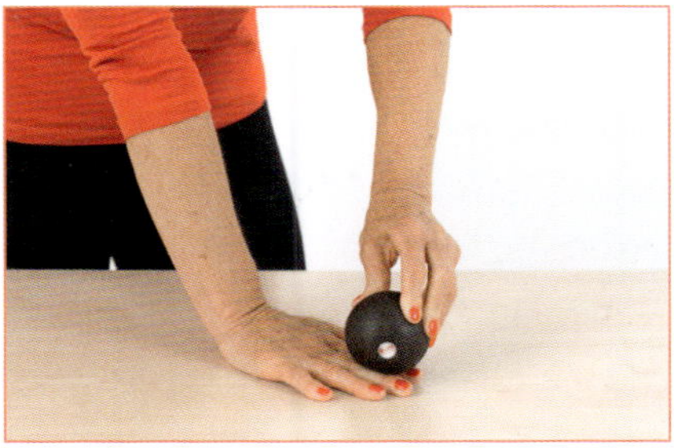

Die Übungen bei Arthrose der Fingergelenke

Finger und Hand beugen

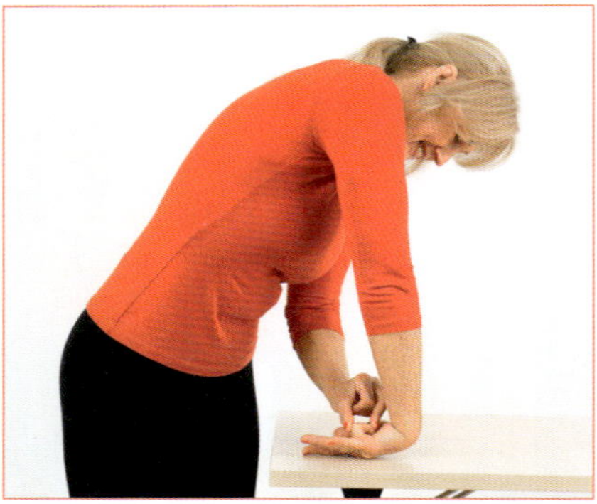

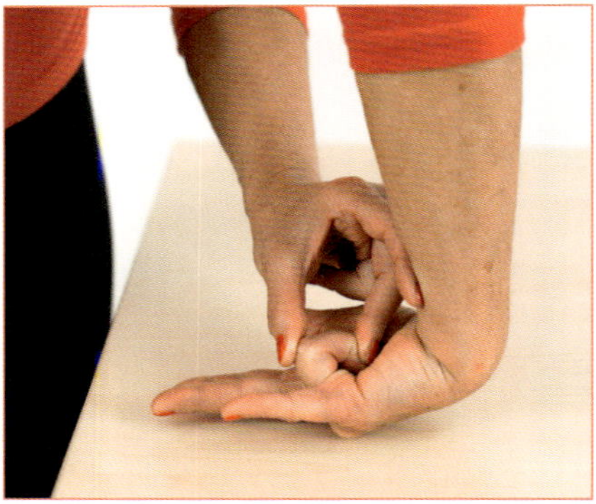

Schritt 1

Stellen Sie sich vor einen Tisch, strecken Sie Ihren Arm nach unten aus, der Ellenbogen ist vollständig gestreckt. Beugen Sie Ihr Handgelenk und drehen Sie Ihren Unterarm so weit wie möglich nach innen. Legen Sie Ihren Handrücken auf den Tisch, falls Ihnen das zu hart ist, legen Sie ein Polster unter. Halten Sie Ihren von der Arthrose betroffenen Finger mit den Fingern der anderen Hand und »rollen« ihn so weit wie möglich und dann immer weiter in die Beugung. Achten Sie darauf, dass besonders das Mittelgelenk beziehungsweise das Endgelenk maximal gebeugt wird. Gehen Sie gleichzeitig mit Ihrer Schulter in die Richtung, in die Ihre Finger zeigen, sodass das Handgelenk mehr gebeugt wird. Sie spüren den Dehnungsschmerz meist im Bereich Ihres betroffenen Fingers, aber auch des Handrückens und Handgelenks.

Schritt 2

Halten Sie Ihren Körper in der erreichten Position, während Sie mit zunehmender und dann maximaler Kraft Ihren gebeugten Finger gegen die haltenden Finger drücken, als wolle er sich strecken. Sie dürfen aber nur so viel Kraft aufbauen, dass die erreichte Position des Handgelenks und des Fingers nicht verändert wird. Stoppen Sie diese Kraft behutsam.

Schritt 3

Rollen Sie Ihren Finger noch einmal zunehmend so weit wie möglich in die Beugung, während Sie die Handgelenksposition nicht verändern.

Finger und Handgelenk überstrecken

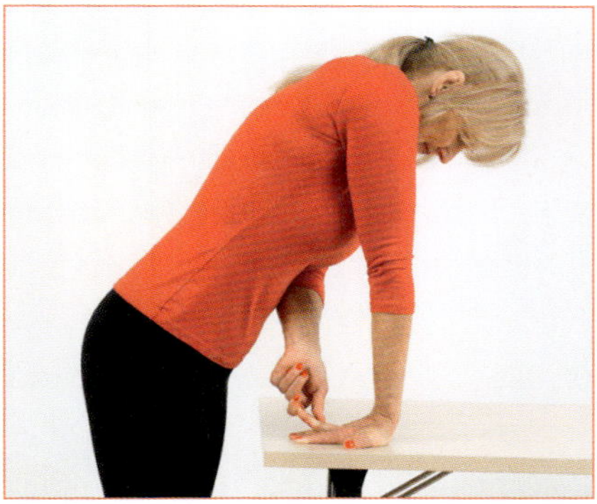

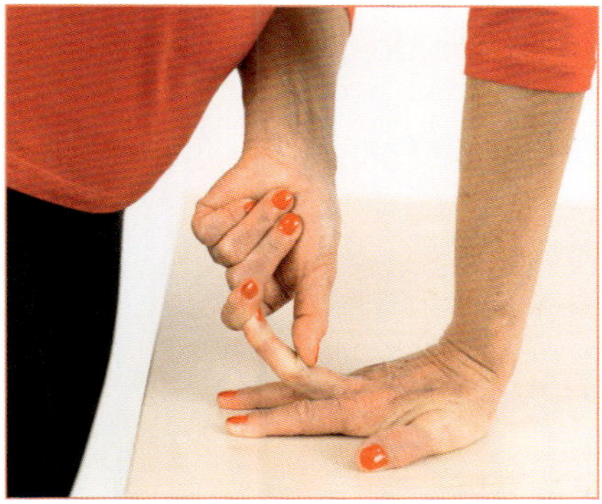

Schritt 1

Stellen Sie sich an einen Tisch, strecken Sie Ihren Arm nach unten aus, der Ellenbogen ist vollständig gestreckt. Drehen Sie den Arm nach außen und legen Sie die Hand mit der Handfläche auf den Tisch, sodass die Finger zu Ihnen zeigen. Der Daumen liegt am Zeigefinger an. Gehen Sie mit der Schulter so weit wie möglich und dann immer weiter nach hinten. Untergreifen Sie mit der anderen Hand Ihren von der Arthrose betroffenen Finger und ziehen Sie diesen nach oben. Achten Sie darauf, dass besonders das Mittelgelenk beziehungsweise das Endgelenk maximal gestreckt wird. Sie spüren den Dehnungsschmerz meist im Bereich dieses Fingers und Ihres Handgelenks.

Schritt 2

Halten Sie Ihren Körper in der erreichten Position, während Sie mit zunehmender und dann maximaler Kraft mit dem betroffenen Finger gegen den haltenden Finger drücken, so als wollten Sie ihn beugen. Sie dürfen aber nur so viel Kraft aufbauen, dass die erreichte Position des Handgelenks und des Fingers nicht verändert wird. Stoppen Sie diese Kraft behutsam.

Schritt 3

Gehen Sie mit Ihrer Schulter noch einmal zunehmend so weit wie möglich nach hinten und heben Sie den Finger so weit wie möglich an und strecken Sie ihn im Mittelgelenk beziehungsweise im Endgelenk.

Arthrose des Hüftgelenks

Ursachen für die Coxarthrose

Bei der Hüftgelenksarthrose ist wieder die Tatsache, dass wir viel zu häufig sitzen, eine wichtige Ursache. Das Sitzen führt zu einer »Verkürzung« des Hüftbeugers, aber auch die Beinbeuger sind betroffen. Vor allem wenn man seine Zeit halb liegend auf der gemütlichen Couch verbringt, bekommen die Beinbeuger intensive Verkürzungssignale. Zudem führt das Gehen bei jedem Schritt ebenfalls zur Verkürzung des Hüftbeugers und weiterer hüftbeugender Muskeln. Da wir eigentlich nur sitzen, laufen oder stehen, kommt das Abspreizen der Beine viel zu kurz, sodass die Muskeln und Faszien an der Innenseite der Beine völlig unflexibel werden. Hinzu kommen die Muskulatur und ein sehr massiver Faszienstrang an der Außenseite des Beines. Das Hüftgelenk ist also von allen Seiten von verkürzten Faszien umgeben. Eine besondere Rolle spielt noch die Gesäßmuskulatur, die im Stand und beim Laufen permanent anspannen muss, um den Rumpf gerade zu halten.

Dies alles liefert viele gute Gründe für einen hohen Verschleiß der Hüftgelenksknorpel. Die Häufigkeit der Hüftgelenksarthrosen beweist es.

Allerdings werden interessanterweise häufig fortgeschrittene Arthrosen in der Hüfte festgestellt, ohne dass die Betroffenen größere Schmerzen hatten. Der Grund dafür ist unserer Erfahrung nach die Tatsache, dass trotz der vielen Überspannungen das Hüftgelenk durch das Laufen ausgleichend bewegt wird: nach vorn in die Beugung und nach hinten in die Streckung. Offensichtlich reicht das in vielen Fällen dafür aus, dass kein Alarmschmerz ausgelöst wird.

Begleitende Schmerzen und Missempfindungen

Die Schmerzen, die gleichzeitig mit der Hüftgelenksarthrose auftreten, sind vielfältig. Sie können in der Leiste zu spüren sein, im Hüftgelenk selbst, an der Außenseite des oberen Oberschenkels, aber auch nach unten ziehend, im Gesäß und über das Gesäß an der Beinrückseite hinunter als Ischiasschmerzen. Es gibt verschiedene Missempfindungen wie Kribbeln und Einschlafen im Bereich rund um das Hüftgelenk bis hinunter zum Fuß, der sogar eine Fußheberschwäche entwickeln kann. All dies sind mögliche Begleiterscheinungen der Hüftgelenksarthrose – hervorgerufen durch zu starke Muskel- und Faszienspannungen rings um das Hüftgelenk.

Wenn Sie nicht genügend Zeit haben, machen Sie die Faszien-Rollmassage und die Übungen bei dieser Arthrose nur auf der betroffenen Seite. Das beidseitige Üben ist natürlich besser für Ihren Gesamtzustand und kann die Arthrose auf der noch nicht betroffenen Seite verhindern.

Faszien-Rollmassage bei Hüftgelenksarthrose

In diesen Bereichen wenden Sie die Faszien-Rollmassage an

Sie brauchen: Mini-Kugel, Medi-Rolle, Medi-Kugel

❶ *In diesem Bereich nutzen Sie die Medi-Rolle und die Mini-Kugel.*

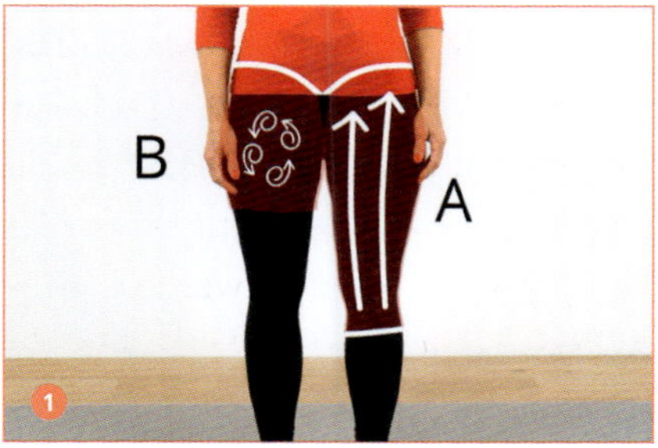

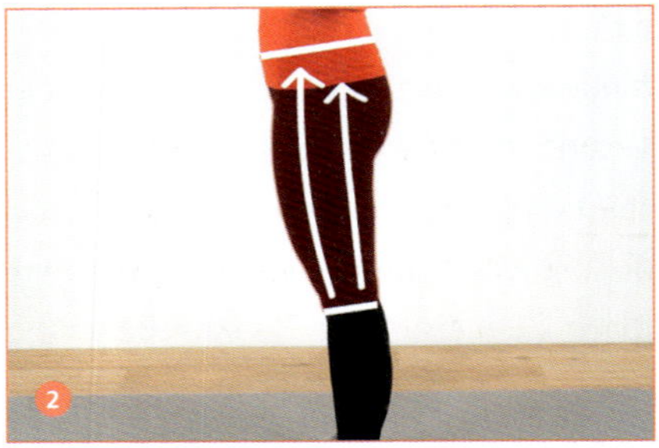

❷ *In diesem Bereich nutzen Sie die Medi-Rolle*

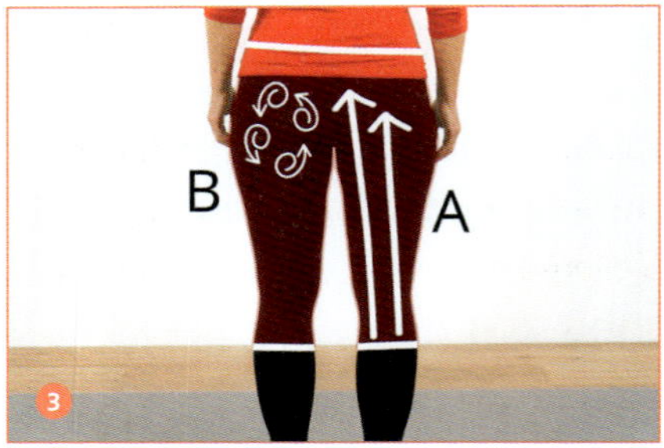

❸ *In diesem Bereich nutzen Sie die Medi-Rolle und die Medi-Kugel.*

So führen Sie die Faszien-Rollmassage durch

Positionieren Sie die Medi-Rolle etwas unterhalb Ihres Knies und rollen Sie die Rückseite Ihres Beines hinauf, über das Gesäß bis zur Darmbeinkante (Hüftknochen) (Bild 3 A). Im Bereich des Gesäßes können Sie das Becken so schräg stellen, dass Sie einen maximalen Effekt haben.

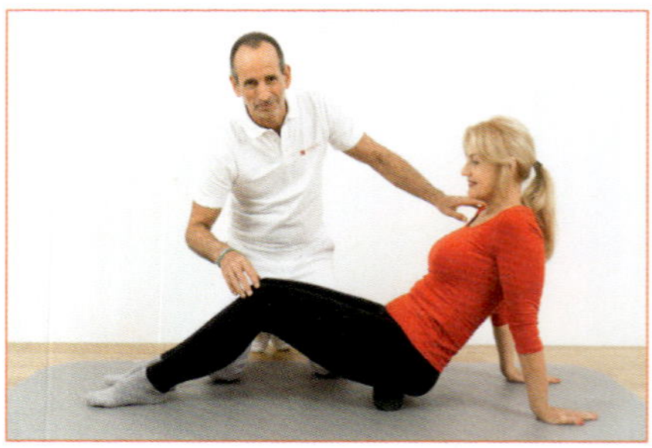

Sie wollen die Faszien-Rollmassage, die Übung und die Druckpunkte für die Hüftgelenksarthrose kostenfrei unter Rolands Anleitung per Video durchführen? ***www.liebscher-bracht.com/AL***

Benutzen Sie im Gesäßbereich auch die Medi-Kugel und rollen Sie kleine Spiralen besonders in den empfindlichsten Bereichen (Bild 3 B). Positionieren Sie die Medi-Rolle etwas unterhalb Ihres Knies und rollen Sie die Außenseite Ihres Beines hinauf, über das Gesäß bis zur Darmbeinkante (Hüftknochen) (Bild 2). Vorsicht, dieser Bereich ist sehr empfindlich.

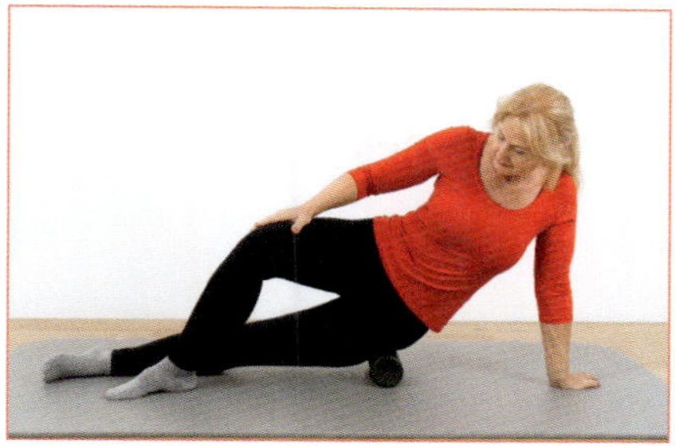

Falls Ihnen die Belastung durch das Gewicht noch nicht möglich ist, rollen Sie Ihre Beinaußenseite mit Hilfe der Hände (Bild 2).

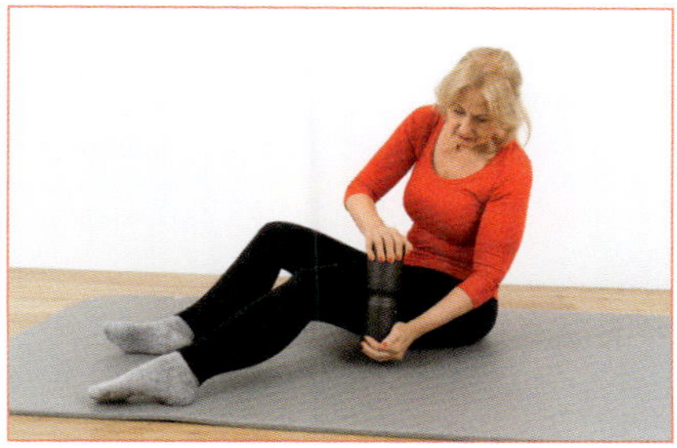

Positionieren Sie die Medi-Rolle etwas unterhalb Ihres Knies und rollen Sie die Vorderseite Ihres Beines hinauf bis zum Hüftstachel (Bild 1 A).

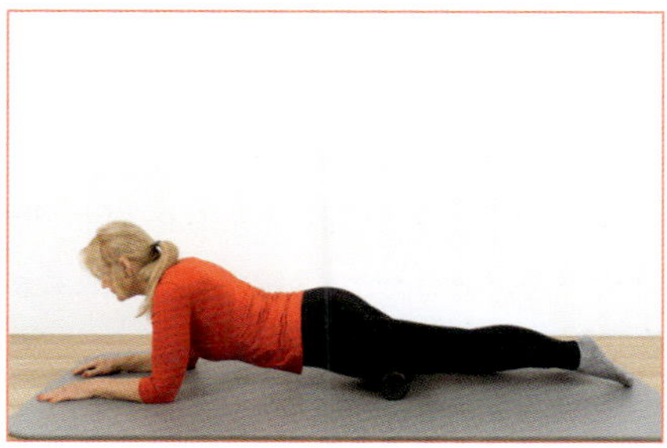

Falls Ihnen die Belastung durch das Gewicht noch nicht möglich ist, rollen Sie Ihre Beinvorderseite mit Hilfe der Hände (Bild 1 A).

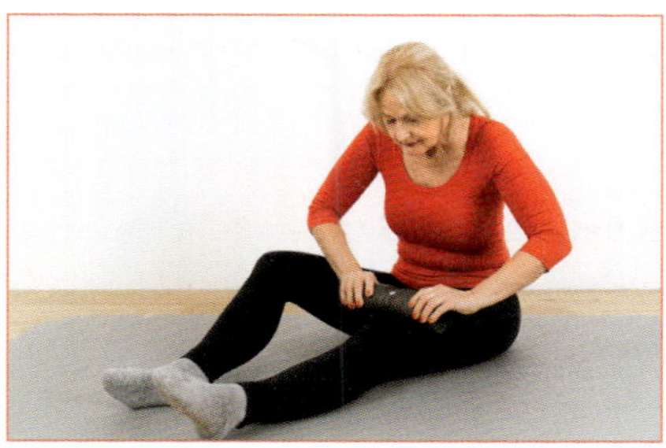

Positionieren Sie die Medi-Rolle etwas unterhalb Ihres Knies und rollen Sie die Innenseite Ihres Beines hinauf bis zum Schritt.

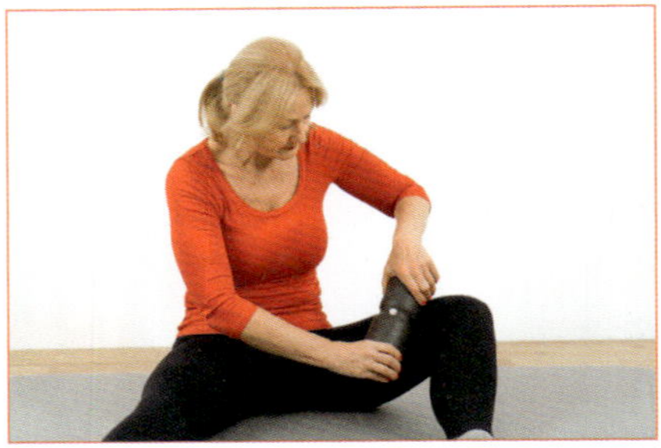

Greifen Sie die Mini-Kugel mit beiden Händen und rollen Sie ein Stück unter der Leiste in die Tiefe in den Spalt zwischen vorderem Oberschenkelmuskel und Muskel an der Innenseite der Oberschenkel. Dort finden Sie eine meist sehr druckempfindliche Stelle, ebenso wie im Bereich unterhalb des Hüftstachels (Bild 1 B).

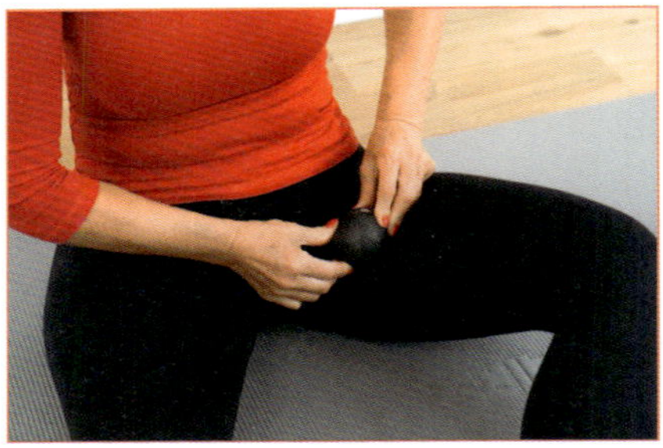

Die Übungen für die Hüftgelenksarthrose

Beinaußenseite dehnen

Für diese Übung brauchen Sie eine Übungsschlaufe, ersatzweise ein festes Handtuch oder einen Gürtel.

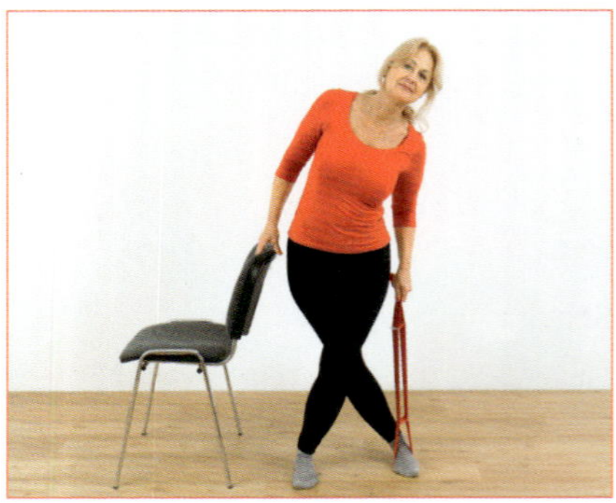

Schritt 1

Sie stehen aufrecht neben einem stabilen Stuhl oder Tisch, an dem Sie sich mit der rechten Hand festhalten. In der linken Hand halten Sie die Schlaufe oder ein entsprechend gelegtes Handtuch bzw. einen Gürtel. Halten Sie sich sicher fest, führen Sie Ihr rechtes Bein hinter dem linken vorbei und steigen Sie mit dem rechten Fuß in die Schlaufe. Gehen Sie mit der rechten Hüfte so weit wie möglich und dann immer weiter nach rechts, während Sie mit der linken Schulter nach links gehen und sich an der Schlaufe nach unten ziehen. Suchen Sie die größtmögliche Dehnung, indem Sie die Hüfte leicht nach links oder rechts drehen. Sie spüren den Dehnungsschmerz an der rechten Hüfte oder Beinaußenseite.

Schritt 2

Halten Sie sich in der erreichten Position, während Sie mit zunehmender und dann maximaler Kraft Ihren Körper aufrichten wollen, was Sie durch das Halten an der Schlaufe verhindern. Sie dürfen aber nur so viel Kraft aufbauen, dass die erreichte Position des Rumpfes und der Schulter nicht verändert wird. Stoppen Sie diese Kraft behutsam.

Schritt 3

Gehen Sie noch einmal zunehmend so weit wie möglich mit der rechten Hüfte nach rechts und mit dem Rumpf in die Seitbeuge nach links.

Gesäß dehnen 90°

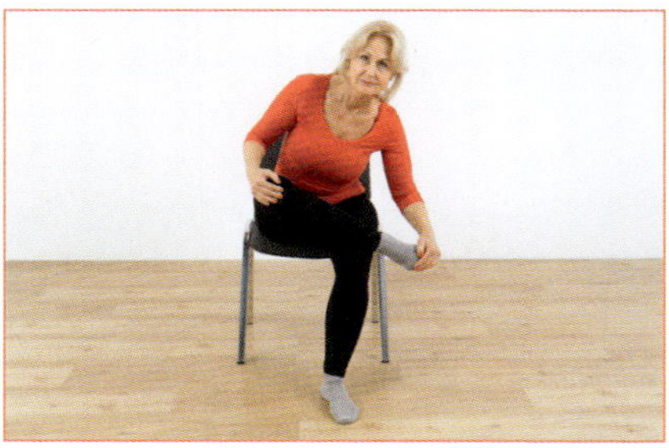

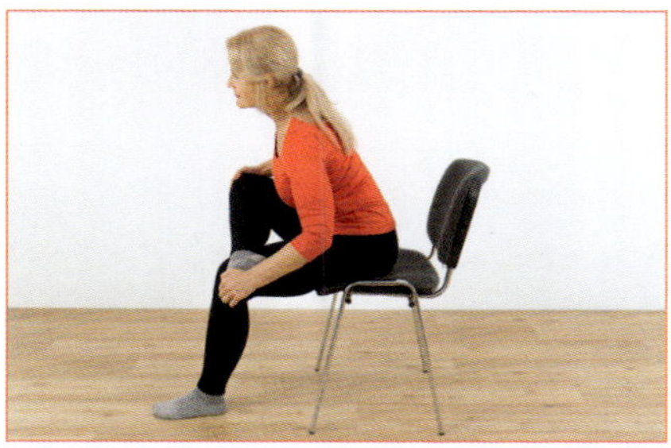

Schritt 1

Sie sitzen auf einem Stuhl. Legen Sie Ihr rechtes Bein in einem Winkel von 90° auf das linke. Sitzen Sie absolut gerade und gehen Sie dabei maximal ins Hohlkreuz. Beugen Sie sich ausschließlich im Hüftgelenk – der Rumpf und Ihr Becken bleiben dabei absolut unbewegt – so weit wie möglich und dann immer weiter nach vorne. Versuchen Sie, ob Sie durch seitliches Beugen des Rumpfes die Dehnung noch weiter verstärken können. Sie spüren den Dehnungsschmerz im Gesäß, am Oberschenkel oder in der Leiste.

Schritt 2

Halten Sie sich in der erreichten Position, während Sie mit zunehmender und dann maximaler Kraft Ihren rechten Fuß oder Unterschenkel mit der Kraft Ihres Beines nach unten gegen den linken Oberschenkel drücken. Sie dürfen aber nur so viel Kraft aufbauen, dass der erreichte Hüftwinkel nicht verändert wird.

Schritt 3

Beugen Sie Becken und Rumpf noch einmal zunehmend so weit wie möglich nach vorn oder leicht seitlich. Bleiben Sie dabei unbedingt im Hohlkreuz.

Wenn Sie die Übung am Stuhl gut hinbekommen, dann versuchen Sie diese erweiterte Variante am Boden.

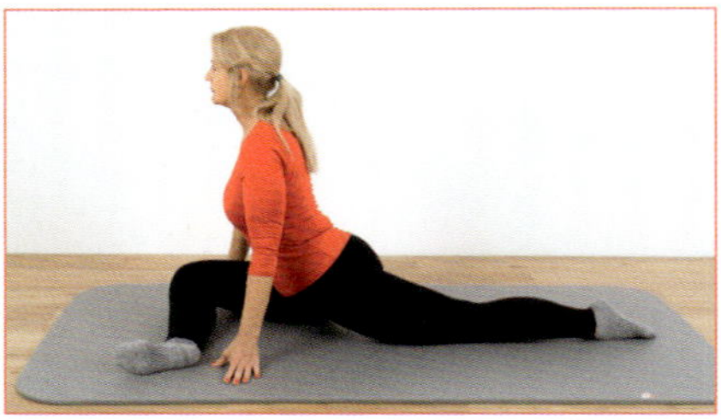

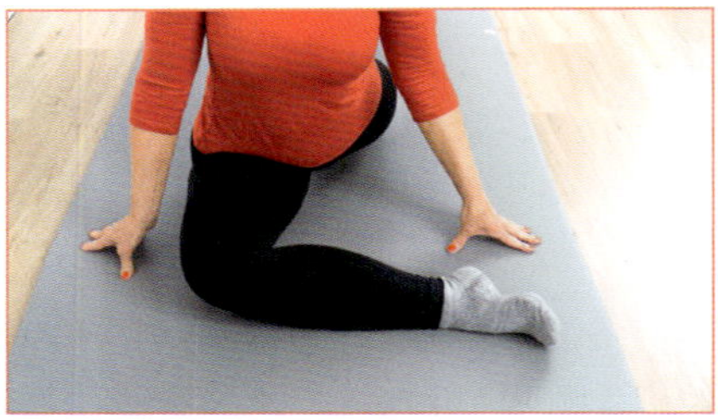

Gesäß dehnen – erweiterte Variante

Schritt 1

Sie sitzen aufrecht auf dem Boden. Legen Sie Ihr rechtes Bein in einem Winkel von 90° vor sich ab. Schwenken Sie Ihr linkes Bein nach außen und dann nach hinten und versuchen Sie es so zu drehen, dass der Fußrücken aufliegt. Halten Sie Ihren Rumpf so gerade und aufrecht wie möglich. Versuchen Sie, den linken Hüftstachel durch das Drehen der Hüfte immer näher an die Ferse des rechten Fußes zu bringen. Sie spüren den Dehnungsschmerz rechts im Gesäß, am Oberschenkel oder in der Leiste und links in der Leiste und am Oberschenkel.

Schritt 2

Halten Sie sich in der erreichten Position, während Sie mit zunehmender und dann maximaler Kraft Ihren rechten Fuß oder Unterschenkel mit der Kraft Ihres

Beines nach unten gegen den Boden drücken. Gleichzeitig drücken Sie Ihr linkes Knie so fest wie möglich gegen den Boden. Sie dürfen aber nur so viel Kraft aufbauen, dass die erreichte Position nicht verändert wird.

Schritt 3

Richten Sie Ihren Rumpf noch einmal so gerade wie möglich auf und nähern Sie den linken Hüftstachel noch mehr der rechten Ferse an.

Die Hüfte überstrecken

Schritt 1

Sie stehen aufrecht, die Füße stehen hüftbreit auseinander, die Fußspitzen zeigen nach vorne. Ziehen Sie den rechten Fuß etwa eine Schrittlänge nach hinten. Stehen Sie absolut gerade im Rumpf. Nun kippen Sie Ihren Rumpf ausschließlich im Hüftgelenk – der Rumpf und Ihr Becken bleiben dabei eine absolut unbewegliche Einheit – so weit wie möglich und dann immer weiter nach hinten. Steuern Sie diese Bewegung am besten dadurch an, dass Sie Ihre Leiste nach vorn schieben. Sie spüren den Dehnungsschmerz in der Leiste oder am oberen Ende des Oberschenkels, eventuell auch im Hüftgelenk.

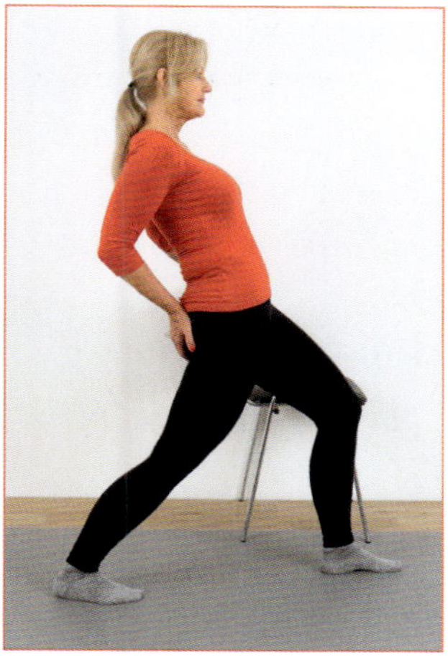

Schritt 2

Halten Sie sich in der erreichten Position, während Sie mit zunehmender und dann maximaler Kraft Ihren rechten Fuß mit der Kraft Ihres gestreckten Beines nach vorn ziehen. Sie dürfen aber nur so viel Kraft aufbauen, dass der erreichte Hüftwinkel nicht verändert wird.

Schritt 3

Kippen Sie Becken und Rumpf noch einmal zunehmend so weit wie möglich nach hinten. Vermeiden Sie dabei unbedingt, ins Hohlkreuz zu gehen.

Beine auseinanderziehen

Schritt 1

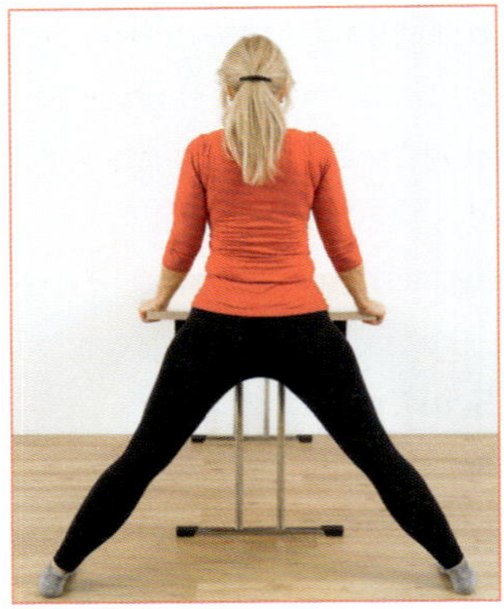

Sie stehen aufrecht vor einem Tisch, die Füße stehen hüftbreit auseinander, die Fußspitzen zeigen nach vorne. Ziehen Sie so lange Ihre Fußspitzen und Fersen in kleinen Stücken immer weiter nach außen, bis Sie in der Dehnung sind. Stehen Sie absolut gerade und aufrecht im Rumpf. Gehen Sie bewusst so weit wie möglich und dann noch weiter mit den Füßen auseinander. Dafür verlagern Sie am besten Ihr Gewicht immer wieder von der Fußspitze auf die Ferse. Halten Sie sich am Tisch fest, damit Sie die Dehnung kontrolliert steigern können. Sie spüren den Dehnungsschmerz an der Innenseite des Knies oder des Oberschenkels, eventuell auch im Hüftgelenk.

Schritt 2

Halten Sie sich in der erreichten Position, während Sie mit zunehmender und dann maximaler Kraft Ihre Füße aufeinander zu ziehen wollen. Sie dürfen aber nur so viel Kraft aufbauen, dass der erreichte Hüftwinkel nicht verändert wird.

Schritt 3

Gehen Sie noch einmal zunehmend so weit wie möglich mit den Füßen auseinander. Vermeiden Sie dabei unbedingt, ins Hohlkreuz zu gehen.

Beinrückseite mit leicht gewinkeltem Knie dehnen

Für diese Übung brauchen Sie eine Übungsschlaufe, ersatzweise ein festes Handtuch oder einen Gürtel.

Schritt 1

Sie sitzen aufrecht und mit gestreckten Beinen auf dem Boden. Beugen Sie Ihr rechtes Bein leicht im Knie. Legen Sie die Schlaufe oder ein entsprechend gelegtes Handtuch bzw. einen Gürtel um die Zehengrundgelenke. Ziehen Sie Ihren

Rumpf so weit wie möglich und dann immer weiter nach vorne. Bleiben Sie dabei im Rücken und in der Brustwirbelsäule möglichst gerade. Sie spüren den Dehnungsschmerz am Gesäßknochen (Sitzbein), im unteren Rücken oder in der Hüfte oder Leiste.

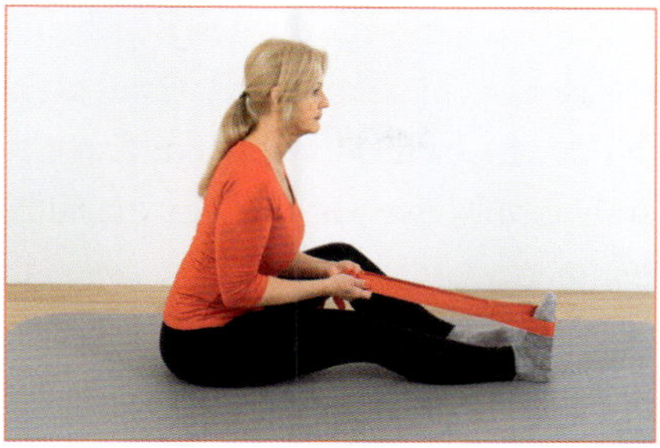

Schritt 2

Halten Sie mit den Händen und dem Zug der Schlaufe Ihren Körper in der erreichten Position, während Sie mit zunehmender und dann maximaler Kraft Ihren Körper nach hinten oben ziehen wollen. Sie dürfen aber nur so viel Kraft mit den Rückenmuskeln aufbauen, dass die erreichte Position des Rumpfes nicht verändert wird. Stoppen Sie diese Kraft behutsam.

Schritt 3

Gehen Sie noch einmal zunehmend so weit wie möglich in die Beugung der Hüfte. Vermeiden Sie dabei unbedingt, ins Hohlkreuz zu gehen.

Arthrose des Kniegelenks

Ursachen für die Gonarthrose

Und wieder sind wir beim Sitzen, Laufen und Stehen. Beim Sitzen verkürzen die dicken Wadenmuskeln, die der Wade ihre Form geben, und die Beinbeuger. Beim Stehen und Laufen verkürzen die Kniestrecker, die großen Muskeln an der Vorderseite der Oberschenkel. Letztere ziehen den Unterschenkel vorn nach oben gegen den Oberschenkel. Die Beuger machen das Gleiche hinten. Die Wadenmuskel ziehen den Oberschenkel nach unten gegen den Unterschenkel. Wohlgemerkt: Diese völlig normalen Funktionen werden erst durch die viel zu große Muskelspannung, die letztlich der Auslöser für das Verfilzen der Faszien ist, gefährlich fürs Gelenk. Denn in diesem Kraftfeld werden nicht nur die Knorpel des Kniegelenks, sondern auch die Menisken zerstört. Die Schmerzen entstehen wie immer durch die viel zu großen Spannungen und können leicht »abgeschaltet« werden, indem man diese auf das Normalmaß reduziert.

Begleitende Schmerzen und Missempfindungen

Die Schmerzen können vorn rings um die Kniescheibe zu spüren sein, zwischen Kniescheibe und Oberschenkelknochen, an der Innenseite und Außenseite des Knies und in der Kniekehle, wo es auch zur Ausbildung der Baker-Zyste kommen kann. Die Baker-Zyste ist eine völlig normale biologische Reaktion: Durch das häufige Sitzen verfilzt und verdickt sich die Faszie in der Kniekehle, das Bindegewebe kann die Gelenkflüssigkeit nicht mehr transportieren, sie sammelt sich, und es entsteht eine Zyste.

Wenn Sie nicht genügend Zeit haben, machen Sie die Faszien-Rollmassage und die Übungen bei dieser Arthrose nur auf der betroffenen Seite. Das beidseitige Üben ist natürlich besser für Ihren Gesamtzustand und kann die Arthrose auf der noch nicht betroffenen Seite verhindern.

Faszien-Rollmassage bei Kniegelenksarthrose

In diesen Bereichen wenden Sie die Faszien-Rollmassage an

Sie brauchen: Mini-Kugel, Medi-Rolle

❶ *In diesem Bereich nutzen Sie die Medi-Rolle und die Mini-Kugel.*

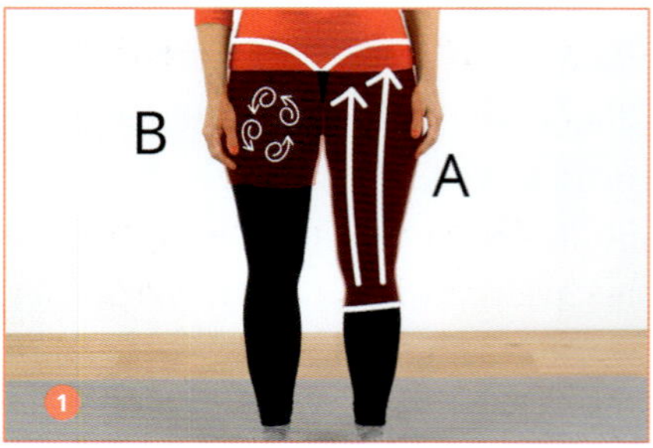

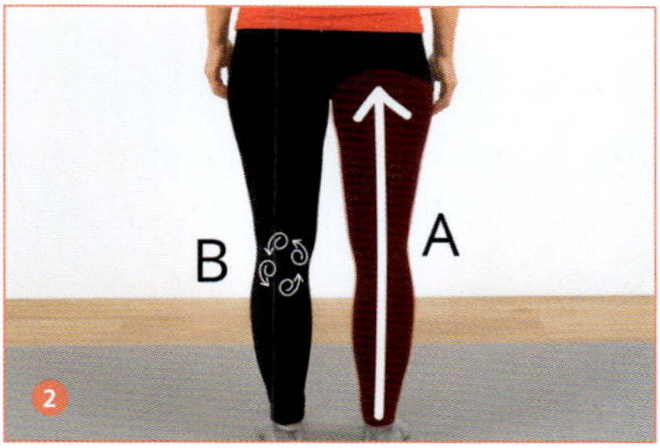

2 *In diesem Bereich nutzen Sie die Medi-Rolle.*

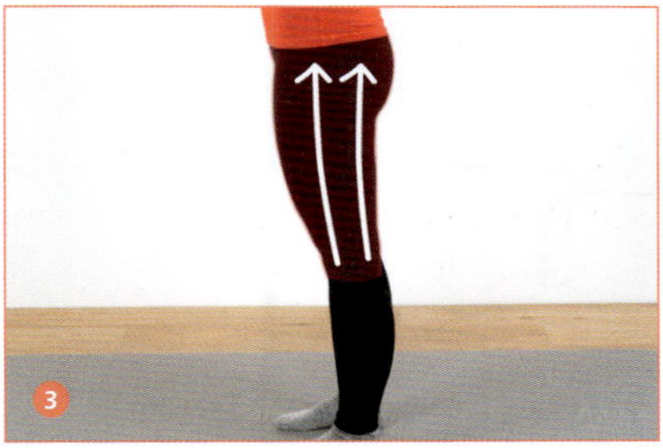

3 *In diesem Bereich nutzen Sie die Medi-Rolle.*

So führen Sie die Faszien-Rollmassage durch

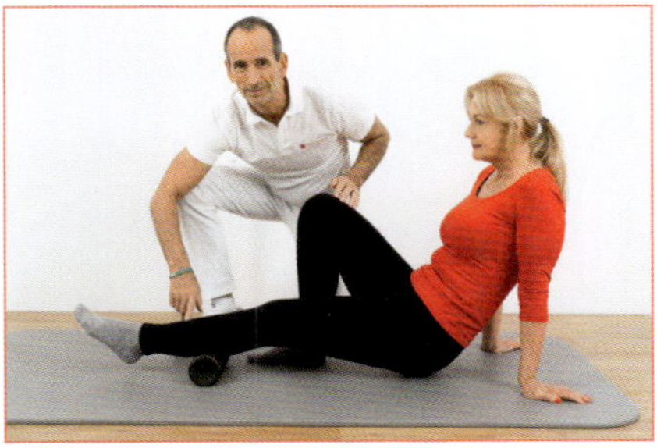

Positionieren Sie die Medi-Rolle am Beginn der Achillessehne, sodass diese in der Vertiefung der Rolle ist und geschont wird. Rollen Sie von der Ferse über die Wade, Kniekehle und den rückwärtigen Oberschenkel bis kurz über das Sitzbein zu den Gesäßmuskeln (Bild 2 A).

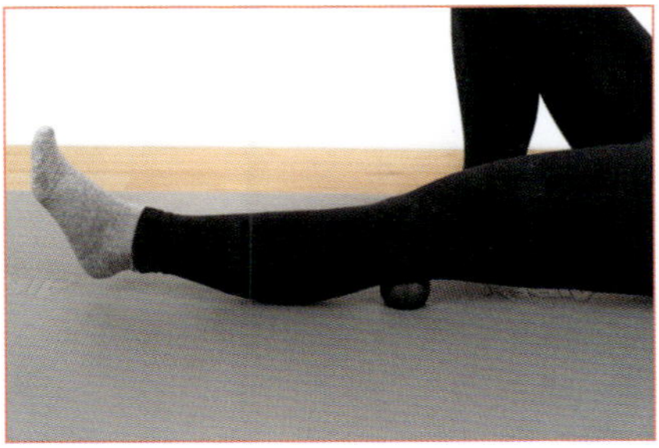

Positionieren Sie die Mini-Kugel im Bereich der Kniekehle und rollen Sie diesen Bereich mit kleinen Spiralen ab (Bild 2 B).

Positionieren Sie die Medi-Rolle etwas unterhalb Ihres Knies und rollen Sie die Vorderseite Ihres Beines hinauf bis zum Hüftstachel.

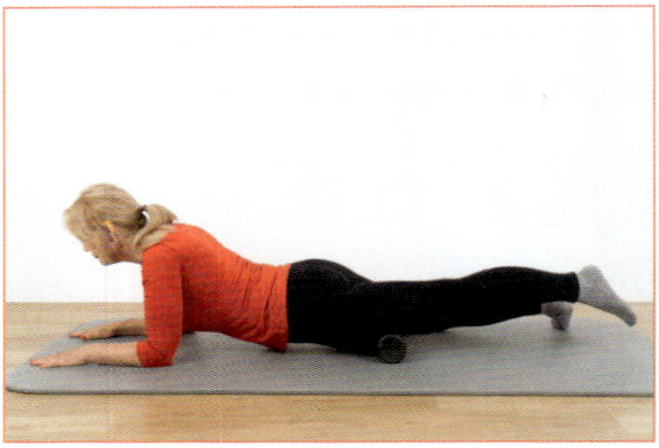

Falls Ihnen die Belastung durch das Gewicht noch nicht möglich ist, rollen Sie Ihre Beinvorderseite mit der Medi-Rolle mit Hilfe der Hände.

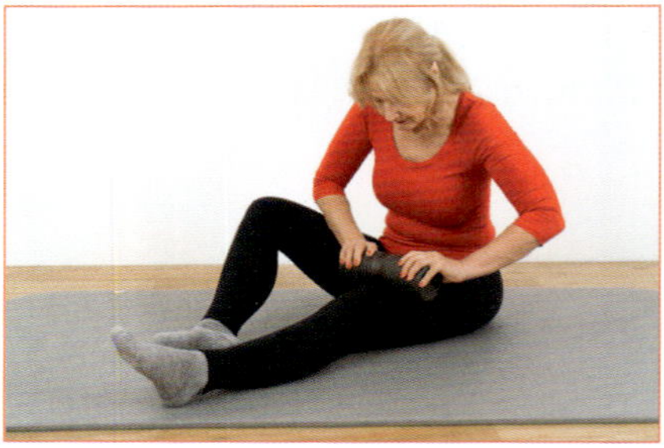

Positionieren Sie die Medi-Rolle etwas unterhalb Ihres Knies und rollen Sie die Innenseite Ihres Beines hinauf bis zum Schritt.

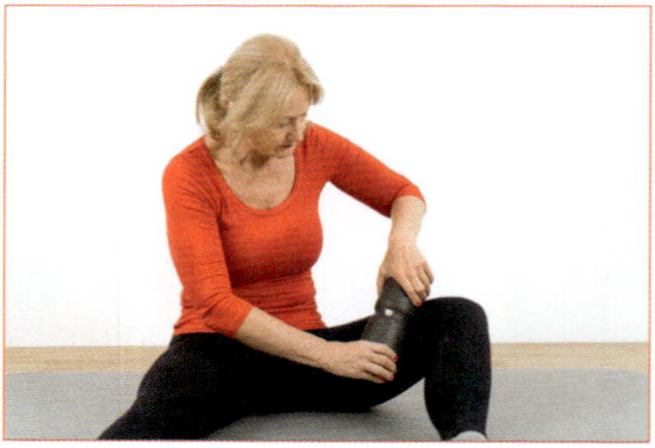

Greifen Sie die Mini-Kugel mit beiden Händen und rollen Sie ein Stück unter der Leiste in die Tiefe in den Spalt zwischen vorderem Oberschenkelmuskel und den Muskeln an der Innenseite der Oberschenkel. Dort finden Sie eine meist sehr druckempfindliche Stelle, ebenso wie im Bereich unterhalb des Hüftstachels.

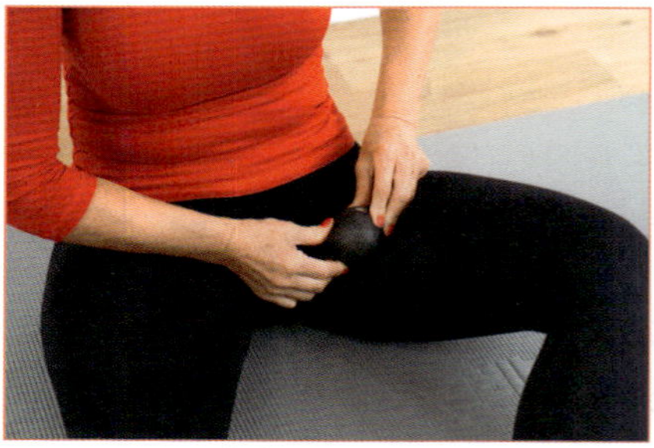

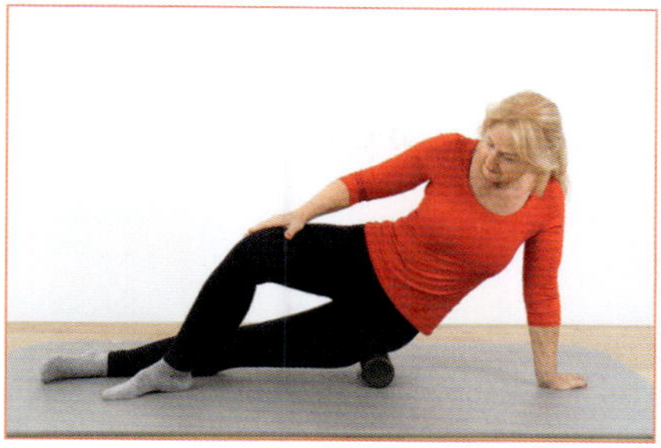

Positionieren Sie die Medi-Rolle etwas unterhalb Ihres Knies und rollen Sie die Außenseite Ihres Beines hinauf, über das Gesäß bis zur Darmbeinkante (Hüftknochen) (Bild 3). Vorsicht, dieser Bereich ist sehr empfindlich. Gleichzeitig können Sie dort aber sehr große Wirkungen erzielen. Falls Ihnen die Belastung durch das Gewicht noch nicht möglich ist, rollen Sie Ihre Beinaußenseite mit Hilfe der Hände.

Die Übungen für die Kniegelenksarthrose

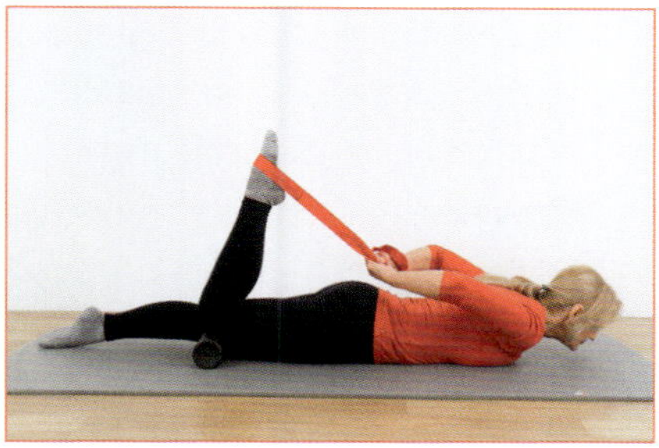

Oberschenkel vorn dehnen

Für diese Übung brauchen Sie eine Übungsschlaufe, ersatzweise ein festes Handtuch oder einen Gürtel.

Schritt 1

Legen Sie sich auf den Bauch und unterlegen Sie Ihr rechtes Knie mit der Medi-Rolle oder passenden Büchern. Winkeln Sie das rechte Bein an und legen Sie Ihren Fußrücken in die Übungsschlaufe oder ein entsprechend gelegtes Handtuch bzw. einen Gürtel. Pressen Sie die Leiste so fest wie möglich gegen den Boden und ziehen Sie dann Ihren Fuß so weit wie möglich und dann immer weiter nach vorn Richtung Gesäß. Sie spüren den Dehnungsschmerz am Oberschenkel oder im Knie und vielleicht auch im Rücken.

Schritt 2

Halten Sie die erreichte Beinposition, während Sie mit zunehmender und dann maximaler Kraft Ihr rechtes Bein strecken wollen. Sie dürfen aber nur so viel Kraft aufbauen, dass der erreichte Kniewinkel nicht verändert wird.

Schritt 3

Kontrollieren Sie, dass Ihre Leiste fest am Boden liegt, und ziehen Sie Ihren Fuß noch einmal zunehmend so weit wie möglich in Richtung Gesäß. Bleiben Sie dabei unbedingt mit der Leiste am Boden.

Bein hinten dehnen

Für diese Übung brauchen Sie eine Übungsschlaufe, ersatzweise ein festes Handtuch oder einen Gürtel.

Schritt 1

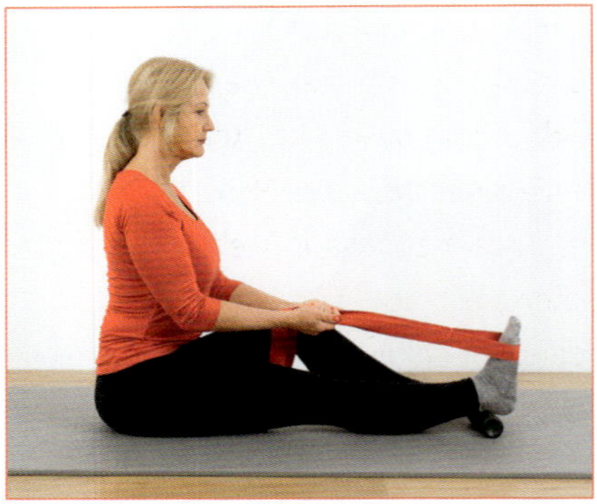

Setzen Sie sich aufrecht auf den Boden und strecken Sie Ihr rechtes Knie vollständig. Falls Ihre Ferse dabei abhebt, legen Sie die Mini-Rolle oder ein Buch darunter. Legen Sie die Schlaufe oder ein entsprechend gelegtes Handtuch bzw. einen Gürtel um den rechten Fuß auf der Höhe der Zehengrundgelenke. Ziehen Sie den Fuß zunächst so weit wie möglich zu sich. Bestenfalls spüren Sie jetzt schon eine Dehnung in Ihrer Wade. Ziehen Sie dann Ihren Rumpf so weit wie möglich und dann immer weiter nach vorne. Bleiben Sie dabei im Hohlkreuz und in der Brustwirbelsäule möglichst gerade. Sie spüren den Dehnungsschmerz meist in der Kniekehle, vielleicht auch in der Hüfte oder Leiste.

Schritt 2

Halten Sie mit den Händen und dem Zug der Schlaufe Ihren Körper in der erreichten Position, während Sie mit zunehmender und dann maximaler Kraft zunächst Ihren Vorfuß nach vorn drücken wollen und dann Ihren Körper nach hinten oben ziehen wollen. Sie dürfen aber nur so viel Kraft mit den Rückenmuskeln aufbauen, dass die erreichte Position des Rumpfes nicht verändert wird. Stoppen Sie diese Kraft behutsam.

Schritt 3

Ziehen Sie noch einmal den Vorfuß auf sich zu und gehen Sie noch einmal zunehmend so weit wie möglich in die Beugung der Hüfte, der Rücken bleibt dabei gerade.

Wade dehnen

Schritt 1

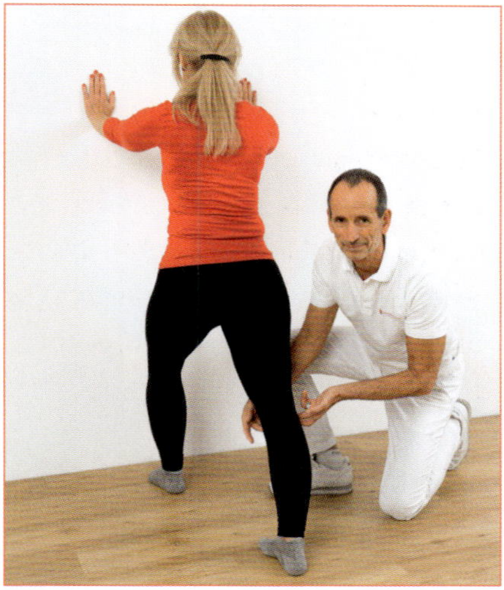

Sie stehen aufrecht vor einer Wand, die Füße stehen hüftbreit auseinander, die Fußspitzen zeigen nach vorne. Stellen Sie den rechten Fuß etwa eineinhalb Schritte nach hinten, das rechte Knie ist vollständig gestreckt. Achten Sie genauestens darauf, dass Ihr rechter Fuß exakt senkrecht zur Wand steht und kein bisschen nach außen zeigt. Beugen Sie dann Ihr linkes Knie so weit, wie es möglich ist, und dann immer weiter, ohne dass die rechte Ferse vom Boden abhebt. Ihr rechtes Knie muss dabei vollständig gestreckt bleiben, kontrollieren Sie das immer wieder. Sie spüren den Dehnungsschmerz meist in der oberen Wade bis zur Kniekehle.

Schritt 2

Halten Sie diese Position, während Sie mit zunehmender und dann maximaler Kraft Ihren rechten Vorfuß gegen den Boden drücken. Sie dürfen aber nur so viel Kraft aufbauen, dass die Ferse nicht abhebt. Stoppen Sie diese Kraft behutsam.

Schritt 3

Beugen Sie Ihr linkes Knie noch einmal zunehmend so weit wie möglich, ohne dass die Ferse abhebt.

Knie drehen

Schritt 1

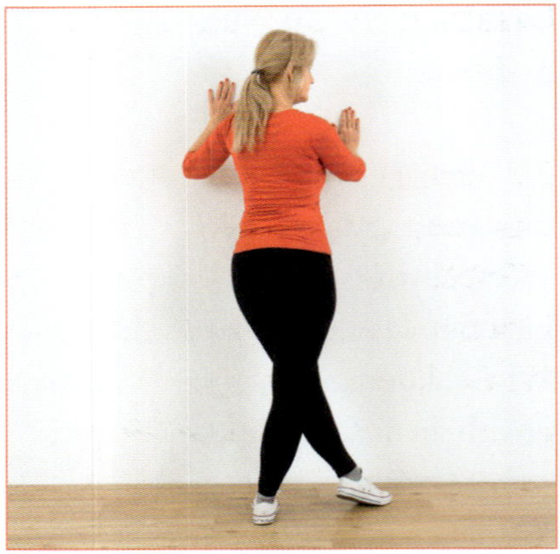

Sie stehen aufrecht vor einer Wand, die Füße stehen hüftbreit auseinander, die Fußspitzen zeigen nach vorne, das rechte Knie ist vollständig gestreckt. Führen Sie Ihren linken Fuß vor dem rechten Bein nach rechts, wobei Sie Ihren Körper vorsichtig nach rechts drehen. Drehen Sie Ihren Rumpf 30 Sekunden lang so weit wie möglich und dann immer weiter nach rechts. Bleiben Sie dabei im Rumpf möglichst gerade. Der rechte Fuß darf sich nicht mitdrehen. Sie spüren den Dehnungsschmerz im Knie, im Oberschenkel oder in der Hüfte.

Schritt 2

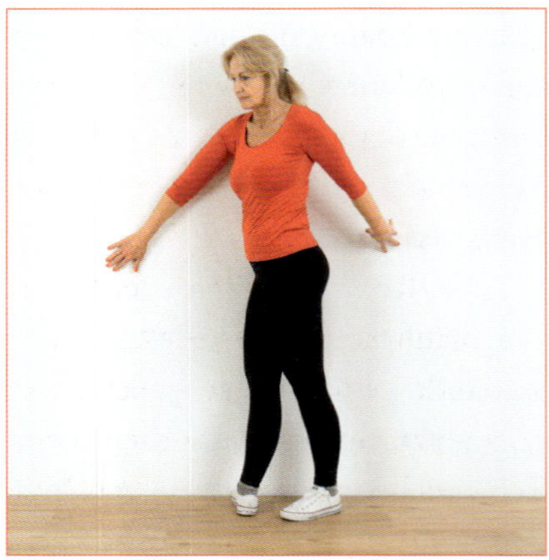

Führen Sie nun den linken Fuß wieder zurück und dann so weit wie möglich nach links, dabei dreht sich Ihr Körper mit. Drehen Sie Ihren Rumpf 30 Sekunden lang so weit wie möglich und dann immer weiter nach links. Bleiben Sie dabei im Rumpf möglichst gerade. Das rechte Bein bleibt gestreckt, der rechte Fuß darf sich nicht mitdrehen. Sie spüren den Dehnungsschmerz im Knie, im Oberschenkel oder in der Hüfte.

Schritt 3

Wiederholen Sie die Schritte 1 und 2 zweimal.

Arthrose des Fußgelenks

Ursachen für die Fußgelenksarthrose

Bei den Fußgelenken müssen wir uns vergegenwärtigen, wie viele Winkel wir eigentlich einnehmen könnten. Dank dieser verschiedenen Winkel können wir uns nämlich auf natürlichen Böden allen Unebenheiten anpassen. Doch wir laufen, gehen und stehen fast ausnahmslos auf geraden, ebenen Böden. Wenn wir mal bergauf oder bergab laufen, tun wir das meistens auf Straßen oder gut präparierten Wegen ohne Unebenheiten. Als Folge nimmt auch hier die Spannung deutlich zu, was unter anderem häufig zu einer Entzündung der Achillessehne führt, die Schmerzen im Bereich des Fußgelenks verursacht.

Die Knorpelflächen werden in der häufigsten Fußgelenksposition zu stark gepresst und mechanisch abgenutzt, und die restlichen Knorpelbereiche verhungern wegen Minderernährung. Dazu kommt, dass beim Treten auf unvorhergesehene Unebenheiten oder bei unbedachten Bewegungen Bänder überdehnt werden oder reißen. Solche Verletzungen beschleunigen dann wegen der degenerierten muskulären Ansteuerung und Haltekraft den Knorpelverschleiß.

Begleitende Schmerzen und Missempfindungen

Die Schmerzen sind normalerweise rings um das Fußgelenk oder im Gelenk selbst zu spüren. Wenn die Achillessehne verletzt ist und Mikrorisse hat, kann sie ebenfalls schmerzen.

Wenn Sie nicht genügend Zeit haben, machen Sie die Faszien-Rollmassage und die Übungen bei dieser Arthrose nur auf der betroffenen Seite. Das beidseitige Üben ist natürlich besser für Ihren Gesamtzustand und kann die Arthrose auf der noch nicht betroffenen Seite verhindern.

Sie wollen die Faszien-Rollmassage, die Übung und die Druckpunkte für die Arthrose des Fußgelenks kostenfrei unter Rolands Anleitung per Video durchführen? *www.liebscher-bracht.com/AL*

Faszien-Rollmassage bei Fußgelenksarthrose

In diesen Bereichen wenden Sie die Faszien-Rollmassage an

Sie brauchen: Mini-Kugel, Medi-Rolle

1 *In diesem Bereich nutzen Sie die Medi-Rolle*

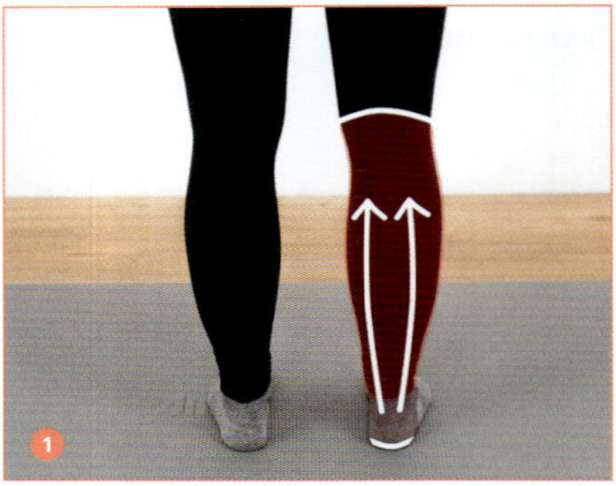

2 *In diesem Bereich nutzen Sie die Medi-Rolle.*

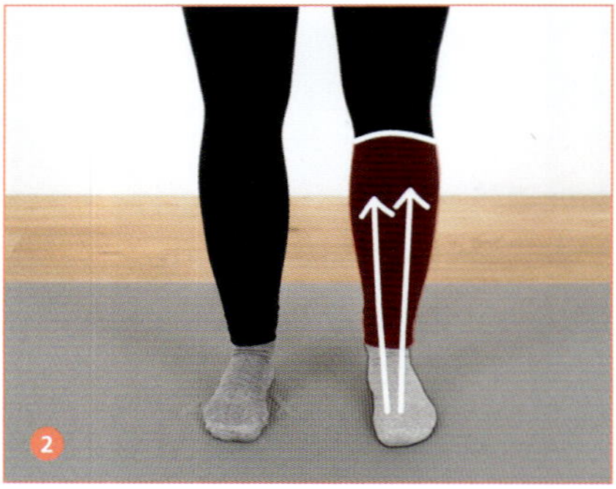

3 *In diesem Bereich nutzen Sie die Mini-Kugel.*

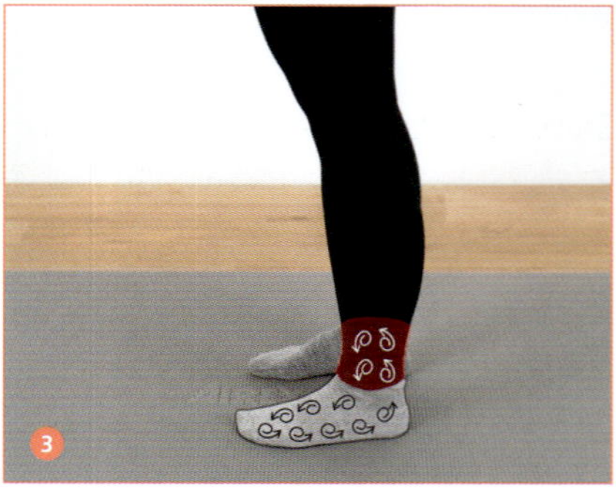

So führen Sie die Faszien-Rollmassage durch

Positionieren Sie die Medi-Rolle am Beginn der Achillessehne, sodass diese in der Vertiefung der Rolle ist und geschont wird. Rollen Sie von der Ferse über die Wade, Kniekehle bis zum Beginn des Oberschenkels.

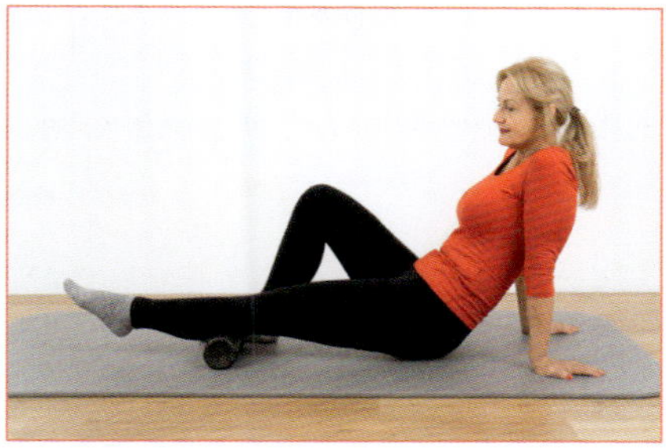

Greifen Sie die Medi-Rolle mit beiden Händen und rollen Sie vom Fußrücken über das Fußgelenk und Schienbein bis zur Kniescheibe. Achten Sie darauf, dass das empfindliche Schienbein in der Kuhle der Rolle liegt.

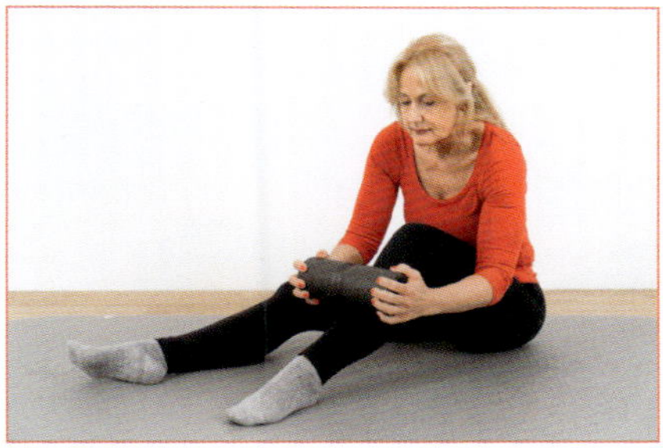

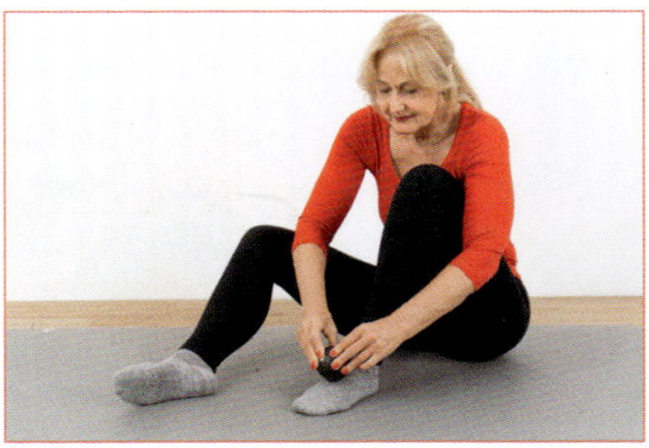

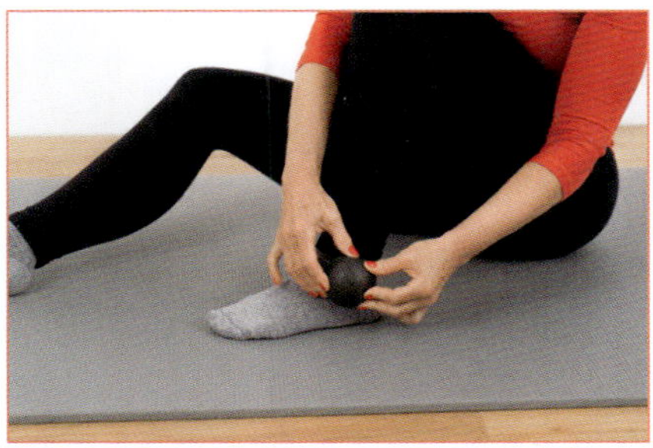

Greifen Sie die Mini-Kugel mit beiden Händen und rollen Sie den Fußrücken und den Bereich um die Knöchel mit kleinen Spiralen.

Stellen Sie Ihren Fuß auf die Mini-Kugel, rollen Sie die Fußsohle in kleinen Spiralen.

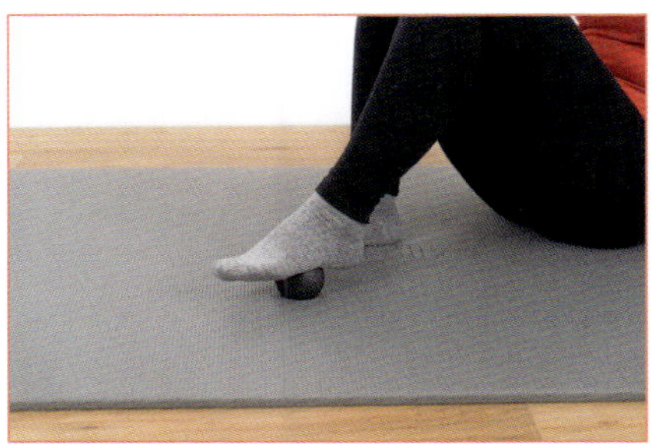

Die Übungen für die Fußgelenksarthrose

Wade im gestreckten Bein dehnen

Schritt 1

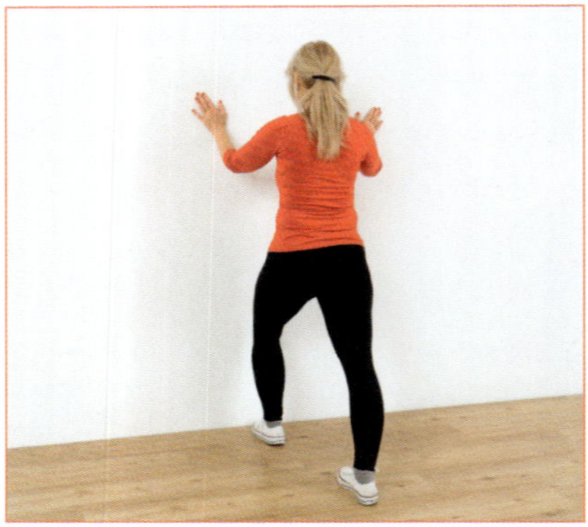

Sie stehen aufrecht vor einer Wand, die Füße stehen hüftbreit auseinander, die Fußspitzen zeigen nach vorne. Nehmen Sie den rechten Fuß etwa eineinhalb Schritte nach hinten und strecken Sie Ihr rechtes Knie vollständig. Achten Sie genauestens darauf, dass Ihr rechter Fuß exakt senkrecht zur Wand steht und kein bisschen nach außen zeigt. Beugen Sie dann Ihr linkes Knie so weit, wie es möglich ist, und dann immer weiter, ohne dass die rechte Ferse vom Boden abhebt. Ihr rechtes Knie muss dabei vollständig gestreckt bleiben, kontrollieren Sie das immer wieder. Sie spüren den Dehnungsschmerz meist in der oberen Wade bis zur Kniekehle.

Schritt 2

Halten Sie diese Position, während Sie mit zunehmender und dann maximaler Kraft Ihren rechten Vorfuß gegen den Boden drücken. Sie dürfen aber nur so viel Kraft aufbauen, dass die Ferse nicht abhebt. Stoppen Sie diese Kraft behutsam.

Schritt 3

Beugen Sie Ihr linkes Knie noch einmal zunehmend so weit wie möglich, ohne dass die Ferse abhebt.

Wade im gebeugten Bein dehnen

Schritt 1

Sie stehen aufrecht vor einer Wand, die Füße stehen hüftbreit auseinander, die Fußspitzen zeigen nach vorne. Nehmen Sie den rechten Fuß etwa eine Schrittlänge nach hinten und beugen Sie das rechte Knie ein wenig. Achten Sie genauestens darauf, dass Ihr rechter Fuß exakt senkrecht zur Wand steht und kein bisschen nach außen zeigt. Der rechte Oberschenkel und der Rumpf befinden sich in einer Linie. Beugen Sie dann Ihr linkes Knie, sodass die Dehnung im rechten Fußgelenk immer stärker wird. Sie spüren den Dehnungsschmerz meist direkt an der Achillessehne oder im Fußgelenk.

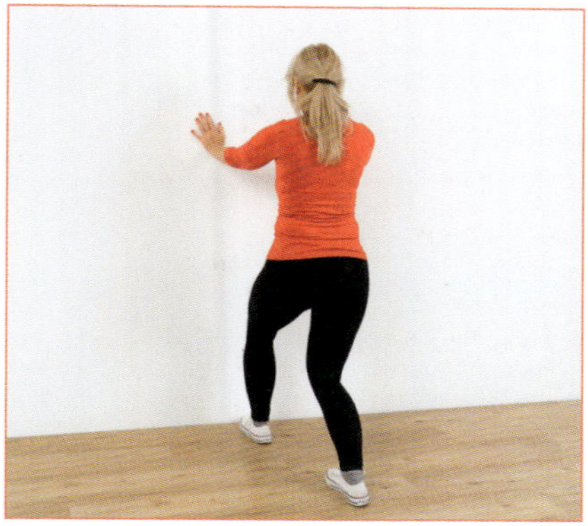

Schritt 2

Halten Sie diese Position, während Sie mit zunehmender und dann maximaler Kraft Ihren rechten Vorfuß gegen den Boden drücken. Sie dürfen aber nur so viel Kraft aufbauen, dass die Ferse nicht abhebt. Stoppen Sie diese Kraft behutsam.

Schritt 3

Verstärken Sie die Dehnung im rechten Fußgelenk noch einmal zunehmend so weit wie möglich, ohne dass die Ferse abhebt.

Fuß beugen

Schritt 1

Sie sitzen aufrecht auf einem Stuhl, das rechte Bein liegt abgewinkelt auf dem linken Bein. Ziehen Sie Ihren Vorfuß so weit wie möglich und dann immer weiter nach unten. Achten Sie darauf, dass der Fuß die Linie des Unterschenkels weiterführt. Sie spüren den Dehnungsschmerz im Fußrücken, dem Fußgelenk oder am Schienbein.

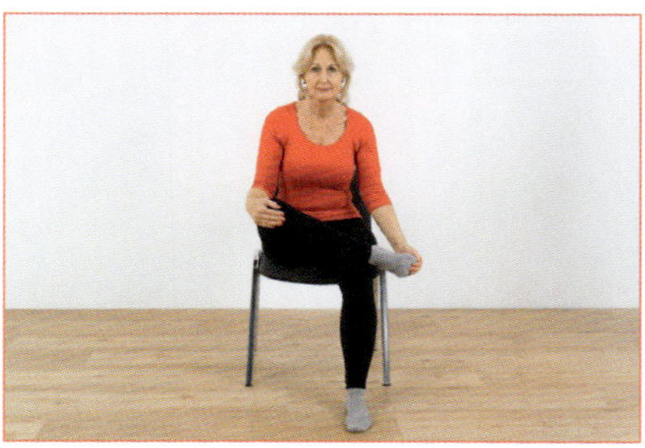

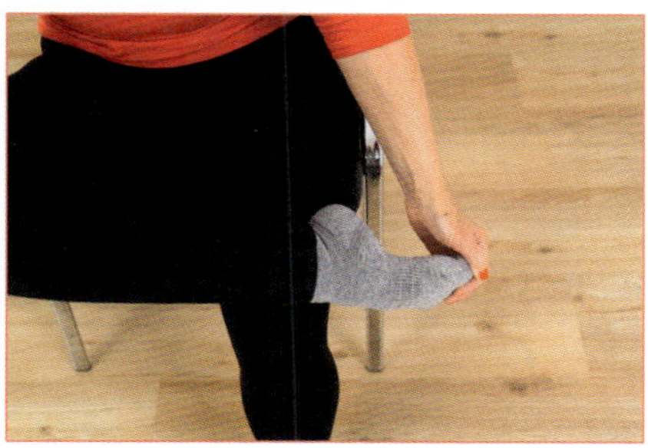

Schritt 2

Halten Sie die erreichte Fußposition, während Sie mit zunehmender und dann maximaler Kraft Ihren rechten Fuß heben wollen. Sie dürfen aber nur so viel Kraft aufbauen, dass der erreichte Fußwinkel nicht verändert wird.

Schritt 3

Ziehen Sie Ihren Fuß noch einmal zunehmend so weit wie möglich nach unten.

Fuß beugen – Variante

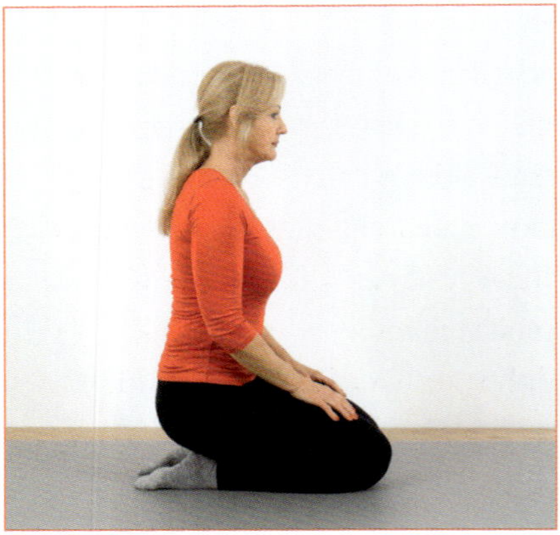

Sie können diese Übung auch für beide Fußgelenke gleichzeitig durchführen. Diese Variante eignet sich auch, wenn Sie noch nicht genügend Kraft in den Armen und Händen haben.

Schritt 1

Gehen Sie in den Vierfüßlerstand und legen Sie die Fußrücken am Boden ab. Senken Sie das Gesäß so weit wie möglich und dann immer weiter. Sie spüren den Dehnungsschmerz im Fußrücken, im Fußgelenk oder im Schienbein. Das Bild zeigt die Position, die Sie irgendwann erreichen wollen.

Schritt 2

Halten Sie die erreichte Fußposition, während Sie mit zunehmender und dann maximaler Kraft Ihren rechten Vorfuß gegen den Boden drücken. Sie dürfen aber nur so viel Kraft aufbauen, dass der erreichte Fußwinkel nicht verändert wird. Dies wird aber normalerweise durch das Körpergewicht verhindert.

Schritt 3

Senken Sie Ihr Gesäß noch einmal zunehmend so weit wie möglich weiter ab.

Arthrose des Großzehengrundgelenks

Ursachen für Hallux rigidus

Beobachten Sie einmal Ihren Fuß dabei, wenn Sie barfuß über unebenes Gelände oder im Sand laufen – dann sehen Sie, wie unterschiedlich die einzelnen Zehen sich bewegen. Aber was machen wir? Wir laufen barfuß nur zu Hause auf ebenen Böden, oder wir stecken die Füße und vor allem die Zehen in Schuhe, die deren Beweglichkeit mehr oder weniger – meistens mehr – einschränken. Doch dafür sind unsere Füße schlichtweg nicht gebaut. Deswegen sind Knick-Spreiz-Senkfüße so weit verbreitet, deswegen tun die Füße weh, deswegen gibt es Arthrose, vor allem im Großzehengrundgelenk. Wie immer sind die Schmerzen leicht zu beseitigen, indem die Spannungen in den Muskeln und Faszien normalisiert werden. Die Arthrose wird gestoppt, und der Knorpel kann sich wieder regenerieren.

Begleitende Schmerzen und Missempfindungen

Die Schmerzen sind direkt im Bereich des großen Zehs oder auch im gesamten Fuß zu spüren. Das kann so weit gehen, dass man nicht mehr laufen kann, denn das Laufen passiert zum großen Teil über das Abrollen in der Achse des großen Zehs.

Wenn Sie nicht genügend Zeit haben, machen Sie die Faszien-Rollmassage und die Übungen bei dieser Arthrose nur auf der betroffenen Seite. Das beidseitige Üben ist natürlich besser für Ihren Gesamtzustand und kann die Arthrose auf der noch nicht betroffenen Seite verhindern.

Sie wollen die Faszien-Rollmassage, die Übung und die Druckpunkte für die Arthrose des Großzehengrundgelenks kostenfrei unter Rolands Anleitung per Video durchführen? Spätestens jetzt, bei der letzten Arthrose-Art, für die wir Ihnen die Übungen und die Faszien-Rollmassage zeigen, sollten Sie unser Angebot nutzen. Denn zusätzlich zeigt Roland Ihnen auch wie Sie unsere Druckpunkte, also die Light-Osteopressur, bei sich selbst anwenden können: *www.liebscher-bracht.com/AL*

Faszien-Rollmassage bei Arthrose des Großzehengrundgelenks

In diesen Bereichen wenden Sie die Faszien-Rollmassage an

Sie brauchen: Mini-Kugel, Mini-Rolle, Medi-Rolle

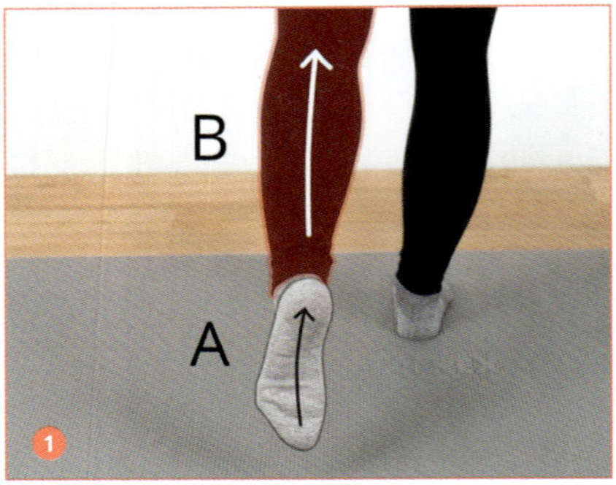

1 *In diesem Bereich nutzen Sie die Mini-Rolle, die Medi-Rolle und die Mini-Kugel.*

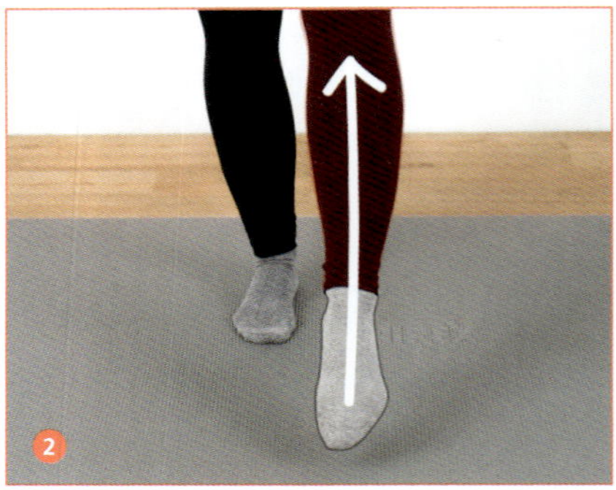

2 *In diesem Bereich nutzen Sie die Medi-Rolle und die Mini-Kugel.*

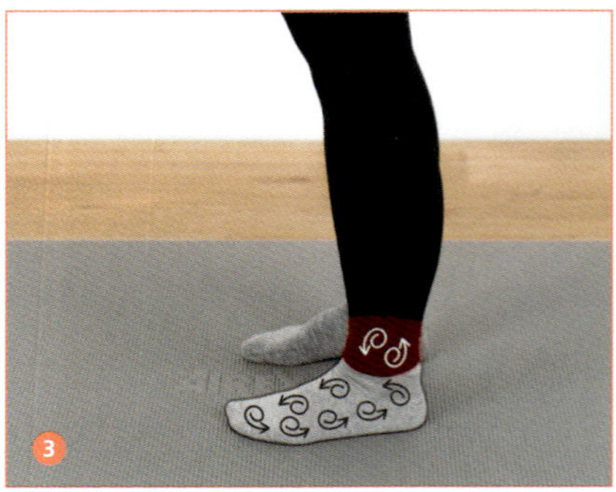

3 *In diesem Bereich nutzen Sie die Mini-Kugel.*

So führen Sie die Faszien-Rollmassage durch

Stellen Sie Ihren Fuß auf die Mini-Kugel und rollen Sie die Fußsohle in kleinen Spiralen ab (Bild 1 A).

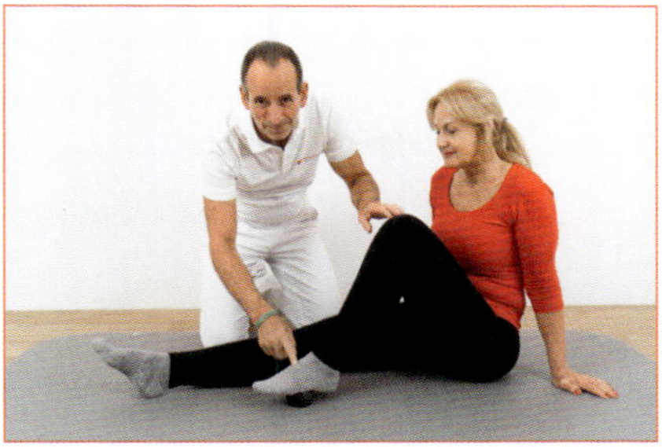

Greifen Sie die Mini-Kugel mit beiden Händen und rollen Sie alle Unebenheiten »ausfüllend« die Fußsohle ab, insbesondere den Bereich an der Innenseite des großen Zehs.

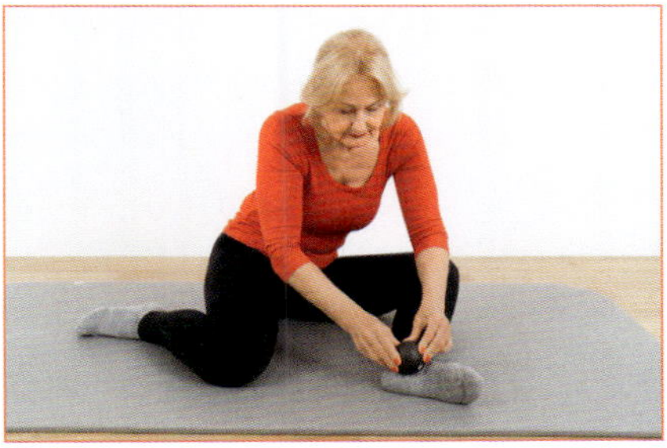

Stellen Sie Ihren Fuß auf die Minirolle. Beginnen Sie an den Zehengrundgelenken und rollen Sie dann über die Fußmitte bis über die Ferse. Halten Sie dabei Ihr Knie gegebenenfalls so weit nach innen, dass Sie mehr Empfindlichkeiten spüren (Bild 1 A).

Greifen Sie die Mini-Kugel mit beiden Händen und rollen Sie den gesamten Fußrücken ab (Bild 3). Widmen Sie sich dabei insbesondere dem Bereich des Großzehengelenks.

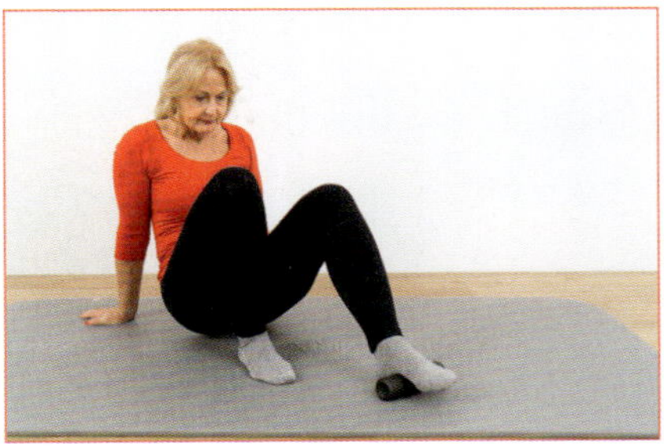

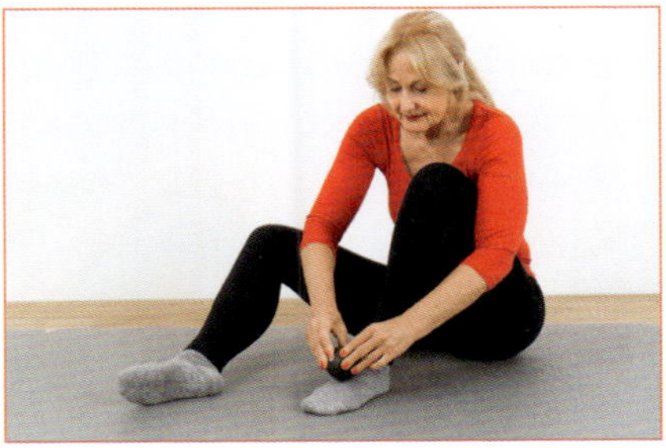

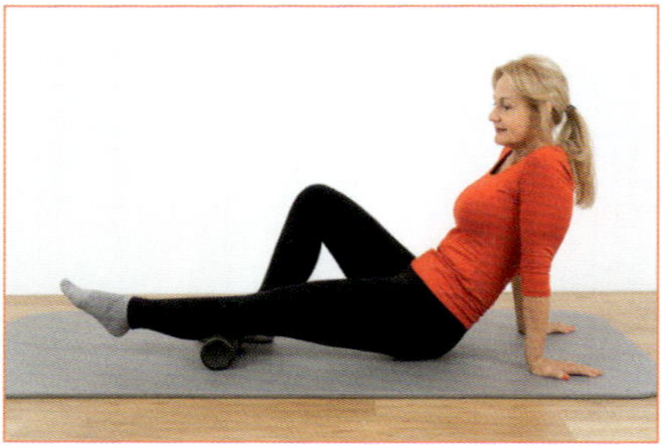

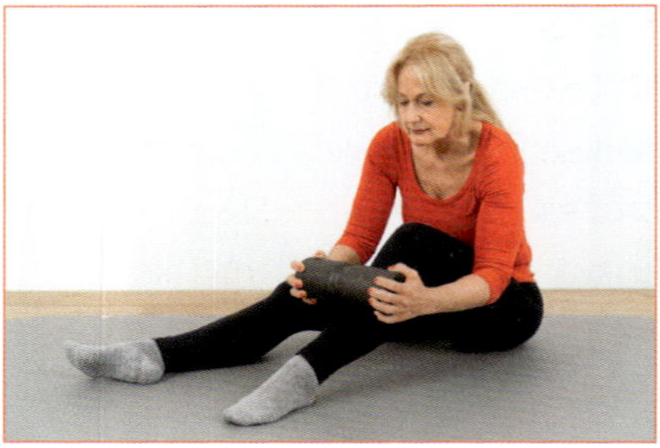

Legen Sie Ihre Ferse so auf die Medi-Rolle, dass die Achillessehne in der Mulde bleibt, während Sie rollen. Rollen Sie bis hoch über die Kniekehle (Bild 1 B).

Greifen Sie die Medi-Rolle mit beiden Händen und rollen Sie von den Zehen bis unter die Kniescheibe (Bild 2).

Die Übungen für die Arthrose des Großzehengrundgelenks

Sollten Arthrosen bei anderen Zehengelenken vorliegen, übertragen Sie die Übungen bitte auf diese anderen Zehen.

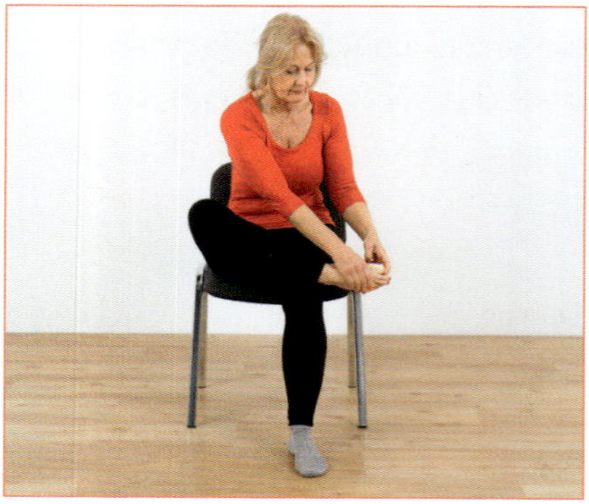

Fuß und Zeh beugen

Schritt 1

Sie sitzen aufrecht auf einem Stuhl, das rechte Bein liegt abgewinkelt auf dem linken Bein. Ziehen Sie Ihren Vorfuß und mit der anderen Hand den Großzeh so weit wie möglich und dann immer weiter nach unten und in die Beugung. Achten Sie darauf, dass der Fuß die Linie des Unterschenkels weiterführt. Sie spüren den Dehnungsschmerz im Fußrücken und im großen Zeh.

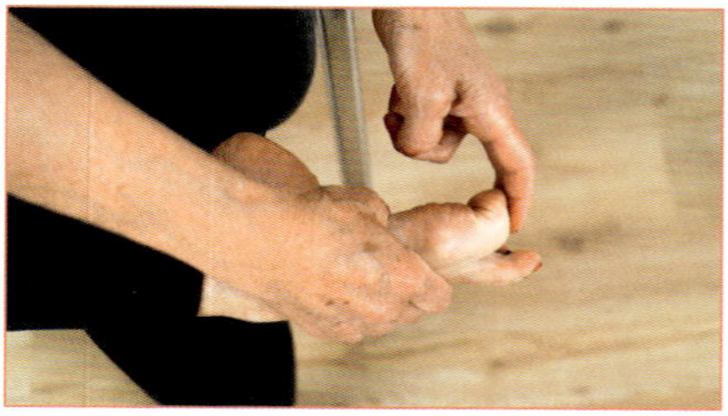

Schritt 2

Halten Sie die erreichte Fuß- und Zehenposition, während Sie mit zunehmender und dann maximaler Kraft Ihren rechten Fuß heben wollen und gleichzeitig den großen Zeh strecken wollen. Sie dürfen aber nur so viel Kraft aufbauen, dass der erreichte Fuß- und Zehenwinkel nicht verändert wird.

Schritt 3

Ziehen Sie Ihren Fuß und Ihren Zeh noch einmal zunehmend so weit wie möglich nach unten und in die Beugung.

Fuß und Zeh strecken

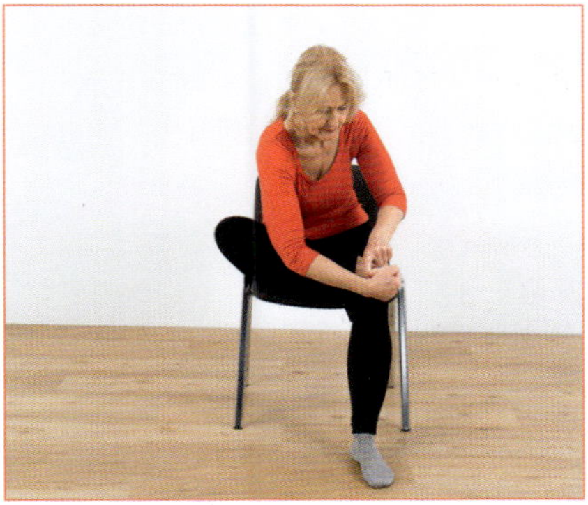

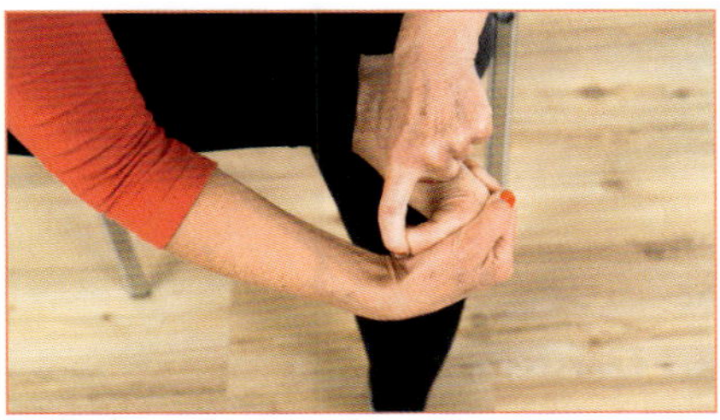

Schritt 1

Sie sitzen aufrecht auf einem Stuhl, das rechte Bein liegt abgewinkelt auf dem linken Bein. Ziehen Sie Ihren Vorfuß und den Großzeh so weit wie möglich und dann immer weiter nach oben und in die Streckung. Achten Sie darauf, dass der Fuß die Linie des Unterschenkels weiterführt. Sie spüren den Dehnungsschmerz im großen Zeh.

Schritt 2

Halten Sie die erreichte Fuß- und Zehenposition, während Sie mit zunehmender und dann maximaler Kraft Ihren rechten Fuß senken wollen und gleichzeitig den großen Zeh beugen wollen. Sie dürfen aber nur so viel Kraft aufbauen, dass der erreichte Fuß- und Zehenwinkel nicht verändert wird.

Schritt 3

Ziehen Sie Ihren Fuß und Ihren Zeh noch einmal zunehmend so weit wie möglich nach oben und in die Streckung.

Wade dehnen und Großzeh überstrecken

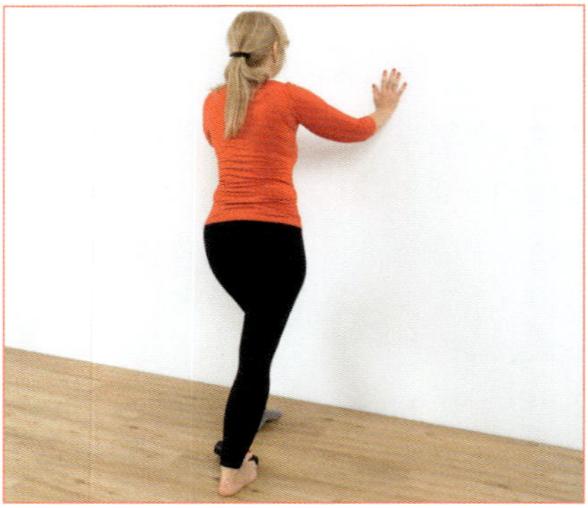

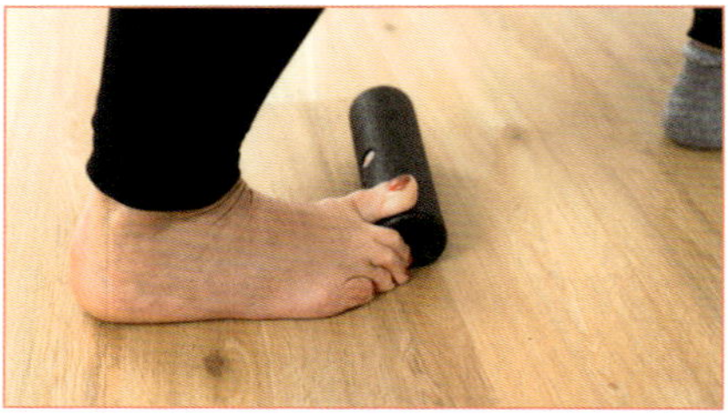

Schritt 1

Sie stehen aufrecht vor einer Wand, die Füße stehen hüftbreit auseinander, die Fußspitzen zeigen nach vorne. Nehmen Sie den rechten Fuß etwa eineinhalb Schritte nach hinten und legen die Mini-Rolle oder ein Buch unter den Großzeh. Strecken Sie Ihr rechtes Knie und achten Sie genauestens darauf, dass Ihr rechter Fuß exakt senkrecht zur Wand steht und kein bisschen nach außen zeigt. Beugen Sie dann Ihr linkes Knie so weit, wie es möglich ist, und dann immer weiter, ohne dass die rechte Ferse vom Boden abhebt. Ihr rechtes Knie muss dabei vollständig gestreckt bleiben, kontrollieren Sie das immer wieder. Sie spüren den Dehnungsschmerz meist im großen Zeh und in der oberen Wade bis zur Kniekehle.

Schritt 2

Halten Sie diese Position, während Sie mit zunehmender und dann maximaler Kraft Ihren rechten Vorfuß und den großen Zeh gegen den Boden beziehungsweise gegen die Rolle drücken. Sie dürfen aber nur so viel Kraft aufbauen, dass die Ferse nicht abhebt. Stoppen Sie diese Kraft behutsam.

Schritt 3

Beugen Sie Ihr linkes Knie noch einmal zunehmend so weit wie möglich, ohne dass die Ferse abhebt.

Fußgelenk dehnen und Großzeh beugen

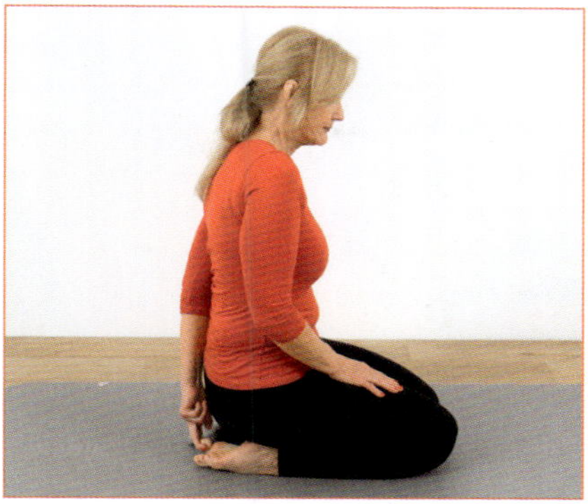

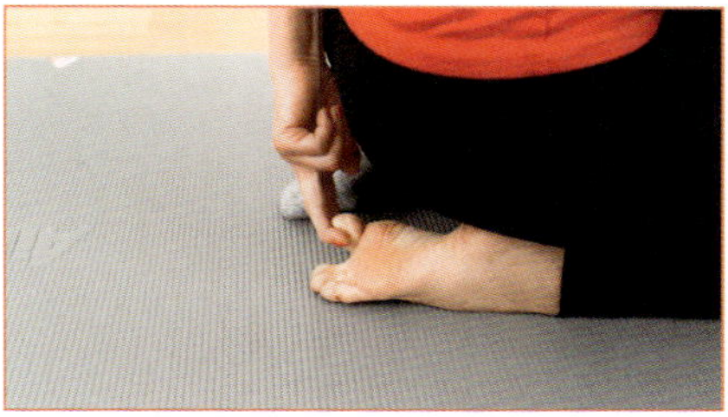

Schritt 1

Gehen Sie in den Vierfüßlerstand und legen Sie die Fußrücken am Boden ab. Senken Sie das Gesäß so weit wie möglich und dann immer weiter. Greifen Sie Ihren großen Zeh und ziehen Sie ihn so weit wie möglich und dann immer mehr in die Beugung. Sie spüren den Dehnungsschmerz im Fußrücken, dem Fußgelenk und im großen Zeh. Das Bild zeigt die Position, die Sie irgendwann erreichen wollen.

Schritt 2

Halten Sie die erreichte Fuß- und Zehenposition, während Sie mit zunehmender und dann maximaler Kraft Ihren rechten Vorfuß gegen den Boden und den Zeh gegen den haltenden Finger drücken. Sie dürfen aber nur so viel Kraft aufbauen, dass der erreichte Fuß- und Zehenwinkel nicht verändert wird.

Schritt 3

Senken Sie Ihr Gesäß noch einmal zunehmend so weit wie möglich und ziehen Sie den Zeh weiter in die Beugung.

Wir hoffen, dass Sie mit unseren Übungen und der Faszien-Rollmassage gut klargekommen sind. Falls Sie sich noch nicht an die Druckpunkte, also an die Ausführung unserer Light-Osteopressur, herangetraut haben, haben Sie jetzt die Chance: *www.liebscher-bracht.com/AL*

Übrigens: Auch die in unserer Therapie ausgebildeten Ärzte und Therapeuten beantworten Ihnen dazu gerne Ihre Fragen.

Nutzen Sie alle Möglichkeiten – wir unterstützen Sie

Jetzt wissen Sie alles, was nötig ist, um Ihre Schmerzen zu beseitigen, die Verschleißvorgänge der Arthrose zu stoppen und die Regeneration des Knorpels wieder zu ermöglichen. Aber jeder Kopf und jeder Körper ist anders, reagiert anders, denkt anders. Kein Mensch ist gleich – Gott sei Dank. Wir versuchen, all den unterschiedlichen Voraussetzungen und Erwartungen gerecht zu werden, und haben schon sehr viel auf die Beine gestellt, um möglichst viele Menschen, die an Schmerzen und Arthrose leiden, zu unterstützen.

Wir sind davon überzeugt, Ihnen am besten zu helfen, indem wir Ihnen Hilfe zur Selbsthilfe geben. Sie sollen letztlich von niemandem abhängig sein. Außerdem gibt es nur einen Menschen auf der Welt, der Ihre Arthrose und die Schmerzen auf Dauer in den Griff bekommen kann – Sie selbst durch die Übungen. Um Ihnen den Weg von Ihrem persönlichen Ausgangspunkt bis zu dieser Freiheit so leicht wie möglich zu gestalten, können Sie aus unserem Angebot das auswählen, was Sie brauchen, damit Sie sich am besten fühlen. Ausprobieren ist immer der beste Weg, Dinge einzuschätzen.

Trotz allem, was wir schon entwickelt haben, stehen wir jedoch noch ganz am Anfang. Es gibt viele Möglichkeiten, unsere Unterstützung für Sie weiter auszubauen. Um Ihren Erwartungen bestmöglich gerecht zu werden, sind wir immer sehr an Anregungen von Ihnen interessiert. Bitte schreiben Sie uns eine Mail, hinterlassen Sie einen Kommentar auf Facebook, in unserem YouTube-Kanal »Die Schmerzspezialisten« oder sprechen Sie uns persönlich auf den Vorträgen an, die wir regelmäßig in Deutschland, Österreich und der Schweiz halten.

Ihr Einstieg in die Selbsthilfe über das vorliegende Buch

Nutzen Sie unsere Erklärungen, wie Schmerzen entstehen und wie es zur Arthrose kommt. Lesen Sie, wie Sie die Voraussetzungen dafür herstellen können, dass sich Ihre Knorpel regenerieren. Lassen Sie sich motivieren, Ihr Schmerz- und Arthroseproblem nun optimistisch anzugehen.

Wenden Sie die Liebscher & Bracht Faszien-Rollmassage an und machen Sie unsere Übungen. Mit sehr hoher Wahrscheinlichkeit werden Sie merken, dass die Schmerzen weniger werden. Dass Ihre Beweglichkeit besser wird. Sie gewinnen zunehmend an Sicherheit.

Durch das Training werden Ihre Schmerzen Tag für Tag geringer, bis Sie sich zunächst im gewohnten und dann immer mehr im vollen Bewegungswinkel schmerzfrei bewegen können. Schon nach kurzer Zeit wird der überhöhte Verschleiß gestoppt, und die Regeneration kann zunehmend in Gang kommen. Machen Sie das mit allen Schmerzen und allen Arthrosen, die bei Ihnen diagnostiziert sind.

Osteopressur bei Therapeuten unseres Netzwerks

Wenn Sie anfangs unsicher sind, ob Sie Ihrem Körper die Übungen zumuten dürfen, oder wenn die Übungen keine Besserung bringen, gehen Sie zu einem unserer Netzwerk-Therapeuten. Sie finden entsprechende Adressen im Therapeutenfinder auf unserer Website www.Liebscher-Bracht.com.

Holen Sie sich durch eine Osteopressurbehandlung den Beweis, dass unsere Therapie auch bei Ihnen funktioniert. Reduziert der Therapeut Ihre Schmerzen, können Sie sicher sein, Ihre Schmerzen langfristig mit unseren Übungen in den Griff zu bekommen, wenn Sie sie regelmäßig und auf Dauer machen.

Wenn Sie dann mit Hilfe einiger weiterer Osteopressurbehandlungen oder auch alleine mit den Übungen Ihre drängendsten Schmerz- und Arthroseprobleme unter Kontrolle haben, können Sie Ihren Körper gezielt auch in anderen Bereichen »renovieren« und seinen Zustand immer weiter verbessern. Sie steigern dadurch zunehmend Ihre Beweglichkeit und damit Ihre Gesundheit.

Viele unserer Netzwerk-Therapeuten bieten auch sogenannte Liebscher & Bracht Übungsgruppen an. Dort können Sie unter der Anleitung eines erfahrenen Therapeuten die Übungen zusammen mit anderen trainieren, sich korrigieren lassen und Fragen stellen. Diese Gruppen sind Ihre Anlaufstellen, um langfristig frei von Schmerzen und Arthrose zu bleiben und Kontakt zum Therapeuten halten zu können.

Werden SIe Mitglied bei Liebscher & Bracht

Begleitend dazu können Sie als Mitglied bei Liebscher & Bracht unser großes Online-Schmerzportal nutzen, auf dem Sie hunderte von Übungen finden, die Ihnen bei allen Schmerzen, Bewegungseinschränkungen oder Schädigungen wie Arthrose helfen, sich selbst zu helfen. Sie finden dort auch die Übungen dieses Buches, angeleitet von Roland in Original-Mitmachlänge für jeweils die rechte und die linke Seite. Bitte besuchen Sie dazu unsere Website www.Liebscher-Bracht.com, dort finden Sie alle notwendigen Informationen. Die Informationen, Programme und Übungen auf diesem Internetportal werden permanent weiterentwickelt und ausgebaut.

Die Lebensweise ändern

Führen Sie sich bitte immer wieder vor Augen: Ihr Zustand mit Schmerzen und Arthrose ist das Resultat Ihrer individuellen Lebens- und Bewegungsweise. Wenn Sie dieses persönliche Bewegungsprofil mit unserer Faszien-Rollmassage und den Übungen ausgleichen, werden Sie Ihre Schmerzen und die Arthrose in den Griff bekommen können. Um dauerhaft schmerzfrei zu sein, müssen Sie Ihr tägliches Programm allerdings dauerhaft absolvieren. Nur so ist gewährleistet, dass es nicht wieder zu Schmerzen und Arthrose kommen kann. Wir empfehlen Ihnen, zusätzlich zu den Übungen so viele der Tipps zur Ernährung und Lebensweise umzusetzen, wie es Ihnen möglich ist. Jede noch so kleine Veränderung bringt Sie voran.

Weitere Angebote zu Ihrer Unterstützung

Wie eingangs erwähnt, haben wir bereits viele Angebote entwickelt, die Ihnen Hilfe zur Selbsthilfe bieten. Die für Sie wichtigsten führen wir hier auf.

Online-Portale und Übungs-DVDs

Unser YouTube-Kanal – Die Schmerzspezialisten

Hier finden Sie aktuell (Juli 2017) etwa 400 Videos zu allen Fragen und Inhalten rund um das Thema Schmerz. Erklärungen, einfache Übungen für alle Schmerzzustände, Vorträge, die wir für Patienten oder auch für medizinisch-therapeutische Fachleute gehalten haben, Interviews von Roland zu Schmerzthemen. Hier können alle, die unter Schmerzen und Arthrose leiden, und alle, die nie Schmerzen und Arthrose bekommen wollen, unsere neue Vorgehensweise kennenlernen: wie wir Schmerzen ursächlich auf natürliche Weise beseitigen. Die Übungen sind bewusst einfach gehalten, sodass jeder sie schnell verstehen und probieren kann und direkt fühlen kann, was sie bewirken.

Unser YouTube-Kanal – Dr. Petra Bracht

Aktuell stehen Ihnen über 250 Videos zur Ernährung und zu allen Fragen der Gesundheit zur Verfügung. Dort können Sie sich Zusatzinformationen holen, die Ihnen bei der Umsetzung eines gesünderen Lebensstils helfen.

Unser großes Online-Schmerzportal

Um Sie 24 Stunden rund um die Uhr und überall auf der Welt unterstützen zu können, haben wir etwas ganz Besonderes geschaffen – unser großes Online-Schmerzportal, das Ihnen alles bietet, was Sie zur Selbsthilfe bei Schmerzen, Arthrose, Bandscheibenschäden, Kalkeinlagerungen usw. benötigen. Es ist Ihr Online-Therapeut, der auf alle Fragen eine Antwort hat. Sie finden dort Übungen für alle Schmerzzustände, 14- und 28-Tage-Programme zu Schmerzuständen (Knie, Rücken, Hüfte, Nacken) und Schwerpunktthemen zur Reduzierung von Krämpfen und Spannung

(Waden, Nacken) sowie der Steigerung der Beweglichkeit. Außerdem ein wöchentlich aktualisiertes Dauer-Trainingsprogramm zur Vorbeugung von Schmerzen aller Art und zur Steigerung der Beweglichkeit des ganzen Körpers. Die Übungen sind in Mitmachlänge von Roland angeleitet.

Besonders interessant für die Leser dieses Buches: In einem eigenen Bereich finden Sie sämtliche Spezialübungen für die verschiedenen Arthrosezustände, die im Buch beschrieben sind, für die linke und die rechte Seite; außerdem, pro Schmerzzustand, personalisierte Dauertrainingsprogramme.

Überblick über unsere Angebote

Bücher

Der Schmerzcode: Die Schmerzsprache des Körpers ist entschlüsselt

Faszien-Rollmassage: Schmerzfrei von Kopf bis Fuß; mit Übungs-DVD

FaYo – Das Faszien-Yoga: Die enorme Heilkraft des Bindegewebes nutzen; mit Übungs-DVD

DVDs

Schmerzfrei – Die neue Liebscher & Bracht DVD mit 27 Übungen für den ganzen Körper

YouTube-Kanäle

YouTube-Kanal: Die Schmerzspezialisten – rund ums Thema Schmerzen

YouTube-Kanal: Dr. Petra Bracht – rund ums Thema Gesundheit

YouTube-Kanal: fayo – Das Faszien-Yoga

Schmerzfrei-Produkte und Übungshilfen von Liebscher & Bracht

Alle Produkte erhalten Sie in unserem Internetshop: www.Liebscher-Bracht.com

4er-Set für die Faszien-Rollmassage
(Medi-Rolle, Medi-Kugel, Mini-Rolle, Mini-Kugel, Übungs-DVD)
Für die Durchführung der Faszien-Rollmassage gemäß den Anleitungen im vorliegenden Buch und im Buch »Faszien-Rollmassage«

2er-Set für die FaYo-Rollmassage
(Maxi-Rolle, Kugel-Rolle, Übungs-DVD)
Für die Durchführung der FaYo-Rollmassage gemäß den Anleitungen im Buch »FaYo – Das Faszien-Yoga« (Oberflächengravur mit der Blume des Lebens, geometrisches Symbol, das die Urinformation des Lebens in sich trägt)

Übungsschlaufe
Dreigeteilte Übungsschlaufe zur leichteren Durchführung der Übungen und für eine höhere Wirksamkeit.

Premium Nahrungsergänzungen zur Unterstützung bei Arthrose und Schmerzen
Basen-Plus: Das Kombipräparat zum Entsäuern und Entgiften
Vital-Plus: Rundumversorgung mit hochwertigen Vitaminen, Mineralstoffen und Spurenelementen
Gelenke-Plus: Nährstoffe für Ihre Faszien, Gelenke, Knorpel und Bandscheiben

Der neue kostenfreie Online-Übungsbereich

Wir haben eine tolle Neuigkeit für Sie: Da dieses Buch so viel Interesse geweckt hat, haben wir uns dazu entschlossen, exklusiv für Sie als Leser einen Bonus-Service einzurichten: einen Online-Übungsbereich, in dem Roland Sie in Mitmachlänge anleitet. Sinn dieses zusätzlichen Service ist es, dass Sie die gezeigten Übungen und Techniken so exakt und korrekt wie möglich durchführen können. Dadurch möchten wir erreichen, dass Sie eine optimale Wirkung für die Reduzierung Ihrer Schmerzen und die möglichst vollständige Regenerierung Ihres Knorpels erzielen.

Was ist der Inhalt dieses Übungsbereiches? Zunächst die Faszien-Rollmassage für beide Körperseiten. Dann die gezeigten Übungen des Praxisteils, ebenfalls für beide Körperseiten. Und schließlich das Neue ab der elften Auflage dieses Buches: Roland zeigt Ihnen die Druckpunkte der Light-Osteopressur passend zur jeweiligen Arthrose. Ab sofort profitieren Sie als Leser also von den Synergien der Übungen und von zwei zusätzlichen Techniken der Selbstbehandlung: *www.liebscher-bracht.com/AL*

Weitere Informationen

Autoren, die Sie weiterbringen

Die Zeiten ändern sich. Statt Ihnen eine lange Titelliste vorzulegen, nennen wir Ihnen die Autoren, deren Bücher wir Ihnen empfehlen können. Gehen Sie bitte ins Internet, schauen Sie, was diese Autoren veröffentlicht haben. Sie sind teilweise für Meilensteine unserer Erkenntnisse mitverantwortlich.

Prof. Dr. Lothar Wendt – Eiweißspeicherkrankheit
Prof. Dr. Colin Campbell – Geeignete Ernährung
Prof. Dr. Alfred Pischinger – Zwischenzellraum
Wilhelm Reich – Psyche und Bewegung
Mag. Norbert Fuchs – Nährstoffmedizin
Prof. Dr. Claus Leitzmann – Ernährungswissenschaften
Dr. Michael Greger – Krankheiten und Ernährung
Dr. Caldwell B. Esselstyn – Herzgesundheit und Ernährung
Prof. Gerald Pollack – Wasser
Wolfgang Maes – Elektrosmog
Tom Meyers – Faszienzüge
Dr. Robert Schleip – Faszienforschung
Dr. Arthur Fernandez Coca – Pulstest
Prof. Dr. Robert O. Becker – Körperelektrizität
Prof. Dr. Vladimir Nazarow – Kapillardurchflutung
Prof. Dr. Ulrich Warnke – Menschliche Felder

Ihr Kontakt zu uns

Liebscher & Bracht Büro in Bad Homburg
Kaiser-Friedrich-Promenade 111
61348 Bad Homburg
Tel.: 0049 (0)6172 1395989
E-Mail: Info@Liebscher-Bracht.com
www.Liebscher-Bracht.com

FaYo Büro in Bad Homburg
Kaiser-Friedrich-Promenade 111
61348 Bad Homburg
Tel.: 0049 (0)6172 1395989
E-Mail: info@fa-yo.com
www.fayo.de

Gesundheitspraxis Dr. med. Petra Bracht in Bad Homburg
Kaiser-Friedrich-Promenade 83
61348 Bad Homburg
Tel: 0049 (0)6172 171050
E-Mail: info@DrPetraBracht.de
www.DrPetraBracht.de

Sie halten für gut, was wir tun, und wollen sich gerne daran beteiligen?

Menschen mit Arthrose und Schmerzen sollen wissen: Es gibt andere Möglichkeiten, ihren Zustand zu verbessern, als nur Schmerzmittel, Operationen und Leiden. Es ist meist möglich, auf völlig natürliche Art und Weise schmerzfrei, gesund und beweglich zu werden oder zu bleiben. Arthrose und Verschleiß können gestoppt werden, und es ist sogar möglich, den Knorpel und andere Gewebe wieder aufzubauen. Erst wenn Menschen diese Möglichkeiten kennen, können sie sich frei entscheiden.

Helfen Sie dabei, diese Informationen in Ihrem Umfeld zu verbreiten. Erzählen Sie von Ihren eigenen Erfahrungen mit unseren Übungen, von diesem Buch, von unseren Videos auf den YouTube-Kanälen, von unseren Netzwerk-Therapeuten, von unserem Online-Schmerzportal, von unseren Faszienrollen. Davon, wie wichtig eine geeignete Ernährung ist, und von den Kombi-Nährstoffen, die helfen, den Knorpel wieder aufzubauen. Helfen Sie dadurch auch anderen Betroffenen, sich selbst zu helfen.

Sie sind Arzt, Heilpraktiker, Physio- oder ein anderer Therapeut

Wir können Ihnen ernsthaft versichern, dass es uns gelungen ist, das ausufernde Problem der meisten Schmerzen und der Arthrosen zu lösen – einfach, natürlich und schnell. Wir verstehen, wenn Sie daran noch zweifeln, ansonsten wären Sie leichtgläubig. Aber was wir schreiben, entspricht der neuen Realität, die sich in Zukunft immer mehr durchsetzen wird. Sie können ein Teil dieser neuen Realität werden, wenn Sie unsere Ausbildung besuchen. Oder besuchen Sie zunächst einen unserer Vorträge, die wir regelmäßig in allen großen Städten halten. Dort können Sie Roland persönlich kennenlernen.

Die Ausbildung dauert nur vier (intensive) Tage und Sie können schon am Tag danach frappierend bessere Ergebnisse erzielen – insbesondere bei Patienten, bei deren Schmerzen Sie zuvor nicht weiterkamen. Um Ihre Fähigkeiten danach permanent weiterzuentwickeln, bieten wir anschließend ein unterstützendes Weiterbildungsprogramm an. Nehmen Sie mit unserem Serviceteam Kontakt auf:
Tel.: 0049 (0)6172 1395989.
Wir freuen uns auf Sie.

Wo finden und wo bekommen Sie was?

Osteopressur: Nur bei ausgebildeten Liebscher & Bracht Schmerztherapeuten überall in Deutschland, Österreich und Schweiz (nach PLZ im Therapeutenfinder)

Faszien-Rollmassage: Im Praxisteil dieses Buches; im YouTube Kanal »Die Schmerzspezialisten«; im Online-Schmerzportal; in Liebscher & Bracht Übungsgruppen unter Anleitung von durch uns ausgebildete Schmerztherapeuten

Liebscher & Bracht Übungen: Im Praxisteil dieses Buches; im YouTube Kanal »Die Schmerzspezialisten«; im online Schmerzportal; in Liebscher & Bracht-Übungsgruppen unter Anleitung von durch uns ausgebildete Schmerztherapeuten

Unsere Bücher: Im Onlineshop unserer Website, bei jedem Buchhändler, bei Amazon

Unsere Faszien-Rollmassage-Sets: Im Onlineshop unserer Website, bei jedem Liebscher & Bracht Therapeuten, bei Amazon

Anleitung zur Schmerzfrei-Ernährung: In diesem Buch und in unseren anderen Büchern: »Der SchmerzCode«; »Die Faszien-Rollmassage«; »FaYo – Das Faszien-Yoga«; in Petras YouTube-Kanal »Dr. Petra Bracht«

Die Liebscher & Bracht Nahrungsergänzungen: Bei den Liebscher & Bracht Therapeuten unseres Netzwerks; im Onlineshop unserer Website; bei unseren Therapeuten und im Onlineshop können Sie den Hauslieferservice bestellen, die Nährstoffe werden Ihnen dann jeden Monat frei Haus geliefert; bei Amazon

Danke von Herzen

An die vielen nicht alle beim Namen zu nennenden Helferinnen und Helfer, ohne die dieses Buch nie hätte entstehen können. Allen voran an unsere Patientinnen und Patienten, an die Teilnehmerinnen und Teilnehmer an unseren Liebscher & Bracht Übungsgruppen, den Schmerztherapie-Ausbildungen und den FaYo-Trainerkursen.

Danke an die Partnerinnen und Partner unseres Therapeuten-Netzwerks, an unsere Dozentinnen und Dozenten, die mit vollem Einsatz unsere Inhalte lehren, an unsere vielen engagierten Mitarbeiterinnen und Mitarbeiter in der Liebscher & Bracht-Zentrale in Bad Homburg, die unsere Ideenflut immer wieder aushalten und umsetzen, sowie an unsere Dienstleisterinnen und Dienstleister aus den unterschiedlichsten Fachgebieten. Ohne sie alle und ihr Engagement für eine schmerzfreie, gesunde Welt in Bewegung, ohne ihr Spezialwissen und ihren unermüdlichen Einsatz könnten wir das alles nicht auf die Beine stellen und immer weiterentwickeln.

Danke auch an die Forscherinnen und Forscher im Bereich Faszien, Gehirn und Stammzellen für ihre nie endenden, stetig weitergehenden neuen Erkenntnisse, durch die wir immer besser verstehen, was wir tun.

Herzlichen Dank an unseren Sohn Julien, Rolands Mutter Ruth, an Freunde und Bekannte sowie Anwender unserer Inhalte für ihr ehrliches Feedback zu unseren Übungen und Empfehlungen, durch das wir immer weiter optimieren können.

Danke an den Verlagsleiter Herrn Ehrlenspiel für die vertrauensvolle Zusammenarbeit beim mittlerweile dritten Buch, an Frau Stechele für ihre fürsorgliche, supernette Betreuung, sowie an Frau Gillich-Beltz, unsere Lektorin, deren wertvolle Kürzungen unser großes Informationsbedürfnis wunderbar kanalisieren.

Größter Dank geht an unseren Sohn Raoul, Geschäftsführer von Liebscher & Bracht, der in seinen jungen Jahren wahre Welten bewegt, um uns in unserem Tun für diese Welt zu unterstützen. Ohne den Rücken durch ihn freizuhaben – wobei ihm unser bester Freund Peter Hoenderop tatkräftig zur Seite steht –, hätten wir keine Chance.

Und alles Danke nach oben, denn ohne diese Unterstützung könnte das alles nicht sein.

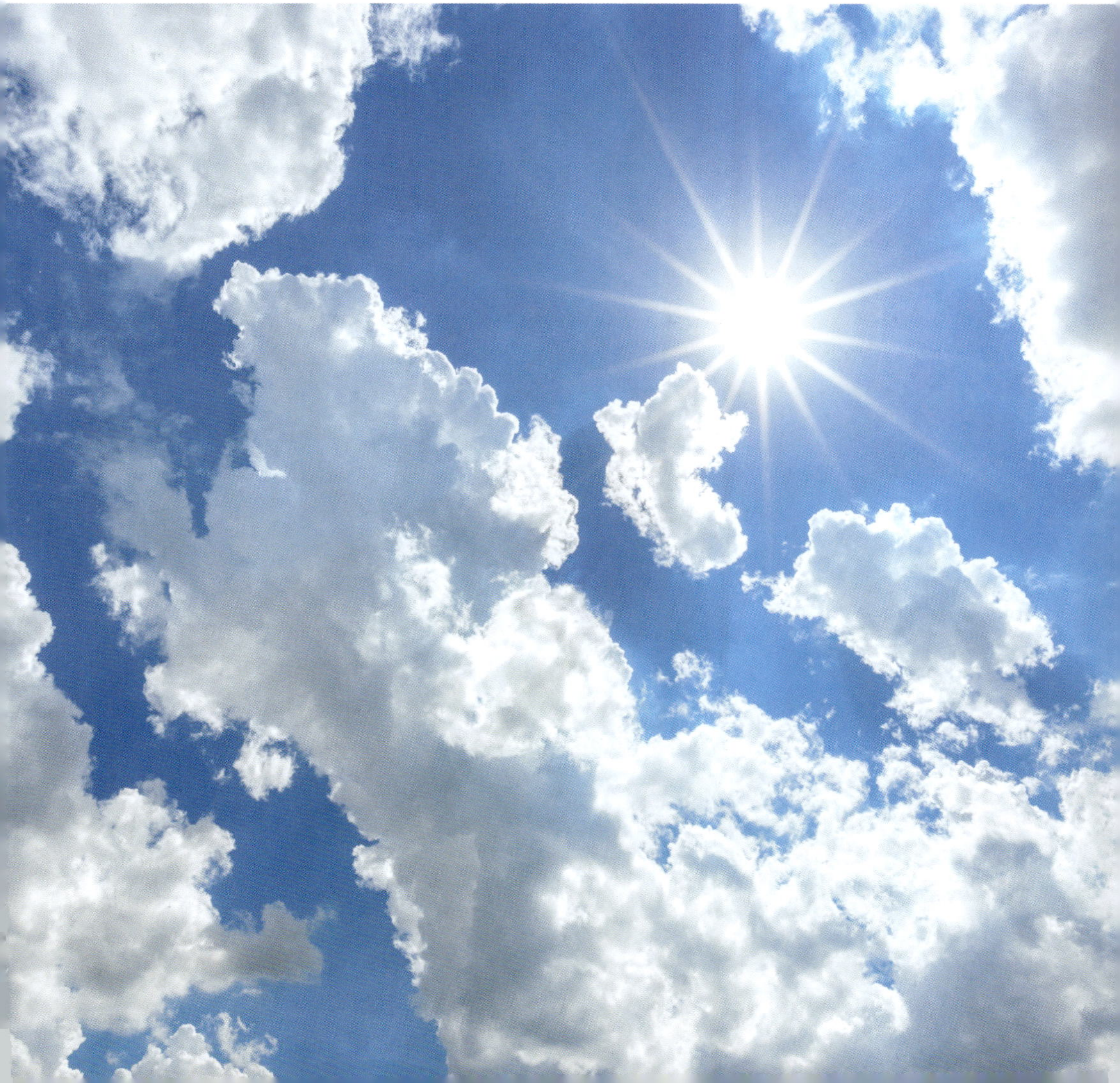

Im Überblick: Wie entstehen Schmerzen und Arthrose, und was heilt sie?

1. Die Gelenkknorpel werden dadurch ernährt, dass sie bei Bewegung zusammengedrückt und wieder entspannt werden. Dabei werden Abfallstoffe herausbefördert und neue Nährstoffe eingesaugt.

2. Durch die bei der heutigen Lebensführung auf nur etwa 5 bis 10 Prozent der möglichen Bewegung eingeschränkten Gelenkwinkel werden Teilflächen der Knorpel nicht belastet. Dadurch sind sie unterernährt und bauen ab.

3. Die viel zu geringe Nutzung der Gelenkwinkel und aufsummierte Restkontraktionen der Muskelfasern führen gleichzeitig zur Spannungserhöhung der Muskeln und Verkürzungsverfilzungen der Faszien.

4. Der aus dem steigenden Widerstand der Muskeln und Faszien resultierende zu große Druck auf die Gelenkknorpel führt zu deren überhöhtem mechanischen Verschleiß.

5. Misst der Körper über seine Rezeptoren, dass der Verschleiß größer ist als die Reparaturfähigkeit, sendet das Gehirn einen Alarmschmerz. Dieser »blockiert« die Bewegung, die zum zu hohen Verschleiß führen würde.

6. Der Alarmschmerz schränkt die Bewegungswinkel zusätzlich ein, so dass die ungenutzte und dadurch unterernährte Knorpelfläche noch größer wird.

7 Der Knorpel wird also mechanisch durch unphysiologisch hohen Abrieb zerstört und gleichzeitig durch Unterernährung abgebaut.

8 Stammzellen, die den abgenutzten Knorpel reparieren möchten, kommen nicht zum Zug, da der beginnende Wiederaufbau durch die beschriebenen Effekte direkt wieder zerstört wird.

9 Diese Negativspirale, die meist mit der vollständigen Zerstörung des Gelenkes, begleitet von Dauerschmerzen, endet, kehren wir mit der Liebscher & Bracht Schmerztherapie um.

10 Das Löschen der zu hohen Anspannungen der Muskeln und das Entfilzen und Dehnen der Faszien, führt zur Reduzierung des überhöhten Druckes auf die Gelenkknorpel, und damit zur schnellen Reduzierung oder Löschung der Schmerzen.

11 Die zunehmende, nun schmerzfreie Steigerung der Bewegungswinkel, und die Reparaturtätigkeit der Stammzellen führt zur Wiederbelebung und Ernährung der Knorpelreste und der Regeneration des Knorpels.

12 Wenn die Zerstörung noch nicht zu extrem ist, kann sich das Gelenk im Laufe von 6 bis 18 Monaten regenerieren. Voraussetzung dafür sind regelmäßiges Training der Übungen und eine optimierte Ernährung – wie im Buch beschrieben.

Unsere Leseempfehlung

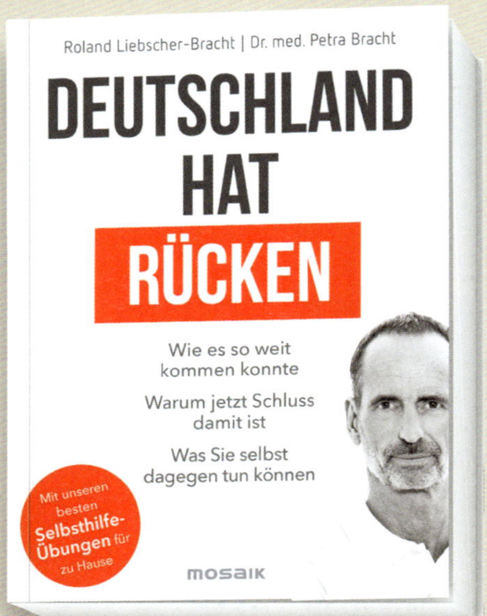

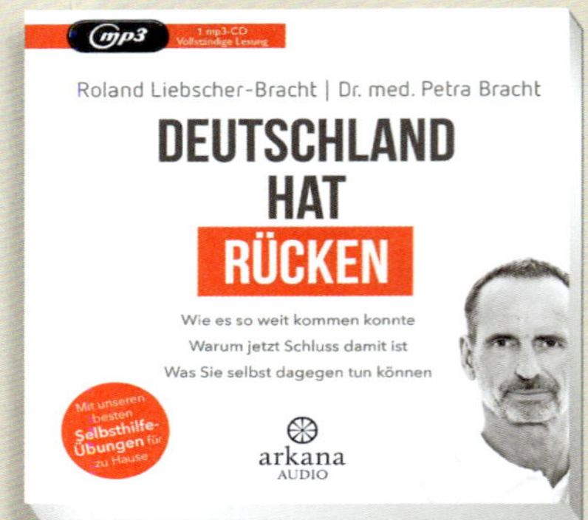

Rückenschmerzen sind die Volkskrankheit Nr. 1. Ob beim Stehen, Sitzen, Gehen oder Schlafen, wer unter Rückenschmerzen leidet, dem wird jede Bewegung zur Qual. Die Schmerzspezialisten und Bestsellerautoren Dr. med. Petra Bracht und Roland Liebscher-Bracht haben eine bahnbrechende Methode entwickelt, um Rückenschmerzen loszuwerden. Die beste Nachricht: Sie als Betroffener können sich selbst heilen – mit den wirkungsvollen Übungen und neu entwickelten Techniken der Selbst-Therapie von Liebscher & Bracht.

400 Seiten

978-3-442-39344-2
Auch als E-Book erhältlich

mosaik
www.mosaik-verlag.de

1 MP3

978-3-442-34725-4
Auch als Download erhältlich